PRÉCIS ÉLÉMENTAIRE

DE

PHYSIOLOGIE.

DE L'IMPRIMERIE DE LACHEVARDIÈRE FILS,
RUE DU COLOMBIER, N° 30.

PRÉCIS ÉLÉMENTAIRE

DE

PHYSIOLOGIE,

Par F. MAGENDIE,

MEMBRE DE L'INSTITUT DE FRANCE,

Titulaire de l'Académie Royale de Médecine, Médecin du Bureau central d'admission aux Hôpitaux et Hospices civils de Paris, des Sociétés Philomatique et médicale d'émulation, des Sociétés de Médecine de Stockholm, Copenhague, Wilna, Philadelphie, Dublin, Édimbourg, de l'Académie des Sciences de Turin, etc.

DEUXIÈME ÉDITION,

CORRIGÉE ET AUGMENTÉE.

TOME SECOND.

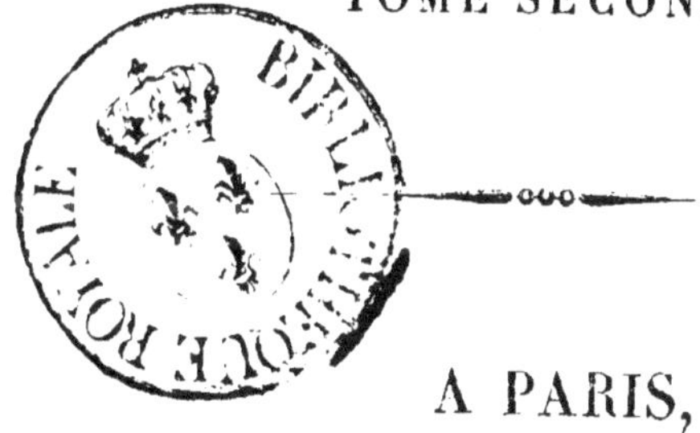

A PARIS,

CHEZ MÉQUIGNON-MARVIS, LIBRAIRE ÉDITEUR,

RUE DU JARDINET, N° 13,

QUARTIER DE L'ÉCOLE DE MÉDECINE.

1825.

PRÉCIS ÉLÉMENTAIRE

DE

PHYSIOLOGIE.

DES FONCTIONS NUTRITIVES.

Notre corps éprouve des changements de dimensions, de forme, de structure, etc., depuis le moment de sa formation jusqu'à celui où nous cessons d'exister ; nous perdons incessamment, et par diverses voies, telles que la transpiration, l'urine, la respiration, etc., une partie des éléments qui nous composent : ces pertes, qui s'élèvent habituellement à plusieurs livres en vingt-quatre heures, nous affaiblissent ; et nous péririons bientôt si nous ne les réparions, ainsi que nos forces, au moyen des aliments et des boissons. D'autre part, notre température ne varie pas avec celle des corps qui nous environnent ; nous résistons également au froid et à une forte chaleur: nous possédons ainsi une source propre de chaleur et des moyens particuliers de refroidissement ; et si nous ajoutons que notre corps n'éprouve point,

Considé-
rations géné-
rales sur
les fonctions
nutritives.

durant la vie , la décomposition rapide qu'il éprou-
vera dès que la mort l'aura frappé , nous serons
fortement portés à supposer qu'il se passe en nous un
mouvement intime et continuel par lequel nos organes semblent, d'un côté, s'user et se détruire , et de
l'autre se réparer et acquérir une puissance nouvelle, -
et que ce renouvellement de nos éléments constitutifs est un des actes fondamentaux de la vie.

Considé-
rations géné-
rales sur
les fonctions
nutritives.

Ce mouvement intime existe en effet, non pas
tel que l'imagination des physiologistes s'est plu à
le créer, non pas que le corps se renouvelle en sept
années, comme quelques anciens le croyaient; mais
sa réalité est établie sur un grand nombre de faits
et d'expériences. On est encore loin toutefois de
connaître entièrement ce phénomène, bien compliqué sans doute , puisqu'il préside à tous les changements physiques de nos organes , dont la texture
est si variée et si fine , et dont les éléments sont si
nombreux et si divers.

Un tel phénomène fait supposer, 1° des communications faciles toujours ouvertes entre les points les
plus cachés de nos organes et les voies naturelles
d'excrétions ou de réparations ; 2° une force mécanique puissante tenant continuellement en mouvement nos divers éléments ; 3° il nécessite que notre
corps soit le siége d'une foule de transformations
chimiques qui doivent suivre avec plus ou moins de
rigueur les lois de l'affinité et des proportions.

Il est facile de pressentir les difficultés de tous genres que nous rencontrerons en étudiant les fonctions nutritives; à chaque instant il nous faudra faire des applications des principes de la chimie, de la physique, ou de la mécanique; ou, ce qui est peut-être plus difficile, savoir quand on ne doit pas se livrer à de telles applications; c'est-à-dire distinguer les phénomènes purement vitaux de ceux qui sont simplement physiques: mais la difficulté pour ainsi dire insurmontable se trouvera dans la manière dont tous les actes nutritifs sont liés et pour ainsi dire confondus. La classification arbitraire que l'on est obligé d'établir pour en faciliter l'étude est d'autant moins avantageuse qu'elle ne repose point sur une connaissance complète des diverses fonctions, et que nous sommes encore fort loin même d'être arrivés à quelque chose d'entièrement satisfaisant par rapport aux principales.

Cependant, en suivant sans dévier la route de l'observation et de l'expérience, en repoussant toute idée systématique, pour nous en tenir à la simple expression des faits, nous arriverons à des résultats qui ne seront pas sans importance.

Les fonctions nutritives sont au nombre de six: savoir,

Classification des fonctions nutritives.

1° La digestion ou formation du chyle,

2° L'absorption du chyle,

3° Le cours du sang veineux,

1.

Classification des fonctions nutritives.

4° La respiration,

5° Le cours du sang artériel,

6° Le cours de la lymphe.

Après la description de ces fonctions et celle des rapports qu'elles ont entre elles ainsi qu'avec les fonctions et relations, nous aurons encore à étudier les diverses sécrétions, et enfin à faire connaître ce qu'on sait du mouvement moléculaire qui a lieu dans la profondeur de nos organes, et qui dans un sens restreint est ce qu'on pourrait appeler la *nutrition*.

De la digestion.

La digestion a pour objet principal la formation du chyle, matière réparatrice des pertes habituelles que fait l'économie animale. Indépendamment de ce but spécial, cette fonction concourt encore à la nutrition, et même à la vie en général, de plusieurs manières.

Digestion.

Pour former le chyle, les organes digestifs agissent sur les aliments, les écrasent, les altèrent, les décomposent, en séparent une partie inutile et grossière qui est rejetée en dehors, tandis que le suc nutritif, la partie utile, le chyle en un mot, est conservé et pénètre bientôt dans les replis les plus secrets des tissus.

L'objet de la digestion est donc chimique, puisqu'il s'agit d'extraire des aliments les éléments du chyle qui y sont contenus, et de former ce fluide par le mélange ou la combinaison de ces divers éléments.

Organes digestifs.

Les organes de la digestion représentent un appareil chimique qui serait monté avec beaucoup de soin et qui marcherait seul dès l'instant qu'on y fournirait les matières sur lesquelles il doit agir ; on y voit, en effet, une machine à broyer qui, par sa disposition, est bien supérieure à toutes celles qu'on emploie pour obtenir un résultat analogue. On y remarque de grands vases extensibles et contractiles destinés à contenir les substances alimentaires durant un certain temps ; un long tube droit où les matières ne doivent que passer rapidement ; un autre tube beaucoup plus long et contourné sur lui même, où les aliments doivent cheminer lentement ; et dans les diverses cavités de séjour ou de passage, les orifices de plusieurs canaux qui y versent les réactifs nécessaires à l'opération qui s'y effectue.

Il existe toujours une relation évidente entre l'espèce d'aliment dont un animal doit se nourrir, et la disposition de son appareil digestif. Si ces aliments sont très éloignés par leur nature des éléments qui composent l'animal, si, par exemple, celui-ci est *herbivore*, l'appareil aura des dimensions très considérables, et sera plus compliqué ;

si, au contraire, l'animal se nourrit de chair, ses organes digestifs seront moins nombreux et plus simples, comme on le voit chez les carnassiers. L'homme, appelé à faire usage également d'aliments végétaux et d'aliments animaux, tient le milieu, pour la disposition et la complication de son appareil digestif, entre les herbivores et les carnivores, sans que, pour cela, on puisse l'appeler *omnivore*. Ne sait-on pas qu'un grand nombre de substances dont se nourrissent les animaux ne peuvent être d'aucune utilité à l'homme pour son alimentation ?

Canal digestif.

Sous le rapport anatomique, on peut se représenter l'appareil digestif comme un long canal diversement contourné sur lui-même, large dans certains points, rétréci dans d'autres, susceptible de s'élargir et de se resserrer, et dans lequel sont versés une grande quantité de fluides au moyen de conduits particuliers.

Structure du canal digestif.

Les anatomistes partagent le canal digestif en plusieurs portions : 1° la bouche, 2° le pharynx, 3° l'œsophage, 4° l'estomac, 5° l'intestin grêle, 6° le gros intestin, 7° l'anus.

Deux couches membraneuses forment les parois du canal digestif dans toute son étendue. La plus intérieure, qui est destinée à être en contact avec les aliments, consiste en une *membrane muqueuse*, dont l'aspect et même la structure varient dans chacune des portions du canal, en sorte qu'elle n'est plus au pharynx ce qu'elle était à la bouche, à l'estomac ce qu'elle était à l'œsophage, etc. Aux lèvres et à l'anus, cette membrane se confond avec la peau.

La seconde couche des parois du canal digestif est *musculaire;* elle se compose de deux plans de fibres, l'un longitudinal, l'autre circulaire. L'arrangement, l'épaisseur, la nature des fibres qui entrent dans la composition de ces plans, sont différents, suivant qu'on les observe à la bouche, à l'œsophage, au gros intestin, etc.

Un grand nombre de vaisseaux sanguins se rendent au canal digestif ou en naissent; mais la portion abdominale de ce canal en reçoit une quantité beaucoup plus grande que la partie qui est plus supérieure. Celle-ci n'en offre point au-delà de ce que comportent sa nutrition et la sécrétion peu considérable dont elle est le siége, tandis que le nombre et le volume des vaisseaux qui appartiennent à la portion abdominale indiquent qu'elle doit être l'agent d'une sécrétion considérable. Les vaisseaux chylifères prennent exclusivement naissance dans l'intestin grêle.

Quant aux nerfs, ils se distribuent au canal digestif dans un ordre inverse des vaisseaux; c'est-à-dire que les parties céphalique, cervicale et pectorale en reçoivent beaucoup plus que la portion abdominale, à l'exception de l'estomac, où se terminent les deux nerfs de la huitième paire. Le reste du canal ne reçoit presque aucune branche des nerfs cérébraux. Les seuls nerfs qu'on y observe proviennent des ganglions sous-diaphragmatiques du grand sympathique. On verra plus bas le rapport qui existe entre le mode de distribution des nerfs et les fonctions de la portion supérieure et de l'inférieure du canal digestif.

Organes qui versent des fluides dans le canal digestif.

Les corps qui versent des fluides dans le canal digestif sont, 1° la *membrane muqueuse digestive* elle-même ; 2° des *follicules isolés*, qui sont répandus en grand nombre dans toute l'étendue de cette membrane ; 3° les *follicules agglomérés* qui se rencontrent à l'isthme du gosier, entre les piliers du voile du palais, et quelquefois à la jonction de l'œsophage et de l'estomac ; 4° les *glandes muqueuses,* qui existent en plus ou moins grand nombre dans les parois des joues, dans la voûte du palais, autour de l'œsophage ; 5° les *glandes parotides, sous-maxillaires* et *sublinguales,* qui sécrètent la salive répandue dans la bouche ; 6° le *foie* et le *pancréas,* qui versent, le premier la bile, le second le suc pancréatique, par des canaux distincts, dans la partie supérieure de l'intestin grêle, nommée *duodénum.*

Tous les organes digestifs contenus dans la cavité abdominale sont immédiatement recouverts, et d'une manière plus ou moins complète, par la membrane séreuse, dite *péritoine*. Cette membrane, par la manière dont elle est disposée et par ses propriétés physiques et vitales, sert très utilement dans l'acte de la digestion, soit en conservant aux organes leurs rapports respectifs, soit en favorisant leurs variations de volume, soit en rendant faciles les frottements qu'ils exercent les uns sur les autres ou sur les parties voisines.

Nous donnerons les détails nécessaires sur l'appareil digestif, à mesure que nous en exposerons les fonctions; nous nous bornons ici à faire quelques remarques sur les organes de la digestion, considérés dans l'état de vie, mais dans le temps où ils ne servent pas à la digestion des aliments.

Remarques sur les organes digestifs de l'homme et des animaux vivants.

La surface de la membrane muqueuse digestive est toujours lubrifiée par une matière visqueuse, filante, plus ou moins abondante, qu'on observe en plus grande quantité là où il n'existe pas de follicules; circonstance qui semble indiquer que ces organes n'en sont pas les organes sécréteurs. Une partie de cette matière, à laquelle on donne généralement le nom de *mucus*, se vaporise, en sorte qu'il existe habituellement une certaine quantité de vapeurs dans chacun

Mucus du canal digestif.

des points du canal digestif. La nature chimique
de cette matière, prise à la surface intestinale,
est encore peu connue. Elle est transparente, avec
une teinte légèrement grisâtre; elle adhère à la
membrane qui la forme; sa saveur est salée, et
les réactifs apprennent qu'elle est acide : sa formation continue encore quelque temps après la mort.
Celle qui se forme dans la bouche, dans le pharynx et dans l'œsophage, arrive, mêlée avec le
fluide des glandes muqueuses et avec la salive,
jusque dans l'estomac, par les mouvements de
déglutition qui se succèdent à des intervalles assez
rapprochés. Il semblerait, d'après cet exposé,
que l'estomac doit contenir, lorsque depuis quelque temps il est vide d'aliments, une quantité
considérable d'un mélange de mucus, de fluide
folliculaire et de salive. C'est ce que l'observation
ne constate pas, au moins chez la plupart des individus. Cependant, chez quelques personnes qui
sont évidemment dans une disposition particulière,
il existe le matin dans l'estomac plusieurs onces
de ce mélange. Dans certains cas, il est écumeux,
très peu visqueux, légèrement trouble, tenant en
suspension quelques flocons de mucus; sa saveur
est franchement acide, point désagréable, sensible
surtout à la gorge, agissant sur les dents de manière à diminuer le poli de leur surface, et à
rendre moins faciles les glissements qu'elles exé-

cutent les unes sur les autres. Ce liquide rougit la
teinture et le papier de tournesol (1).

Dans d'autres circonstances, chez le même individu, avec les mêmes apparences pour la couleur, la transparence, la consistance, le liquide
retiré de l'estomac n'a point de saveur ni aucune propriété acide ; il est tant soit peu salé : la dissolution de potasse , ainsi que les acides nitrique et sulfurique, n'y ont produit aucun effet apparent (2).

Un de mes anciens élèves, M. le docteur Pinel,
qui jouit de la faculté de vomir à volonté, m'a
remis, il y a quelque temps, environ trois onces
d'un liquide qu'il avait, le matin, retiré de son
estomac. Ce liquide, qui présentait les mêmes
propriétés physiques que le précédent, a été examiné par M. Thénard, qui l'a trouvé composé
d'une très grande quantité d'eau, d'un peu de
mucus, de quelques sels à base de soude et de
chaux ; il n'avait d'ailleurs aucune acidité sensible ni à la langue ni par les réactifs.

Le même médecin m'a remis récemment environ deux onces d'un liquide obtenu de la même
manière. M. Chevreul l'a analysé, et y a reconnu
beaucoup d'eau, une assez grande quantité de
mucus, de l'acide lactique de M. Berzélius, uni à

(1) *Expériences sur la digestion dans l'homme* , par S. de
Montègre , 1804.
(2) *Idem.*

une matière animale soluble dans l'eau et insoluble dans l'alcool, un peu d'hydrochlorate d'ammoniaque, d'hydrochlorate de potasse, et d'une certaine quantité d'hydrochlorate de soude.

Relativement à la quantité de ce liquide, M. Pinel a observé que si, avant de le rejeter en vomissant, il avale une gorgée d'eau ou une bouchée d'un aliment quelconque, il peut en obtenir en très peu de temps jusqu'à une demi-livre. M. Pinel croit avoir observé que la saveur de ce même liquide varie suivant l'espèce d'aliment dont il a fait usage la veille.

Digestion de la salive et du mucus. Lorsqu'on examine les cadavres de personnes mortes d'accident, l'estomac n'ayant pas reçu d'aliments ni de boisson depuis quelque temps, cet organe ne contient que très peu de mucosités acides, adhérentes aux parois de l'estomac, et dont une partie, qui se trouve dans la portion pylorique du viscère, paraît réduite en chyme. Il est donc extrêmement probable que le liquide qui devrait se trouver dans l'estomac est digéré par ce viscère comme une substance alimentaire, et que c'est la raison pour laquelle il ne s'y accumule point.

Dans les animaux dont l'organisation se rapproche de celle de l'homme, tels que les chiens et les chats, on ne trouve pas non plus de liquide dans l'estomac après un ou plusieurs jours d'abs-

tinence absolue ; on n'y voit qu'un peu de mucosité visqueuse, adhérente aux parois de l'organe
vers son extrémité splénique. Cette matière a la
plus grande analogie, sous le rapport physique et
chimique, avec celle qu'on trouve dans l'estomac
de l'homme. Mais, si l'on fait avaler à ces animaux un corps qui ne soit pas susceptible d'être
digéré, un caillou par exemple, il se forme, au
bout de quelque temps, dans la cavité de l'estomac une certaine quantité d'un liquide acide,
muqueux, de couleur grisâtre, sensiblement salé,
qui se rapproche par sa composition de celui qui
se rencontre quelquefois chez l'homme, et dont
nous venons de donner l'analyse approximative
d'après M. Chevreul.

C'est au liquide résultat du mélange des mucosités de la bouche, du pharynx, de l'œsophage
et de l'estomac, avec le liquide sécrété par les follicules des mêmes parties et avec la salive, que les
physiologistes ont donné le nom de *suc gastrique*,
et auquel ils ont attribué des propriétés particulières.

Dans l'intestin grêle, il se forme de même une
grande quantité de matière muqueuse, qui reste
habituellement attachée aux parois de l'intestin ;
elle diffère peu de celle dont nous avons parlé plus
haut ; elle est visqueuse, filante, a une saveur salée et est acide ; elle se renouvelle avec une grande

promptitude. Si l'on met à nu la membrane muqueuse de cet intestin sur un chien, et qu'on enlève la couche de mucosité qui s'y trouve en l'absorbant avec une éponge, il faut à peine une minute pour qu'elle reparaisse. On peut répéter autant qu'on veut cette observation, jusqu'à ce que l'intestin s'enflamme par suite du contact de l'air et des corps étrangers. La mucosité de l'estomac ne pénètre dans la cavité de l'intestin grêle que sous la forme d'une matière pulpeuse, grisâtre, opaque, qui a toute l'apparence d'un chyme particulier.

Manière dont la bile coule dans l'intestin grêle.

C'est à la surface de cette même portion du canal digestif que la bile est versée, ainsi que le liquide sécrété par le pancréas. Je ne crois pas qu'on ait jamais observé sur un homme vivant la manière dont se fait l'écoulement de la bile et du liquide pancréatique. Sur les animaux, tels que les chiens, l'écoulement de ces fluides se fait par intervalles, c'est-à-dire qu'environ deux fois dans une minute on voit sourdre de l'orifice du canal cholédoque ou biliaire une goutte de bile, qui se répand aussitôt uniformément et en nappe sur les parties environnantes, qui en sont déjà imprégnées; aussi trouve-t-on toujours dans l'intestin grêle une certaine quantité de bile.

Manière dont le fluide pancréatique L'écoulement du liquide formé par le pancréas se fait d'une manière analogue, mais il est beaucoup plus lent ; il se passe quelquefois un quart d'heure avant que l'on voie sortir une goutte de ce fluide par l'orifice du canal qui le verse dans l'intestin. J'ai vu cependant, dans quelques cas, l'écoulement du fluide pancréatique se faire avec assez de rapidité.

Les différents fluides qui sont déposés dans l'intestin grêle, savoir, la matière chymeuse, qui vient de l'estomac, le mucus, le fluide folliculaire, la bile, et le liquide pancréatique, se mêlent; mais, à raison de ses propriétés et peut-être de sa proportion, la bile prédomine et donne au mélange sa couleur et sa saveur. Une grande partie de ce mélange descend vers le gros intestin et y pénètre ; dans ce trajet, il prend de la consistance, et la couleur jaune claire qu'il avait d'abord devient jaune foncée et ensuite verdâtre. Il y a cependant, sous ce rapport, des différences individuelles très tranchées.

Dans le·gros intestin, la sécrétion muqueuse et folliculaire paraît moins active que dans l'intestin grêle. Le mélange des fluides provenant de ce dernier y acquiert plus de consistance; il y contracte une odeur fétide, analogue à celle des matières fécales ordinaires : il en a d'ailleurs l'apparence, en raison de sa couleur, de son odeur, etc.

La connaissance de ces faits permet de concevoir comment une personne qui ne fait point usage d'aliments peut continuer à rendre des excréments, et comment, dans certaines maladies, la quantité de ceux-ci est très considérable, quoique le malade soit depuis long-temps privé de toute substance alimentaire, même liquide.

Autour de l'anus il existe des follicules qui sécrètent une matière grasse et d'une odeur particulière assez forte.

On rencontre presque constamment des gaz dans le canal intestinal ; l'estomac n'en contient que très peu. Leur nature chimique n'a point encore été examinée avec soin ; mais comme la salive que nous avalons est toujours imprégnée d'air atmosphérique, il est probable que c'est l'air de l'atmosphère, plus ou moins altéré, qui se trouve dans l'estomac ; du moins je me suis assuré, par l'expérience, qu'on y rencontre de l'acide carbonique. L'intestin grêle ne contient aussi qu'une très petite quantité de gaz ; c'est un mélange d'acide carbonique, d'azote et d'hydrogène. Le gros intestin contient de l'acide carbonique, de l'azote et de l'hydrogène, tantôt carboné, tantôt sulfuré. J'ai vu vingt-trois centièmes de ce gaz dans le rectum d'un individu récemment supplicié, dont le gros intestin ne contenait point de matière fécale.

Quelle est l'origine de ces gaz ? Viennent-ils du dehors ? sont-ils sécrétés par la membrane muqueuse digestive, ou bien sont-ils le résultat de la réaction des éléments qui composent les matières contenues dans le canal intestinal? Cette question sera examinée plus tard ; remarquons cependant qu'il y a des circonstances où nous avalons, sans le savoir, beaucoup d'air atmosphérique.

La couche musculeuse du canal digestif doit être remarquée sous le rapport des différents modes de contraction qu'elle présente. Les lèvres, les mâchoires, dans la plupart des cas la langue, les joues, se meuvent par une contraction entièrement semblable à celle des muscles de la locomotion. Le voile du palais, le pharynx, l'œsophage, et dans quelques circonstances particulières la langue, offrent bien des mouvements qui ont une analogie manifeste avec la contraction musculaire, mais qui en diffèrent beaucoup, puisqu'ils s'exécutent sans la participation de la volonté. J'ai pourtant eu occasion de voir quelques personnes qui pouvaient mouvoir volontairement le voile du palais et la partie supérieure du pharynx.

Ceci ne veut pas dire que les mouvements des parties que je viens de nommer soient hors de l'influence nerveuse, l'expérience prouve directement le contraire. Si, par exemple, on coupe les nerfs qui se rendent à l'œsophage, on prive ce conduit de sa faculté contractile.

Les muscles du voile du palais, ceux du pharynx, les deux tiers supérieurs de l'œsophage, ne

Couche musculaire du canal digestif.

Différents modes de contraction des fibres du canal digestif.

se contractent guère comme organes digestifs que lorsqu'il s'agit de faire pénétrer quelques substances de la bouche dans l'estomac. Le tiers inférieur de l'œsophage présente un phénomène particulier qu'il est important de connaître : c'est un mouvement alternatif de contraction et de relâchement qui existe d'une manière continue. La contraction commence à la réunion des deux tiers supérieurs du conduit avec le tiers inférieur ; elle se prolonge avec une certaine rapidité jusqu'à l'insertion de l'œsophage dans l'estomac ; une fois produite, elle persiste un temps variable : sa durée moyenne est au moins de trente secondes. Contracté ainsi dans son tiers inférieur, l'œsophage est dur et élastique comme une corde fortement tendue. Le relâchement qui succède à la contraction arrive tout-à-coup et simultanément dans chacune des fibres contractées ; dans certains cas cependant, il semble se faire des fibres supérieures vers les inférieures. Dans l'état de relâchement, l'œsophage présente une flaccidité remarquable qui contraste singulièrement avec l'état de contraction.

Ce mouvement de l'œsophage est sous la dépendance des nerfs de la huitième paire. Quand on a coupé ces nerfs sur un animal, l'œsophage ne se contracte plus, mais il n'est pas non plus dans le relâchement que nous venons de décrire ;

ses fibres. soustraites à l'influence nerveuse, se raccourcissent avec une certaine force, et le canal se trouve dans un état intermédiaire de la contraction et du relâchement. La vacuité ou la distension de l'estomac influent sur la durée et l'intensité de la contraction de l'œsophage (1).

Depuis l'extrémité inférieure de l'estomac jusqu'à la fin de l'intestin rectum, le canal intestinal présente un mode de contraction qui diffère, sous presque tous les rapports, de la contraction de la partie sus-diaphragmatique du canal. Cette con-

Mouvement péristaltique de l'estomac et des intestins.

(1) Le mouvement alternatif du tiers inférieur de l'œsophage n'existe pas chez le cheval; mais chez cet animal les piliers du diaphragme ont sur l'extrémité cardiaque de ce conduit une action particulière qui n'existe point chez les animaux qui vomissent aisément. *Voyez* le détail des expériences que j'ai faites sur ce sujet, et le rapport des commissaires de l'Institut, dans le *Bulletin de la Société philomatique*, année 1815. Depuis cette époque j'ai observé avec plus de soin l'œsophage du cheval, et j'ai remarqué que son extrémité diaphragmatique, dans une étendue de huit ou dix pouces, n'est point contractile à la manière des muscles. L'irritation des nerfs de la huitième paire, le galvanisme, la laissent immobile; mais elle est très élastique, et maintient tellement fermé le bout inférieur de l'œsophage, que même long-temps après la mort il est difficile d'y introduire le doigt, et qu'il faut exercer une très forte pression pour y faire pénétrer l'air. Cette disposition est. je crois, la véritable raison pour laquelle les chevaux vomissent si difficilement, et se rompent quelquefois l'estomac en s'efforçant à vomir.

traction se fait toujours lentement et d'une manière irrégulière ; il se passe quelquefois une heure sans qu'on en aperçoive aucune trace, d'autres fois plusieurs portions intestinales se contractent à la fois. Elle paraît très peu influencée par le système nerveux ; elle continue, par exemple, dans l'estomac après la section des nerfs de la huitième paire : elle devient plus active par l'affaiblissement des animaux, et même par leur mort ; chez quelques uns, elle prend, par cette cause, une accélération considérable ; elle persiste, quoique le canal intestinal ait été entièrement séparé du corps. La portion pylorique de l'estomac, l'intestin grêle, sont les points du canal intestinal où elle se présente le plus souvent et d'une manière plus constante. Ce mouvement, qui résulte de la contraction successive ou simultanée des fibres longitudinales et circulaires du canal intestinal, a été diversement désigné par les auteurs : les uns l'ont nommé *vermiculaire*, ceux-ci *péristaltique*, ceux-là *contractilité organique sensible*, etc. Quoi qu'il en soit, la volonté ne paraît exercer sur lui aucune influence sensible (1).

Les muscles de l'anus se contractent volontairement.

(1) Dans le cheval, la moitié splénique de l'estomac est plus contractile que la portion pylorique ; aussi les aliments séjournent peu dans l'estomac de cet animal, et la digestion

La portion sus-diaphragmatique du conduit digestif n'est point susceptible d'éprouver une dilatation considérable ; il est facile de voir, par sa structure et le mode de contraction de sa couche musculeuse, qu'elle ne doit point laisser séjourner les aliments dans sa cavité, mais qu'elle est plutôt destinée à transporter ces substances de la bouche dans l'estomac. Ce dernier organe et le gros intestin sont au contraire évidemment disposés pour se prêter à une distension très grande ; aussi les substances qui sont introduites dans le canal alimentaire s'accumulent-elles et font-elles un séjour plus ou moins long à leur intérieur.

Le diaphragme et les muscles abdominaux déterminent continuellement une sorte de ballottement des organes digestifs contenus dans la cavité abdominale ; ils exercent sur ces mêmes organes une pression continuelle, qui devient quelquefois

se fait en grande partie dans les intestins. La panse des ruminants, le feuillet, la caillette, sont fort peu contractiles, mais le bonnet se contracte d'une manière très active, bien que sa contraction ne prenne point le caractère de la portion sus-diaphragmatique du canal intestinal. Les oiseaux, les reptiles et les poissons n'ont de contraction brusque que dans les organes de la déglutition, tout le reste du canal digestif se contracte à la manière péristaltique. Ce phénomène est très frappant pour le gésier des oiseaux, qu'on représente comme un muscle très énergique ; l'irritation des huit paires ne le fait point entrer en contraction.

très considérable. Nous verrons plus bas comment ces deux causes, réunies ou séparées, concourent à différents actes de la digestion.

De la faim et de la soif.

La digestion nécessite de la part de l'homme et des animaux un certain nombre d'actions pour se procurer et saisir les aliments, et les introduire dans l'estomac : cette introduction doit cesser à l'époque où l'estomac est rempli, ou ne doit se faire qu'en raison des besoins de l'économie ; en général il est avantageux qu'elle ne se fasse qu'après que la digestion précédente est terminée ; il est aussi d'autres circonstances où elle serait nuisible. Il était donc nécessaire que l'homme et les animaux fussent avertis du moment où il est nécessaire de porter des aliments solides ou liquides dans l'estomac, et des cas où il serait désavantageux de le faire. La nature est arrivée à ce but important en faisant développer plusieurs sentiments instinctifs qui nous avertissent des besoins de l'économie et de l'état particulier des organes digestifs. Ces sentiments indicateurs de nos besoins varient suivant l'espèce de ceux-ci : ils peuvent être divisés en ceux qui nous excitent à faire usage de telle ou telle substance, et en ceux qui nous en éloignent. Les premiers se rapportent à la *faim* et à la *soif*, les seconds à la *satiété* et au *dégoût*.

De la faim.

Le besoin des aliments solides est caractérisé par un sentiment particulier dans la région de l'estomac et par une faiblesse générale plus ou moins marquée. En général ce sentiment se renouvelle quand l'estomac est vide depuis quelque temps ; il est très variable pour l'intensité et pour la nature, suivant les individus, et même chez le même individu. Chez les uns, sa violence est extrême ; chez d'autres, il se fait à peine sentir ; quelques uns même ne l'éprouvent jamais, et mangent seulement parceque l'heure des repas est arrivée. Plusieurs personnes éprouvent un tiraillement, un resserrement plus ou moins pénible dans la région épigastrique ; chez d'autres, c'est une chaleur douce dans la même région, accompagnée de bâillements, et d'un bruit particulier, produit par le déplacement des gaz contenus dans l'estomac, qui se contracte. Lorsqu'on ne satisfait pas à ce besoin, il s'accroît et peut se transformer en une vive douleur : il en est de même de la sensation de faiblesse et de fatigue générale qu'on éprouve, et qui peut aller jusqu'au point de rendre les mouvements difficiles ou même impossibles.

De la faim.

Phénomènes
de la faim.

Les auteurs distinguent dans la faim des phénomènes locaux et des phénomènes généraux.

Cette distinction en elle-même est bonne et
peut être avantageuse à l'étude ; mais n'a-t-on
pas souvent décrit, comme phénomènes locaux
ou généraux de la faim, des suppositions gratuites
dont la théorie rendait l'existence probable? Ce
point de physiologie est un de ceux où le défaut
d'expériences directes se fait le plus vivement
sentir.

Phénomènes
locaux
de la faim.

On compte parmi les phénomènes locaux de la
faim le resserrement et la contraction de l'estomac. « Les parois du viscère deviennent, dit-on,
plus épaisses; il a changé de forme, de situation, et
tiré un peu à lui le duodénum ; sa cavité contient
de la salive mêlée d'air, des mucosités, de la bile
hépatique, qui a reflué par suite du tiraillement
du duodénum : il y a d'autant plus de ces diverses
humeurs dans l'estomac que la faim est plus prolongée. La bile cystique ne coule pas dans le duodénum ; elle s'amasse dans la vésicule biliaire, et y
est d'autant plus abondante et d'autant plus noire,
que l'abstinence dure depuis plus long-temps. Il y a
un changement dans l'ordre de la circulation des
organes digestifs; l'estomac reçoit moins de sang,
soit à cause de la flexuosité de ses vaisseaux, plus
grande alors, parcequ'il est resserré, soit à cause
de la compression de ses nerfs par suite de ce même

resserrement, et dont l'influence sur la circulation serait alors diminuée. D'un autre côté, le foie, la rate, l'épiploon, en reçoivent davantage et font l'office de diverticulum ; le foie et la rate, parcequ'ils sont moins soutenus quand l'estomac est vide, et qu'ils offrent dès lors un abord plus facile au sang; et l'épiploon, parcequ'alors les vaisseaux sont moins flexueux, etc. (1). » La plupart de ces données sont conjecturales et à peu près dénuées de preuves; mais elles ont déjà, en partie, été réfutées par Bichat : quelques unes des objections de cet ingénieux physiologiste ne sont pas elles-mêmes à l'abri de toute critique. Ne pouvant entrer ici dans les détails de cette discussion, je dirai seulement les observations que j'ai faites à cette occasion.

Après vingt-quatre, quarante-huit et même soixante heures d'abstinence complète, je n'ai jamais vu la contraction et le resserrement de l'estomac dont parlent les auteurs ; cet organe m'a toujours présenté des dimensions assez considérables, surtout dans son extrémité splénique : ce n'est que passé le quatrième ou cinquième jour qu'il m'a paru revenir sur lui-même, diminuer beaucoup de capacité, et changer légèrement de position; encore ces effets ne sont-ils très marqués que lorsque le jeûne a été rigoureusement observé.

Bichat pense que la pression soutenue par l'esto-

(1) *Dictionnaire des Sciences médicales*, art. DIGESTION.

sur la pression soutenue par les viscères abdominaux pendant la faim.

mac quand il est vide est égale à celle qu'il supporte quand il est distendu par des aliments, attendu, dit-il, que les parois abdominales se resserrent à mesure que le volume de l'estomac diminue. On peut aisément s'assurer du contraire en mettant un ou deux doigts dans la cavité abdominale, après avoir incisé ses parois ; il sera facile alors de reconnaître que la pression soutenue par les viscères est, en quelque sorte, en raison directe de la distension de l'estomac : si l'estomac est plein, le doigt sera fortement pressé, et les viscères feront effort pour s'échapper à travers l'ouverture ; s'il est vide, la pression sera très peu marquée, et les viscères auront peu de tendance à sortir de la cavité abdominale. On sent que dans cette expérience il ne faut pas confondre la pression exercée par les muscles abdominaux lorsqu'ils sont relâchés avec celle qu'ils exercent en se contractant avec force. Aussi, lorsque l'estomac est vide, tous les réservoirs contenus dans l'abdomen se laissent-ils plus facilement distendre par les matières qu'ils doivent retenir quelque temps. C'est, je crois, la principale raison pour laquelle la bile s'accumule dans la vésicule du fiel. Quant à la présence de la bile dans l'estomac, que quelques personnes regardent comme l'une des causes de la faim, je crois qu'à moins de circonstances maladives la bile ne s'y introduit point, quoique son écoulement continue dans l'intestin grêle , comme je m'en suis directement assuré.

La quantité de mucosité que présente la cavité de l'estomac est d'autant moins considérable , que l'abstinence se prolonge davantage. Mes expériences sur ce point sont entièrement d'accord avec celle de Dumas.

Relativement à la quantité de sang qui se porte à l'estomac dans l'état de vacuité , à raison du volume de ses vaisseaux et du mode de circulation qui existe alors, je suis tenté de croire qu'il reçoit moins de ce fluide que lorsqu'il est rempli d'aliments ; mais, loin d'être sous ce rapport en opposition avec les autres organes abdominaux, cette disposition me paraît être commune à tous les organes contenus dans l'abdomen.

On rapporte aux phénomènes généraux de la faim un affaiblissement et une diminution de l'action de tous les organes ; la circulation et la respiration se ralentissent , la chaleur du corps baisse , les sécrétions diminuent , toutes les fonctions s'exercent avec plus de difficulté. On dit que l'absorption seule devient plus active , mais rien n'est rigoureusement démontré à cet égard.

La faim , l'appétit même , qui n'est que son premier degré , doivent être distingués du sentiment qui nous porte à nous nourrir de préférence de tel ou tel genre d'aliment . de celui qui nous fait, dans un repas, porter notre choix sur un mets plutôt que sur un autre, etc. Ces sentiments sont très éloignés de la faim réelle, qui exprime les besoins véritables de l'économie ; ils tiennent en grande partie à la civilisation, aux habitudes, à certaines idées relatives aux propriétés des aliments. Quelques uns sont en rapport avec la saison, le climat ; et alors ils deviennent tout aussi légitimes que la faim elle-même : tel est celui qui nous porte vers le régime végétal dans les pays chauds, ou durant les chaleurs de l'été.

Causes qui rendent la faim plus intense.

Certaines circonstances rendent la faim plus intense et la font revenir à des intervalles plus rapprochés : tels sont un air froid et sec, l'hiver, le printemps, les bains froids, les frictions sèches sur la peau, l'exercice du cheval, la marche, les fatigues du corps, et en général toutes les causes qui mettent en jeu l'action des organes et accélèrent le mouvement nutritif, avec lequel la faim est essentiellement liée. Quelques substances introduites dans l'estomac excitent un sentiment qui a de l'analogie avec la faim, mais qu'il ne faut cependant pas confondre avec elle.

Causes qui diminuent la faim.

Il est des causes qui diminuent l'intensité de la faim et qui éloignent les époques auxquelles elle se manifeste habituellement : de ce nombre sont l'habitation des pays chauds et des lieux humides, le repos du corps et de l'esprit, les passions tristes, et enfin toutes les circonstances qui s'opposent à l'action des organes et diminuent l'activité de la nutrition. On connaît aussi des substances qui, portées dans les voies digestives, font cesser la faim, ou empêchent son développement, comme l'opium, les boissons chaudes, etc.

Que n'a-t-on pas dit sur les causes de la faim? Elle a été tour à tour attribuée à la prévoyance du principe vital, aux frottements des parois de l'estomac l'une contre l'autre, au tiraillement du foie sur le diaphragme, à l'action de la bile sur l'estomac, à l'âcreté et à l'acidité du suc gastrique, à la fatigue des fibres de l'estomac contractées, à la compression des nerfs de ce viscère, etc., etc. La faim résulte, comme toutes les autres sensations internes, de l'action du système nerveux; elle n'a d'autre siége que ce système lui-même, et d'autres causes que les lois générales de l'organisation. Ce qui prouve bien la vérité de cette assertion, c'est qu'elle continue quelquefois, quoique l'estomac soit rempli d'aliments; c'est qu'elle peut ne pas se développer, quoique l'estomac soit vide depuis long-temps; enfin, c'est qu'elle est soumise à l'habitude, au point de cesser spontanément quand l'heure habituelle du repas est passée. Ceci est vrai, non seulement du sentiment qu'on éprouve dans la région de l'estomac, mais encore de la faiblesse générale qui l'accompagne, et qui par conséquent ne peut être considérée comme réelle, au moins dans les premiers instants où elle se manifeste.

Plusieurs auteurs confondent la faim avec les effets d'une abstinence complète et prolongée jusqu'à ce que la mort arrive : nous ne suivrons pas leur exemple. La faim, considérée comme phénomène instinctif, appartient à la physiologie ; considérée comme cause de maladie, elle n'est plus du ressort de cette science et appartient à la séméiotique.

De la soif.

De la soif.

On nomme *soif* le désir de faire usage de boisson. Il varie suivant les individus, et il est rarement semblable chez une même personne. En général il consiste en un sentiment de sécheresse, de constriction et de chaleur qui règne dans l'arrière-bouche, le pharynx, l'œsophage, et quelquefois dans l'estomac. Pour peu que la soif se prolonge, il survient de la rougeur et du gonflement à ces parties, la sécrétion muqueuse cesse presque entièrement ; celle des follicules s'altère, devient épaisse et tenace ; l'écoulement de la salive diminue, et la viscosité de ce fluide augmente sensiblement. Ces phénomènes s'accompagnent d'une inquiétude vague, d'une ardeur générale ; les yeux deviennent rouges, l'esprit éprouve un certain trouble, le mouvement du sang s'accélère, la respiration devient haletante, la bouche est souvent et largement ouverte, afin de mettre l'air extérieur en contact avec les parties irritées, et d'éprouver un soulagement instantané.

Le plus souvent l'envie de boire se développe quand, par une cause quelconque, la chaleur et la sécheresse de l'atmosphère par exemple, le corps a fait une perte abondante en liquide ; mais elle se manifeste dans un grand nombre de circonstances différentes, telles que d'avoir parlé long-temps, mangé certains aliments, avalé une substance qui s'arrête dans l'œsophage, etc. L'habitude vicieuse de boire fréquemment, et le désir d'éprouver la saveur de quelques liquides, comme le vin, l'eau-de-vie, etc., déterminent le développement d'un sentiment qui a la plus grande analogie avec la soif.

Causes
de la soif.

Il y a des personnes qui n'ont jamais ressenti la soif, qui prennent, en quelque sorte, des boissons par convenance, mais qui vivraient très long-temps sans y songer et sans éprouver aucun inconvénient de leur privation ; il en est d'autres chez qui la soif se renouvelle souvent et devient très impérieuse, jusqu'à leur faire boire vingt ou trente litres de liquide dans vingt-quatre heures : on remarque sous ce rapport de nombreuses différences individuelles.

Remonterons-nous, avec certains auteurs, à la cause prochaine de la soif? dirons-nous qu'elle est l'effet de la prévoyance de l'âme? placerons-nous son siége dans les nerfs du pharynx, dans les vaisseaux sanguins ou dans les vaisseaux lymphatiques? Ces considérations ne doivent plus désormais trouver place que dans l'histoire de la physiologie. La soif est un sentiment instinctif; elle tient essentiellement à l'organisation, elle ne comporte aucune explication de ce genre : le sentiment de sécheresse et de chaleur qui l'accompagne paraît l'expression naturelle de l'état qui suit l'évaporation de la partie aqueuse du sang ou simplement de son excrétion; car toutes les fois que nous perdons par une cause quelconque une grande partie de la sérosité du sang, nous sommes tourmentés par la soif.

Nous ne parlerons pas non plus des phénomènes morbides qui accompagnent et qui précèdent la mort par la privation complète des boissons; cette étude appartient tout entière à la physiologie pathologique.

Des aliments.

On donne en général le nom d'*aliment* à toute substance qui, soumise à l'action des organes de la digestion, peut seule nourrir. Dans ce sens, un aliment est nécessairement extrait des végétaux ou des animaux; car il n'y a que les corps qui ont joui de la vie qui puissent servir utilement à la nutrition des animaux pendant un certain temps.

Cette manière d'envisager les aliments paraît un peu trop restreinte. Pourquoi refuser le nom d'*aliment* à des substances qui, à la vérité, ne pourraient nourrir seules, mais qui concourent efficacement à la nutrition, puisqu'elles entrent dans la composition des organes et des fluides animaux ? Tels sont le muriate de soude, l'oxyde de fer, la silice, et surtout l'eau, qui se trouve en si grande quantité dans le corps des animaux et y est si nécessaire. Il me paraît préférable de considérer comme aliment toute substance qui peut servir à la nutrition, en établissant toutefois la distinction importante des substances qui peuvent nourrir seules, et de celles qui ne servent à la nutrition que de concert avec les premières (1). Encore est-ce

(1) On a dit, d'après Hippocrate, qu'*il y a plusieurs espèces d'aliments, mais qu'il n'y a cependant qu'un seul aliment* : cette proposition ne m'a jamais présenté un sens clair. En effet, veut-on dire que dans une substance alimentaire il n'y a qu'une partie qui soit nutritive ? mais alors cette partie variera pour chaque aliment. Veut-on dire que les aliments servent, en dernière analyse, à former une substance toujours la même, qui est le chyle ? on ne dira point encore vrai, car le chyle a des qualités variables suivant les aliments. Pense-t-on que les aliments servent à renouveler dans le sang une substance particulière qui seule peut nourrir, et qui serait le *quod nutrit* des anciens ? mais cette substance existe-t-elle ? Veut-on enfin croire qu'il y a dans tous les ali-

2.   5.

une question qui n'est pas résolue, que de savoir s'il est possible de vivre long-temps en ne mangeant qu'une seule et même substance alimentaire, quelles que soient d'ailleurs ses qualités nutritives. (*Voyez* NUTRITION.)

Quant à une idée nette de ce qu'on doit entendre par *aliment*, pour la donner il faudrait connaître à fond le phénomène de la nutrition; or la science n'en est point encore là.

Sous le rapport de leur nature, les aliments diffèrent entre eux par l'espèce de principe immédiat qui prédomine dans leur composition. On peut les distinguer en neuf classes.

1° *Aliments féculeux* : froment, orge, avoine, riz, seigle, maïs, pomme de terre, sagou, salep, pois, haricots, lentilles, etc.

2° *Aliments mucilagineux* : carotte, salsifis, betterave, navet, asperge, chou, laitue, artichaut, cardon, potiron, melon, etc.

3° *Aliments sucrés* : les diverses espèces de sucre. les figues, les dattes, les raisins secs, les abricots, etc.

4° *Aliments acidules* : oranges, groseilles, cerises, pêches, fraises, framboises, mûres, raisins, prunes, poires, pommes, oseille, etc.

5° *Aliments huileux et graisseux* : cacao, olives,

ments un principe particulier, partout identique, essentiellement nutritif? rien n'est moins prouvé.

amandes douces, noisettes, noix, les graisses animales, les huiles, le beurre, etc.

6° *Aliments caséeux :* les différentes espèces de lait, les fromages.

7° *Aliments gélatineux :* les tendons, les aponévroses, le chorion, le tissu cellulaire, les animaux très jeunes, etc.

8° *Aliments albumineux :* le cerveau, les nerfs, les œufs, etc.

9° *Aliments fibrineux :* la chair et le sang des divers animaux.

J'ai proposé, il y a quelques années, une autre manière de distinguer les aliments entre eux; elle consiste à les partager en deux classes, l'une qui comprend les aliments qui contiennent peu ou point d'azote, et ceux qui en contiennent une grande proportion.

Aliments peu ou point azotés.

Les diverses espèces de sucres; les fruits sucrés rouges, acides; les huiles, les graisses, le beurre, les aliments mucilagineux, les céréales, le riz, les pommes de terre, etc.

Aliments azotés.

Les graines légumineuses, telles que les pois, les haricots, les fèves, les lentilles, les épinards, les amandes douces et amères, les noix, les noisettes,

3.

les aliments gélatineux, les albumineux, les fibrineux, et surtout les divers fromages ; car le caséum est de tous les principes immédiats azotés
alimentaires celui où l'azote se trouve en plus
grande proportion.

Cette distinction des aliments en *azotés* et *non
azotés* est très utile dans ses applications au régime, surtout dans les maladies telles que la goutte,
le rhumatisme et la gravelle (1).

Médicaments nutritifs.

On pourrait ajouter à cette liste un grand nombre de substances qui sont employées comme médicaments, mais qui, sans aucun doute, sont nutritives, au moins dans quelques uns de leurs principes immédiats : tels sont la manne, les tamarins,
la pulpe de casse, les extraits et les sucs végétaux,
les décoctions animales ou végétales vulgairement
nommées *tisanes*, etc.

Préparation des aliments.

Parmi les aliments, il en est peu qui soient employés tels que la nature les offre ; le plus souvent
ils doivent être préparés, disposés d'une manière
convenable avant d'être soumis à l'action des organes digestifs. Les préparations qu'on leur fait subir varient à l'infini, suivant l'espèce d'aliment,
suivant les peuples, les climats, les coutumes, le

(1) Voyez *Mémoire sur les propriétés nutritives des substances qui ne contiennent pas d'azote*, Annales de chimie
1816, et *Recherches physiologiques et médicales sur la
gravelle*. Paris, 1818.

degré de la civilisation ; la mode même n'est pas sans influence sur l'art de préparer les aliments.

Entre les mains du cuisinier habile, les substances alimentaires changent presque entièrement de nature : forme, consistance, odeur, saveur, couleur, composition chimique, etc., tout est tellement modifié, qu'il est souvent impossible au goût le plus exercé de reconnaître la substance qui fait la base de certains mets. Le but principal de la cuisine est de rendre les aliments agréables aux sens et de facile digestion ; mais il est rare qu'elle s'arrête là : fréquemment, chez les peuples avancés dans la civilisation, l'objet qu'elle ambitionne est d'exciter des palais blasés et dédaigneux, de contenter des goûts bizarres, ou de satisfaire la vanité. Alors elle devient une véritable science, qui a ses règles et son empirisme, et qui exerce une grande influence sociale, contribue puissamment au bien-être, favorise le développement de l'intelligence, mais qui amène aussi quelquefois des maladies douloureuses, abrutit l'esprit, affaiblit le corps, et a causé plus d'une fois une mort prématurée.

But de la cuisine.

Des boissons.

On entend par boisson un liquide qui, lorsqu'il est introduit dans les organes digestifs, étanche la soif, et répare les pertes que nous faisons habi-

Des boissons.

tuellement de la partie fluide de nos humeurs. A ce titre, il faut considérer les boissons comme de véritables aliments.

Les boissons se distinguent entre elles par leur composition chimique.

1° L'*eau* et ses différentes espèces : l'eau de source, de rivière, de puits, etc.

2° Les *sucs et infusions des végétaux et des animaux :* sucs de citron, de groseille, le petit-lait, le thé, le café, etc.

3° Les *liqueurs fermentées :* le vin et ses nombreuses espèces, la bière, le cidre, le poiré, etc.

4° Les *liqueurs alcooliques :* l'eau-de-vie, l'alcool, l'éther, le kirsch-wasser, le rum, le rack, les ratafias (1).

Des actions digestives en particulier.

Les actions digestives qui, par leur réunion, forment la digestion, sont, 1° la *préhension des aliments*, 2° la *mastication*, 3° l'*insalivation*, 4° la *déglutition*, 5° l'*action de l'estomac*, 6° l'*action de l'intestin grêle*, 7° l'*action du gros intestin*, 8° l'*expulsion des matières fécales*.

Toutes les actions digestives ne concourent pas également à la production du chyle; l'action de

(1) Voyez l'*Encyclopédie méthodique* et le *Dictionnaire des Sciences médicales*, article ALIMENT.

l'estomac et celle de l'intestin grêle sont les seules qui y soient absolument indispensables.

La digestion des aliments solides réclame le plus souvent les huit actions digestives ; celle des boissons est beaucoup plus simple : elle ne comprend que la préhension, la déglutition, l'action de l'estomac, et l'action de l'intestin grêle. Il est très rare que les boissons arrivent jusqu'au gros intestin.

Nous nous occuperons d'abord de la digestion des aliments ; nous traiterons ensuite de celle des boissons.

De la préhension des aliments solides.

Les organes de la préhension des aliments sont les membres supérieurs de la bouche. Nous avons parlé ailleurs des membres supérieurs ; disons quelques mots des différentes parties qui constituent la bouche.

Pour les anatomistes, la bouche est la cavité ovalaire formée, en haut, par le palais et la mâchoire supérieure ; en bas, par la langue et la mâchoire inférieure ; latéralement, par les joues ; postérieurement, par le voile du palais et le pharynx, et antérieurement par les lèvres. Les dimensions de la bouche sont variables suivant les individus, et sont susceptibles de s'agrandir dans tous les sens ; de haut en bas, par l'abaissement de la langue et l'écartement des mâchoires ; transversalement, par la distension des joues ; et d'avant en arrière, par les mouvements des lèvres et du voile du palais.

Ce sont les mâchoires qui déterminent plus particulièrement la forme et les dimensions de la bouche ; la supérieure fait partie essentielle de la face, et ne se meut qu'avec la tête ; l'inférieure, au contraire, est douée d'une très grande mobilité.

Des dents. De petits corps très durs nommés *dents* garnissent les mâchoires ; on les envisage généralement comme des os, mais ils en diffèrent sous les rapports les plus importants, et particulièrement sous ceux de la structure, du mode de formation, des usages, de l'inaltérabilité au contact de l'air ; mais ils s'en rapprochent sous ceux de la dureté et de la composition chimique.

Tout le monde sait qu'il y a trois espèces de dents : les *incisives,* qui occupent la partie antérieure des mâchoires ; les *molaires,* qui en occupent la partie postérieure, et les *canines,* qui sont situées entre les incisives et les molaires.

Racines des dents. On distingue deux parties dans les dents : l'une, extérieure, ou *couronne ;* l'autre, contenue dans les mâchoires, ou *racine.* Ces deux parties ont une disposition très différente. La couronne, appelée à remplir des usages particuliers dans chaque espèce de dents, a une forme qui varie. Elle est cubique dans les molaires, conique dans les canines, et sphénique (1) dans les incisives. Quelle que soit sa forme, la couronne est d'une dureté excessive ; elle s'use avec le temps, à la manière des corps inertes qui subissent des frottements répétés.

Les racines remplissant, dans les trois espèces de dents, un usage commun, celui d'assurer la solidité de la jonction des dents avec les mâchoires, et de transmettre à celles-ci les efforts quelquefois très grands que les dents supportent. devaient avoir, et ont en effet une forme commune. Elles sont reçues dans des cavités nommées *alvéoles ;* elles les remplissent exactement. Il paraît que les parois de ces cavités exercent sur les racines des dents une pression assez considérable ; on peut du moins le conjecturer. car ces cavités se resserrent, s'effacent même quand elles ne contiennent pas la racine des dents ou quelque chose qui en ait la forme et la résistance.

Alvéoles.

Les dents incisives et les dents canines n'ont qu'une racine ; les molaires en ont ordinairement plusieurs. Mais, quel que soit leur nombre, les racines ont toujours la forme d'un cône, dont la base correspond à la couronne et le sommet au fond de l'alvéole; dans certains cas, elles présen-

(1) En forme de coin.

tent des courbures plus ou moins prononcées (1).

Gencives. Le bord alvéolaire est revêtu d'une couche épaisse, fibreuse, résistante, qu'on appelle *gencive.* Cette couche environne exactement la partie inférieure de la couronne des dents, y adhère avec force, et ajoute ainsi à la solidité de la jonction des dents avec les mâchoires. Elle peut supporter sans inconvénient des pressions très fortes : on verra les avantages qui résultent de cette disposition.

On doit compter au nombre des parties qui concourent à la préhension des aliments, les muscles qui meuvent les mâchoires, et particulièrement l'inférieure. Il en est de même pour la langue, dont les nombreux mouvements influent beaucoup sur les dimensions de la bouche.

Mécanisme de la préhension des aliments.

Rien n'est plus simple que la préhension des aliments ; elle consiste dans l'introduction des substances alimentaires dans la bouche. A cet effet, les mains saisissent les aliments, les partagent en petites portions susceptibles d'être contenues dans la bouche, et les y introduisent soit directement, soit par l'intermédiaire d'instruments commodes pour cet usage.

(1) Voyez quelques autres détails relatifs aux dents, à l'article *Mastication.*

Mais, pour qu'ils puissent pénétrer dans cette cavité, il faut que les mâchoires s'écartent . autrement dit , que la bouche s'ouvre. Or on a discuté long-temps pour savoir si dans l'ouverture de la bouche la mâchoire inférieure seule se meut, ou bien si les deux mâchoires s'éloignent en même temps l'une de l'autre. Sans entrer dans cette discussion , qui ne mérite peut-être pas toute l'importance qu'on y a attachée, nous dirons que l'observation la plus simple a bientôt fait voir que la mâchoire inférieure se meut seule quand la bouche s'ouvre médiocrement. Quand elle s'ouvre largement , la supérieure s'élève. c'est-à-dire que la tête se renverse légèrement sur la colonne vertébrale : mais , dans tous les cas, la mâchoire inférieure est toujours celle dont les mouvements sont le plus étendus, à moins qu'un obstacle physique ne s'oppose à son abaissement. Alors l'ouverture de la bouche dépend uniquement du renversement de la tête sur la colonne vertébrale , ou, ce qui est la même chose, de l'élévation de la mâchoire supérieure.

Dans beaucoup de cas. lorsque l'aliment est introduit dans la bouche, les mâchoires se rapprochent pour le retenir et prendre part à la mastication ou à la déglutition ; mais fréquemment l'élévation de la mâchoire inférieure concourt à la préhension des aliments. On en a un exemple quand on veut *mordre* dans un fruit : alors les dents incisives s'enfoncent, chacune en sens opposé, dans la substance alimentaire, et, agissant comme des branches de ciseaux, elles détachent une portion de la masse.

Ce mouvement est principalement produit par la contraction des muscles élévateurs de la mâchoire inférieure, qui représente un levier du troisième genre, dont la puissance est, à l'insertion des muscles élévateurs, le point d'appui dans l'articulation temporo-maxillaire, et la résistance, dans la substance sur laquelle agissent les dents.

Action des dents incisives.

Le volume du corps placé entre les dents incisives influe sur la force avec laquelle il peut être pressé. S'il est peu volumineux, la force sera beaucoup plus grande, car tous les muscles élévateurs s'insèrent perpendiculairement à la mâchoire, et la totalité de leur force est employée à mouvoir le levier qu'elle représente ; si le volume du corps est tel qu'il puisse à peine être introduit dans la bouche, pour peu qu'il présente de résistance, les dents incisives ne pourront l'entamer, car les muscles masséters, crotaphites et ptérygoïdiens internes s'insèrent très obliquement à la mâchoire, d'où résulte la perte de la plus grande partie de la force qu'ils développent en se contractant.

Quand l'effort que les muscles des mâchoires exercent n'est pas suffisant pour détacher une portion de la masse alimentaire, la main agit sur celle-ci de manière à la séparer de la portion retenue par les dents. D'un autre côté, les muscles postérieurs du cou tirent fortement la tête en arrière, et de la combinaison de ces efforts résulte l'isolement d'une portion d'aliment qui reste dans la bouche. Dans ce mode de préhension, les dents incisives et canines sont le plus ordinairement employées ; il est rare que les molaires y prennent part (1). *Manière dont on peut aider l'action des dents incisives avec la main.*

Par la succession des mouvements de préhension, la bouche se remplit, et, à raison de la souplesse des joues et de la facile dépression de la langue, une assez grande quantité d'aliments peut s'y accumuler. *Accumulation des aliments dans la bouche.*

Quand la bouche est *pleine*, le voile du palais est abaissé, son bord inférieur est appliqué sur la partie la plus reculée de la base de la langue, en sorte que toute communication est interceptée entre la bouche et le pharynx.

(1) Dans les animaux carnassiers, où ce mode de préhension est fréquemment mis en usage, les trois espèces de dents y participent, mais surtout les canines.

Mastication et insalivation des aliments.

Fluides qui sont versés dans la bouche.

Indépendamment de ce que nous venons de dire sur la bouche, à l'occasion de la préhension des aliments, pour concevoir les usages qu'elle remplit dans la mastication et l'insalivation, il est utile de remarquer que des fluides provenants de diverses sources abondent dans la bouche. D'abord la membrane muqueuse qui en tapisse les parois sécrète une mucosité abondante ; de nombreux follicules isolés ou agglomérés, qu'on observe à l'intérieur des joues, à la jonction des lèvres avec les gencives, sur le dos de la langue, à la face antérieure du voile du palais et de la luette, versent continuellement le liquide qu'ils forment à la surface interne de la bouche. Il en est de même des glandes muqueuses qui existent en grand nombre dans l'épaisseur du palais et des joues.

De la salive.

Enfin c'est dans la bouche qu'est versée la salive sécrétée par six glandes, trois de chaque côté, et qui portent les noms de *parotides,* de *sous-maxillaires,* et de *sublinguales.* Les premières, placées entre l'oreille externe et la mâchoire, ont chacune un canal excréteur qui s'ouvre au niveau de la seconde petite molaire supérieure ; chaque glande maxillaire en a un qui se termine sur les côtés du filet de la langue ; près de là s'ouvrent ceux des glandes sublinguales.

Il est probable que ces fluides varient de propriétés physiques et chimiques selon l'organe qui les forme ; mais la chimie n'a pas encore pu en établir la distinction d'après des expériences directes : le mélange seul, sous le nom de *salive*, a été analysé d'une manière exacte (1).

Parmi les substances alimentaires déposées dans la bouche, les unes ne font que traverser cette cavité, et n'y éprouvent aucun changement ; les autres, au contraire, y font un séjour assez prolongé et y éprouvent plusieurs modifications importantes. Les premières sont les aliments mous ou presque liquides, dont la température s'éloigne peu de celle du corps ; les secondes sont les aliments durs, secs, fibreux, et ceux dont la température est plus ou moins éloignée de celle qui est propre à l'économie animale. Les uns et les autres ont cependant ceci de commun, qu'en traversant la bouche ils sont appréciés par les organes du goût.

On peut rapporter à trois modifications principales les changements que les aliments éprouvent dans la bouche : 1° changement de température ; 2° mélange avec les fluides qui sont versés dans la bouche, et quelquefois dissolution dans ces fluides;

(1) **Voyez** *Sécrétion de la salive.*

Changements que les aliments éprouvent dans la bouche.

Changement de température.

3° pression plus ou moins forte, et très souvent division, broiement qui détruit la cohésion de leurs parties. En outre, elles sont facilement et fréquemment transportées d'un point de cette cavité dans un autre. Ces trois modes d'altération ne s'effectuent pas successivement, mais simultanément et en se favorisant réciproquement.

Le changement de température des aliments retenus dans la bouche est évident; la sensation qu'ils y excitent pourrait seule en fournir la preuve. S'ils ont une température basse, ils produisent une impression vive de froid, qui se prolonge jusqu'à ce qu'ils aient absorbé le calorique nécessaire pour approcher de la température des parois de la bouche; le contraire a lieu si leur température est plus élevée que celle de ces parois.

Il en est des jugements que nous portons dans cette occasion, comme de ceux qui ont rapport à la température des corps qui touchent la peau : nous y mêlons, à notre insu, une comparaison avec la température de l'atmosphère et avec celle des corps qui ont été antérieurement en contact avec la bouche; de manière qu'un corps, conservant le même degré de chaleur, pourra nous paraître alternativement froid ou chaud, suivant la température des corps avec lesquels la bouche aura été précédemment en rapport.

Le changement de température que les aliments

éprouvent dans la bouche n'est qu'un phénomène accessoire; leur trituration et leur mélange plus ou moins intimes avec les fluides versés dans cette cavité, sont ceux qui méritent une attention particulière.

Aussitôt qu'un aliment est introduit dans la bouche, la langue le presse en l'appliquant contre le palais ou contre telle autre partie des parois buccales. Si l'aliment a peu de consistance, si ses parties ont peu de cohésion, cette simple pression suffit pour l'écraser; la substance alimentaire est-elle composée d'une partie liquide et d'une partie solide; par l'effet de cette pression le liquide est exprimé, la partie solide seule reste dans la bouche. La langue détermine d'autant mieux l'effet dont nous parlons, que son tissu est musculaire, et qu'un grand nombre de muscles sont destinés à la faire mouvoir.

On pourrait s'étonner qu'un organe aussi mou que la langue puisse exercer une action assez forte pour écraser un corps même peu résistant; mais, d'une part, elle durcit en se contractant comme tous les muscles, et, en outre, elle présente au-dessous de la membrane muqueuse qui revêt sa face supérieure, une couche fibreuse, dense et épaisse.

Tels sont les phénomènes qui se passent si les aliments ont peu de résistance; mais s'ils en présentent davantage, ils sont alors soumis à l'action des organes *masticatoires*.

Les agents essentiels de la mastication sont les muscles qui meuvent les mâchoires, la langue, les joues, et les lèvres : les os maxillaires et les dents y servent comme de simples instruments.

Quoique les mouvements des deux mâchoires puissent concourir à la mastication, presque toujours ce sont ceux de l'inférieure qui la produisent. Cet os peut être abaissé, élevé et pressé très fortement contre la mâchoire supérieure, porté en avant, en arrière, et même être dirigé un peu sur les côtés. Ces divers mouvements sont produits par les muscles nombreux qui s'attachent à la mâchoire.

Mais les mâchoires n'auraient jamais pu remplir l'usage qui leur est confié dans la mastication, si elles n'avaient été garnies de dents, dont les propriétés physiques sont appropriées particulièrement à cette action digestive.

Quelques remarques sur ces corps sont nécessaires pour l'intelligence de ce qui suit.

Les dents molaires sont celles qui servent le plus à broyer les aliments ; elles sont au nombre de vingt, dix à chaque mâchoire, cinq à droite et cinq à gauche. La forme de leur couronne est celle d'un cube irrégulier ; la face, par laquelle elles se correspondent est hérissée d'aspérités pyramidales, en nombre variable, selon qu'on les examine dans les molaires antérieures ou *petites*, ou bien dans les postérieures ou *grosses*. Ces aspérités sont disposées de façon que celles des dents supérieures s'engrènent aisément entre celles des inférieures, et réciproquement.

A la partie inférieure et au centre de la couronne, il existe une cavité remplie par l'organe qui, dans le jeune âge, a sécrété la dent. La racine est creusée d'un canal que traversent une artère, un filet de nerf, une veine, destinés au bulbe de la dent.

La substance qui forme les dents est d'une dureté excessive, particulièrement la couche extérieure, ou *émail* (1); et cette disposition était bien nécessaire. D'abord, destinées à écraser des corps dont la résistance est quelquefois très grande, il fallait qu'elles présentassent une dureté proportionnée; de plus, comme elles exercent cet office pendant toute la durée de la vie, ou à peu près, il fallait qu'elles ne s'usassent qu'avec beaucoup de lenteur. Sous ce dernier rapport, leur extrême dureté était indispensable; car aucun corps, quelque dur qu'il soit, n'échappe à l'usure causée par des frottements répétés; à plus forte raison, les

(1) Cette couche est tellement dure, qu'elle fait feu au briquet.

corps dont la dureté est moindre, à frottement égal, doivent-ils s'user plus promptement.

La matière qui forme le corps et la racine des dents paraît homogène dans toutes ses parties ; l'émail qui revêt la couronne, au contraire, présente des fibres disposées en général perpendiculairement à la surface de la dent et très adhérentes entre elles. Le phosphate et le carbonate de chaux forment presque entièrement la dent de l'homme : sur 100 parties on en trouve 995 de ces sels ; le surplus est de la matière animale (1). L'émail en est presque entièrement dépourvu : c'est à cette cause qu'on doit attribuer sa blancheur et sa dureté plus grandes.

Nous avons déjà fait voir combien est solide l'articulation des dents avec les mâchoires ; les dents molaires, en raison de leur usage, devaient en présenter une plus solide encore : aussi ont-elles plusieurs racines, ou, si elles n'en ont qu'une, elle est plus grosse. Du reste, soit qu'elles soient simples ou multiples, leur forme est conique, et elles sont reçues dans des alvéoles de forme semblable.

(1) Des expériences m'ont appris que la proportion de la matière animale est beaucoup plus grande dans les animaux herbivores, et plus grande encore dans les carnassiers. La quantité proportionnelle de carbonate de chaux est plus grande dans les herbivores que dans les carnassiers et dans l'homme.

Chaque racine représente un coin qui serait enfoncé dans les mâchoires.

L'ensemble des dents propres à chaque mâchoire forme ce qu'on appelle , en anatomie , les *arcades dentaires.*

La forme de ces arcades est demi-parabolique ; l'inférieure est un peu plus grande que la supérieure ; la face inférieure de celle-ci est un peu inclinée en dehors, tandis que la face supérieure de l'inférieure l'est en dedans. Ces faces présentent , dans la partie formée par les dents molaires , un sillon central, bordé par deux rangées d'éminences. Lorsque les mâchoires sont rapprochées , les dents incisives et canines inférieures sont placées en partie derrière les supérieures ; le bord saillant externe de l'arcade dentaire inférieure s'enfonce dans le sillon de l'arcade supérieure. Dans les circonstances où les incisives se rencontrent par leur bord , il reste un intervalle entre les molaires.

Pour ajouter à la solidité de la jonction des dents avec les mâchoires , la nature les a disposées de façon qu'elles se touchent presque toutes par leurs côtés, qui présentent à cet effet une facette particulière.

Il résulte de cette disposition que quand une dent supporte un effort quelconque , une partie de cet effort est supportée par toute l'arcade dont elle fait partie.

Ces faits étant connus, l'explication du mécanisme de la mastication ne présente plus de difficulté.

Mécanisme de la mastication.

Pour que la mastication commence, il faut que la mâchoire inférieure s'abaisse, effet qui est produit par le relâchement de ses muscles élévateurs et par la contraction des abaisseurs. Les aliments doivent être ensuite poussés entre les arcades dentaires, soit par la langue, soit par toute autre cause : alors la mâchoire inférieure est élevée par les muscles masséters, ptérygoïdiens internes et temporaux, dont l'intensité de contraction est mesurée sur la résistance que présentent les aliments. Ceux-ci, pressés entre deux surfaces inégales, dont les aspérités s'engrènent, sont divisés en petites portions, dont le nombre est en raison de la facilité avec laquelle ils ont cédé.

Mais un seul mouvement de ce genre n'atteint qu'une partie des aliments contenus dans la bouche, et il faut qu'ils y soient tous également divisés. C'est ce qui arrive par la succession des mouvements de la mâchoire inférieure, et par la contraction des muscles des joues, de ceux de la langue et des lèvres, qui portent successivement et avec promptitude les aliments entre les dents, pendant l'écartement des mâchoires, afin qu'ils soient écrasés lorsqu'elles se rapprocheront.

Quand les substances alimentaires sont molles et faciles à écraser, deux ou trois mouvements de mastication suffisent pour diviser tout ce qui est contenu dans la bouche; les trois espèces de dents y prennent part. Il faut une mastication plus prolongée quand les substances sont résistantes, fibreuses, coriaces : dans ce cas, on ne *mâche* qu'avec les dents molaires, et souvent que d'un seul côté à la fois, comme pour permettre à l'autre de se reposer. En employant les dents molaires, on a l'avantage de raccourcir le bras de levier que représente la mâchoire, et de le rendre ainsi moins désavantageux pour la puissance qui le fait mouvoir.

Dans la mastication, les dents ont à supporter des efforts quelquefois très considérables, qui les auraient inévitablement ébranlées ou même déplacées sans l'extrême solidité de leur articulation avec les mâchoires. Chaque racine agit comme un coin, et transmet aux parois des alvéoles la force avec laquelle elle est pressée.

L'avantage de la forme conique des racines n'est point douteux. En raison de cette forme, la force qui presse la dent, et qui tend à l'enfoncer dans la mâchoire, est décomposée; une partie fait effort pour écarter les parois alvéolaires, l'autre pour les abaisser ; et la transmission , au lieu de se faire à l'extrémité de la racine , ce qui n'aurait pas manqué d'arriver si elle eût été cylindrique , se fait sur toute la surface de l'alvéole. Les dents molaires , qui avaient des efforts plus considérables à soutenir, ont plusieurs racines , ou au moins une racine très grosse. Les dents incisives et canines , qui n'ont qu'une seule racine assez grèle, n'ont jamais de pression très forte à supporter.

Si les gencives n'avaient point offert une surface lisse et un tissu dense, placées comme elles le sont autour du collet des dents , et remplissant leurs intervalles , à chaque instant elles auraient été déchirées ; car, dans la mastication des substances dures et de forme irrégulière , elles sont à tout moment exposées à être pressées fortement par les bords et les angles de ces substances. Cet inconvénient survient en effet chaque fois que leur tissu se ramollit , comme on le voit dans les affections scorbutiques.

Pendant tout le temps que dure la mastication , la bouche est close en arrière par le voile du palais, dont la face antérieure est appliquée contre la base de la langue ; en avant , les aliments sont retenus par les dents et les lèvres.

Usage du voile du palais dans la mastication.

Insalivation des aliments.

Lorsqu'on éprouve l'appétit , la vue des aliments

détermine un afflux plus considérable de salive dans la bouche ; chez quelques personnes il est assez fort pour que la salive soit lancée à plusieurs pieds de distance. J'ai actuellement sous les yeux un exemple de ce genre. La présence des aliments dans la bouche entretient, excite encore cette abondante sécrétion.

Tandis que les aliments sont broyés et triturés par les organes masticateurs, ils sont imbibés, pénétrés de toutes parts par les fluides qui sont continuellement versés dans la bouche, et particulièrement par la salive. On conçoit que la division des aliments et les nombreux déplacements qu'ils éprouvent durant la mastication, favorisent singulièrement leur mélange avec les sucs salivaires et muqueux. A leur tour, ces sucs facilitent la mastication en ramollissant les aliments.

La plupart des substances alimentaires soumises à l'action de la bouche se dissolvent ou se suspendent, en tout ou en partie, dans la salive ; et dès ce moment elles deviennent propres à être introduites dans l'estomac, et ne tardent pas à être *avalées*.

A raison de sa viscosité, la salive absorbe de l'air, avec lequel elle est en quelque manière battue dans les divers mouvements qu'exige la mastication ; mais la quantité d'air absorbé dans cette circonstance est peu considérable et a été en général exagérée.

Utilité de la
mastication
et de
l'insalivation
des aliments.

De quelle utilité est la trituration des aliments et leur mélange avec la salive ? Est-ce une simple division ou un mélange qui les rendra plus propres aux altérations qu'ils doivent subir dans l'estomac, ou bien éprouvent-ils dans la bouche un premier degré d'animalisation ? On ne sait rien de positif sur ce point, mais la première supposition paraît la plus vraisemblable.

Remarquons que la mastication et l'insalivation changent la saveur et l'odeur des aliments ; qu'une mastication suffisamment prolongée rend, en général, la digestion plus prompte et plus facile ; qu'au contraire, les personnes qui ne mâchent point leurs aliments ont souvent, par cette seule cause, des digestions lentes et pénibles.

De quelle
manière on
reconnaît
que la
mastication
et
l'insalivation
sont poussées
assez loin.

Nous sommes avertis que la mastication et l'insalivation sont poussées assez loin, par le degré de résistance que présentent les aliments et la saveur qu'ils excitent ; d'ailleurs les parois de la bouche étant douées du tact, et la langue d'un véritable toucher. peuvent très bien apprécier les changements physiques qui surviennent aux aliments.

Quelques auteurs attribuent cet usage à la luette (1) ; je doute que leur opinion soit fondée,

(1) C'est, disent-ils, une *sentinelle vigilante*, qui juge de l'instant où le bol alimentaire peut être avalé sans incon-

car la luette, par sa situation. n'a aucun rapport
avec les aliments pendant la mastication. J'ai observé plusieurs fois des personnes qui avaient perdu entièrement la luette, soit par un ulcère vénérien, soit par une excision, et je n'ai jamais
remarqué que leur mastication éprouvât le moindre dérangement, ni qu'elles avalassent hors de
propos.

De la déglutition des aliments.

On entend par *déglutition* le passage d'une substance solide, liquide ou gazeuse, de la bouche
dans l'estomac. La déglutition des aliments solides est la seule qui doive nous occuper en ce
moment.

Fort simple en apparence, la déglutition est
cependant la plus compliquée de toutes les actions
musculaires qui servent à la digestion. Elle est
produite par la contraction d'un grand nombre de
muscles, et exige le concours de plusieurs organes
importants.

Tous les muscles de la langue, ceux du voile
du palais. du pharynx, du larynx, et la couche
musculaire de l'œsophage, prennent part à la déglutition. On doit en avoir une connaissance exacte

vénient; elle tient *en éveil* les organes de la déglutition et
l'estomac, qui, selon l'impression qu'il en a reçue. *se dispose* à les bien recevoir ou à les rejeter.

et détaillée, si l'on veut se faire une juste idée de cet acte. La nature de cet ouvrage ne nous permet pas d'exposer des détails anatomiques de ce genre; nous nous contenterons de présenter quelques observations sur le voile du palais, le pharynx, et l'œsophage.

Le *voile du palais* est une sorte de soupape attachée au bord postérieur de la voûte palatine; sa forme est à peu près quadrilatère; son bord, libre ou inférieur, se prolonge en pointe, et forme la *luette*. Semblable aux autres valvules du canal intestinal, le voile du palais est essentiellement formé par une duplicature de la membrane muqueuse digestive; il entre dans sa composition beaucoup de follicules muqueux, surtout à la luette. Huit muscles le meuvent : les deux *ptéry-goïdiens internes* l'élèvent; les deux *ptérygoïdiens externes* le tendent transversalement; les deux *pha-ryngo-staphylins* et les deux *glosso-staphylins* le portent en bas. Ces quatre derniers s'aperçoivent au fond de la gorge, où ils soulèvent la membrane muqueuse, et forment les *piliers* du voile du pa-lais, entre lesquels sont situées les *tonsilles* ou *amygdales*, amas de follicules muqueux. L'ouver-ture comprise entre la base de la langue en bas, le voile du palais en haut, et les piliers latérale-ment, s'appelle *isthme du gosier*.

Au moyen de cet appareil musculaire, le voile

du palais peut éprouver plusieurs changements de position. Dans l'état le plus ordinaire, il est placé verticalement, l'une de ses faces est antérieure et l'autre postérieure ; dans certains cas, il devient horizontal : il a alors une face supérieure et une inférieure, et son bord libre correspond à la concavité du pharynx. Cette dernière position est déterminée par la contraction des muscles élévateurs.

Bichat dit que l'élévation du voile peut aller au point qu'il s'applique contre l'ouverture des narines postérieures : ce mouvement paraît impossible ; aucun muscle n'est disposé de manière à pouvoir le produire, et la disposition des piliers s'y oppose évidemment. L'abaissement du voile se fait par la contraction des muscles qui forment les piliers. Nous avons déjà dit que ces mouvements n'étaient pas, chez le plus grand nombre des individus, soumis à la volonté.

Le *pharynx* est une cavité dans laquelle viennent s'ouvrir les fosses nasales, les trompes d'Eustache, la bouche, le larynx et l'œsophage, et qui remplit des fonctions importantes dans la production de la voix, dans la respiration, l'audition et la digestion.

Le pharynx s'étend, de haut en bas, depuis l'apophyse basilaire de l'occipital, à laquelle il s'attache, jusqu'au niveau de la partie moyenne du cou. Ses dimensions transversales sont déterminées par l'os hyoïde, le larynx et l'aponévrose *ptérygo-maxillaire*, où il est fixé. La membrane muqueuse, qui le revêt intérieurement, est remarquable par le développement de ses veines, qui forment un réseau très apparent. Autour de cette membrane est la couche musculeuse, dont les fibres circulaires forment les trois muscles *constricteurs du pharynx*, et dont les fibres longitudinales sont représentées par les muscles *stylo-pharyngiens* et *pharyngo-staphylins*. Les contractions que présentent ces différents muscles ne sont pas, en général, soumises à la volonté.

De
l'œsophage.

L'*œsophage* fait suite immédiate au pharynx, et se prolonge jusqu'à l'estomac, où il se termine. Sa forme est cylindrique; il est uni aux parties environnantes par du tissu cellulaire lâche et extensible, qui se prête à sa dilatation et à ses mouvements. Pour pénétrer dans l'abdomen, l'œsophage passe entre les piliers du diaphragme, avec lesquels il est intimement uni.

La membrane muqueuse de l'œsophage est blanche, mince et lisse; elle forme des plis longitudinaux, propres à favoriser la dilatation du canal. En haut, elle se confond avec celle du pharynx. M. le docteur Rullier a dernièrement rappelé à l'attention des anatomistes qu'en bas elle forme plusieurs dentelures, terminées par

un bord frangé, libre dans la cavité de l'estomac (1).

On rencontre dans son épaisseur un assez grand
nombre de follicules muqueux, et l'on aperçoit à
sa surface l'orifice de plusieurs canaux excréteurs
de glandes muqueuses.

La couche musculeuse de l'œsophage est assez
épaisse, son tissu est plus dense que celui du
pharynx ; les fibres longitudinales sont les plus
externes et les moins nombreuses ; les circulaires
sont placées à l'intérieur, et sont très multipliées.

Autour de la portion pectorale et inférieure de
l'œsophage, les deux nerfs de la huitième paire
forment un plexus qui embrasse le canal et y envoie beaucoup de filets.

La contraction de l'œsophage se fait sans la
participation de la volonté ; mais elle est susceptible d'acquérir une grande énergie.

Mécanisme de la déglutition.

Pour en faciliter l'étude, divisons la déglutition
en trois temps. Dans le *premier,* les aliments pas-

Division
de la
déglutition.

(1) Il y a entre la muqueuse de l'œsophage et celle de
l'estomac, chez l'homme, une différence aussi frappante
que celle qui existe pour cette même membrane, entre
la moitié splénique et la moitié pylorique de l'estomac du
cheval.

sent de la bouche dans le pharynx ; dans le *second*, ils franchissent l'ouverture de la glotte, celle des fosses nasales, et arrivent jusqu'à l'œsophage ; dans le *troisième*, ils parcourent ce conduit et pénètrent dans l'estomac (1).

Supposons le cas le plus ordinaire, celui où nous avalons en plusieurs fois les aliments qui sont dans la bouche, et à mesure que la mastication s'effectue.

Aussitôt qu'il y a une certaine quantité d'aliments suffisamment mâchés, ils sont, par l'effet même des mouvements de mastication, placés en partie sur la face supérieure de la langue, sans qu'il soit nécessaire, comme quelques uns le croient, que la pointe de cet organe parcoure les différents recoins de la bouche pour les rassembler. Alors la mastication s'arrête ; la langue est élevée et appliquée à la voûte du palais, successivement de la pointe vers la base. La portion d'aliments placée sur sa face supérieure, ou le *bol alimentaire*, n'ayant pas d'autre voie pour échapper à la force qui le presse, est dirigé vers le pharynx ; il rencontre bientôt le voile du palais appliqué sur la base de la langue, et en détermine l'ascension ; le voile devient horizontal, de manière à faire suite au palais. La langue, continuant

(1) Voyez, pour la division de la déglutition par temps, ma *Thèse* soutenue à l'École de Médecine de Paris, en 1808.

de presser les aliments, les porterait vers les fosses nasales, si le voile ne s'y opposait par la tension qu'il reçoit des muscles péristaphylins externes, et surtout par la contraction de ses piliers : il devient ainsi capable de résister à l'action de la langue, et de contribuer à diriger les aliments vers le pharynx.

Les muscles qui déterminent plus particulièrement l'application de la langue à la voûte palatine et au voile du palais, sont les muscles propres de l'organe, aidés par les milo-hyoïdiens.

Ici se termine le premier temps de la déglutition. Les mouvements y sont volontaires, à l'exception de ceux du voile du palais. Les phénomènes y arrivent successivement et avec peu de promptitude ; ils sont en petit nombre et faciles à saisir.

Il n'en est pas de même du second temps : là, les phénomènes sont simultanés, multipliés, et se produisent avec une promptitude telle que Boërrhaave les considérait comme une sorte de convulsion.

L'espace que le bol alimentaire doit parcourir dans ce second temps est très court, car il doit seulement passer de la partie moyenne du pharynx à sa partie inférieure ; mais il devait éviter l'ouverture de la glotte et celle des fosses nasales, où sa présence serait nuisible. En outre, son passage devait être assez prompt pour que la libre communication entre le larynx et l'air extérieur ne fût que momentanément interrompue.

Voyons comment la nature est parvenue à ce résultat important.

Second temps de la déglutition.

Le bol alimentaire n'a pas plus tôt touché le pharynx, que tout entre en mouvement. D'abord le pharynx se contracte, embrasse et serre le bol; le voile du palais, tiré en bas par ses piliers, agit de même. D'un autre côté, et toujours dans le même instant, la base de la langue, l'os hyoïde, le larynx, sont élevés et portés en avant, et vont à la rencontre du bol, afin de rendre plus rapide son passage sur l'ouverture de la glotte. En même temps que l'os hyoïde et le larynx s'élèvent, ils se rapprochent l'un de l'autre, c'est-à-dire que le bord supérieur du cartilage thyroïde s'engage derrière le corps de l'os hyoïde; la glande épiglottique est poussée en arrière; l'épiglotte s'abaisse, s'incline en arrière et en bas, de manière à couvrir l'entrée du larynx. Le cartilage cricoïde fait un mouvement de rotation sur les cornes inférieures du thyroïde, d'où il résulte que l'entrée du larynx devient oblique de haut en bas, et d'avant en arrière. Le bol glisse à sa surface, et, toujours pressé par la contraction du pharynx et du voile du palais, il parvient à l'œsophage.

Il n'y a pas encore long-temps que l'on considé-

rait la position que prend dans ce cas l'épiglotte
comme le seul obstacle qui s'opposât à l'entrée des
aliments dans le larynx au moment de la déglutition; mais j'ai fait voir, par une série d'expériences, que cette cause ne devait être considérée
que comme accessoire. On peut en effet enlever
en totalité l'épiglotte à un animal, et la déglutition
n'en souffre aucun dommage.

Quelle est donc la raison pour laquelle aucune
parcelle d'aliment ne s'introduit dans le larynx au
moment où l'on avale? La voici : dans l'instant
où le larynx s'élève et s'engage derrière l'os hyoïde,
la glotte se ferme avec la plus grande exactitude (1).
Ce mouvement est produit par les mêmes muscles
qui resserrent la glotte dans la production de la
voix ; en sorte que si l'on coupe à un animal les
nerfs laryngés et récurrents, en lui laissant l'épiglotte intacte, on rend sa déglutition très difficile,
parcequ'on a éloigné la cause principale qui s'oppose à l'introduction des aliments dans la glotte.

Second
temps de la
déglutition.

Immédiatement après que le bol alimentaire a
franchi la glotte, le larynx descend, l'épiglotte
se relève, et la glotte s'ouvre pour donner passage
à l'air (2).

(1) Voyez mon *Mémoire sur l'épiglotte*, lu à l'Institut ;
Paris, 1814.

(2) J'ai deux observations d'individus qui manquaient
entièrement d'épiglotte, et chez qui la déglutition se faisait

5.

D'après ce qui vient d'être dit, il est facile de concevoir pourquoi les aliments avalés arrivent à l'œsophage sans pénétrer dans aucune des ouvertures qui aboutissent au pharynx. Le voile du palais, qu'embrasse en se contractant le pharynx, protège les narines postérieures et les orifices des trompes d'Eustache; l'épiglotte, et surtout le mouvement par lequel la glotte se ferme, garantit le larynx.

Ainsi s'accomplit le deuxième temps de la déglutition, par l'effet duquel le bol alimentaire parcourt le pharynx et s'engage dans la partie supérieure de l'œsophage. Tous les phénomènes qui y coopèrent se passent simultanément et avec une grande promptitude : ils ne sont pas soumis à la volonté; ils diffèrent donc, sous plusieurs rapports, des phénomènes qui appartiennent au premier temps.

Troisième temps de la déglutition.

Le troisième temps de la déglutition est celui qui a été étudié avec le moins de soin, probablement à cause de la situation de l'œsophage, qui n'est facile à observer que dans sa portion cervicale.

sans aucune difficulté. Si dans les phthisies laryngées, avec destruction de l'épiglotte, la déglutition est laborieuse et imparfaite, c'est que les cartilages arythénoïdes sont cariés, et les bords de la glotte ulcérés, au point de ne plus pouvoir fermer exactement l'ouverture de la glotte.

Les phénomènes qui s'y rapportent n'ont rien de compliqué. En se contractant, le pharynx pousse le bol alimentaire dans l'œsophage avec assez de force pour dilater convenablement la partie supérieure de cet organe. Bientôt ses fibres circulaires supérieures, excitées par la présence du bol, se contractent, et poussent l'aliment vers l'estomac, en détruisant la distension de celles qui sont plus inférieures. Celles-ci se contractent à leur tour, et la même chose se répète jusqu'à ce que le bol parvienne à l'estomac.

Dans les deux tiers supérieurs de l'œsophage, le relâchement des fibres circulaires suit immédiatement la contraction par laquelle elles ont déplacé le bol alimentaire. Il n'en est pas de même pour le tiers inférieur ; celui-ci reste quelques instants contracté après l'introduction de l'aliment dans l'estomac.

On s'abuserait si l'on croyait rapide la marche du bol alimentaire dans l'œsophage ; j'ai été frappé, dans mes expériences, de la lenteur de sa progression. Quelquefois il met deux ou trois minutes avant d'arriver dans l'estomac ; d'autres fois il s'arrête à diverses reprises, et fait un séjour assez long à chaque station. Je l'ai vu, dans d'autres circonstances, remonter de l'extrémité inférieure de l'œsophage vers le col, pour redescendre ensuite. Lorsqu'un obstacle s'oppose à son entrée dans l'estomac, ce mouvement se répète un grand nombre de fois avant que l'aliment soit rejeté par la bouche. N'est-il pas arrivé à tout le monde de sentir distinctement les aliments s'arrêter dans l'œsophage, et d'être obligé de boire pour les faire descendre dans l'estomac?

Quand le bol alimentaire est très volumineux, sa progression est encore plus lente et plus difficile. Elle est accompagnée d'une douleur vive, produite par la distension des filets nerveux qui entourent la portion pectorale du canal. Quelquefois le bol s'arrête et peut donner lieu à des accidents graves.

M. le professeur Hallé a observé sur une femme atteinte d'une maladie qui permettait de voir l'intérieur de l'estomac, que l'arrivée d'une portion d'aliment dans ce viscère était immédiatement suivie de la formation d'une sorte de bourrelet à l'orifice cardiaque. Ce bourrelet était produit par le déplacement de la membrane muqueuse de l'œsophage, que poussait dans l'estomac la contraction des fibres circulaires de ce conduit.

La mucosité favorise la déglutition. Toute l'étendue de la surface muqueuse que le bol alimentaire doit parcourir dans les trois temps de la déglutition, est lubrifiée par une mucosité abondante. Chemin faisant le bol presse plus ou moins les follicules qu'il rencontre sur sa route; il les vide du fluide qu'ils pouvaient contenir, et glisse d'autant plus facilement sur la membrane muqueuse. Remarquons qu'aux endroits où le bol doit passer rapidement et être pressé avec plus de force, les organes sécréteurs de la mucosité sont beaucoup plus abondants. Par exemple, dans l'étroit espace où le second temps de la déglutition a lieu, on trouve les tonsilles, les papilles fongueuses de la langue, les follicules du voile du palais et de la lunette, ceux de l'épiglotte, et les glandes arythénoïdes. Dans ce cas, la salive et la mucosité remplissent des usages analogues à ceux de la synovie.

Le mécanisme par lequel nous avalons les autres bouchées d'aliments ne diffère point de celui que nous venons d'exposer.

Rien de plus aisé que d'exécuter la déglutition, et cependant presque tous les actes qui la composent sont hors de l'influence de la volonté et du domaine de l'instinct. Il nous est impossible de faire à vide un mouvement de déglutition. Si la substance contenue dans la bouche n'est pas suffisamment mâchée, si elle n'a point la forme, la consistance et les dimensions du bol alimentaire, et si l'on n'a point fait les mouvements de mastication qui précèdent immédiatement la déglutition, quelque effort que nous fassions, il nous sera souvent impossible de l'avaler. Combien ne rencontre-t-on pas de personnes qui ne peuvent avaler une pilule ou un bol médicamenteux, et qui sont obligées de recourir à divers moyens pour parvenir à les introduire dans l'œsophage?

Influence de la volonté sur la déglutition.

Pour prendre une idée de la part que peut avoir la volonté dans la déglutition, on peut faire sur soi-même l'expérience suivante. Cherchez à exécuter de suite cinq ou six mouvements de déglutition, dans lesquels on avalera la salive contenue dans la bouche : le premier et même le second se feront facilement ; le troisième sera plus difficile, car il ne restera que très peu de salive à avaler ; le quatrième ne pourra être exécuté qu'au bout d'un certain temps, quand il sera arrivé de nouvelle salive dans la bouche ; enfin le cinquième et le sixième seront impossibles, parcequ'il n'y aura point de salive à avaler. On peut se rappeler d'ailleurs combien la déglutition est difficile toutes les fois que la bouche et le pharynx sont peu ou point humectés.

De l'abdomen.

De l'abdomen.

Les actions digestives qui nous restent à examiner se passent dans la cavité de l'abdomen, dont la disposition mérite d'être étudiée avec attention.

L'abdomen est la plus spacieuse des cavités du corps, et elle peut, plus qu'aucune autre, augmenter ses dimensions. Elle loge un grand nombre d'organes destinés à des fonctions importantes, telles que la génération , la digestion , la sécrétion de l'urine , etc. Ses parois sont en grande partie musculaires, et ont une action très marquée sur les organes qu'elle contient.

La forme de la cavité abdominale est irréguliè- rement ovoïde. A cause de ses dimensions consi- dérables , et afin de donner de la précision au lan- gage, on la partage en plusieurs régions, qui ont reçu chacune un nom particulier.

Pour comprendre cette division purement arti- ficielle , il faut supposer deux plans horizontaux, dont l'un couperait l'abdomen au niveau de la crête des os des îles, et l'autre à la hauteur du rebord des fausses côtes. La partie de l'abdomen placée au-dessous du premier plan se nomme *région hypo-gastrique*, celle qui se trouve au-dessus du second est appelée *région épigastrique*, et celle qui est comprise entre les deux plans se nomme la *région ombilicale*.

Supposons maintenant deux autres plans qui, au lieu d'être horizontaux , comme les premiers, seraient verticaux, et qui , partant des deux côtés de la tête, viendraient tomber vers les épines an térieures et inférieures des os des îles, en parta-geant l'abdomen d'avant en arrière : il est clair que chacune des trois régions abdominales dont nous venons de parler se trouverait partagée en trois compartiments de dimensions à peu près égales, dont un serait moyen, et les deux autres latéraux. On est convenu de désigner ces subdivisions par les noms suivants. On nomme *épigastre* la partie moyenne de la région épigastrique, et *hypochondres* ses parties latérales ; on appelle *ombilic* la partie moyenne de la région ombilicale, et *flancs* les divisions latérales ; enfin, on donne le nom d'*hypogastre* à la division moyenne de la région hypogastrique, tandis qu'on appelle ses côtés *régions iliaques*.

Au moyen de ces divisions artificielles, on peut fixer avec exactitude la position et les rapports respectifs des organes contenus dans l'abdomen ; et ce résultat, utile en physiologie, l'est bien davantage en médecine.

En haut, l'abdomen est séparé de la poitrine par le *diaphragme*, muscle disposé en forme de voûte, et dont la contraction a une influence très grande sur la position et même sur l'action des organes contenus dans l'abdomen. La circonférence du diaphragme est attachée au rebord des fausses côtes et à la colonne vertébrale. Dans l'état de relâchement, son centre s'élève jusqu'au niveau de la sixième ou septième vraie côte : il en résulte que, dans l'instant où ce muscle se contracte avec énergie, il peut opérer une diminution très considérable de la cavité abdominale, comprimer tous les organes qu'elle contient, et distendre les parties molles qui en forment ailleurs les parois.

La partie inférieure de l'abdomen est formée par le bassin, dont les os immobiles supportent le poids d'une partie des viscères, servent d'insertion aux muscles, et ne se prêtent que dans des circonstances extrêmement rares à des variations de capacité de l'abdomen. Il faut remarquer que l'espace compris entre le coccyx, les tubérosités de l'ischion et l'arcade du pubis, n'est rempli que par des parties molles, et particulièrement par les muscles *ischio-coccygiens*, *releveur de l'anus*, et *sphincter externe*.

En avant et latéralement, les parois abdominales sont formées par les muscles *abdominaux*. Ces muscles, que nous avons déjà vus concourir puissamment aux diverses attitudes et aux mouvements du tronc, ont aussi une action efficace dans la digestion, la génération, etc.

Parmi ces muscles, ceux qui sont larges et situés sur les côtés sont destinés à resserrer l'abdomen et à comprimer les viscères qui y sont renfermés.

Les muscles longs, situés antérieurement, sont le plus souvent les antagonistes des premiers. Ils résistent à leur action, et peuvent, dans certains cas, augmenter les dimensions de l'abdomen et diminuer la pression que supportent les viscères.

Depuis l'appendice sternal jusqu'au pubis, il existe un cordon fibreux, formé par l'entre-croisement des aponévroses des muscles abdominaux : c'est la *ligne blanche* des anatomistes ; ses usages seront exposés ailleurs.

Le plus souvent, les muscles qui entrent dans la composition des parois abdominales sont dirigés par la volonté ; mais il y a aussi des circonstances où ils entrent instinctivement en contraction, et alors ils ont une énergie supérieure à celle qu'ils développent dans les cas ordinaires.

Action de l'estomac sur les aliments.

Jusqu'ici nous n'avons vu que des actions physiques de la part des organes digestifs sur les aliments ; maintenant ce sont des altérations chimiques qui s'offriront presque toujours à notre examen.

Dans l'estomac, les aliments sont transformés en une matière propre aux animaux, qui est le *chyme ;* mais, avant de traiter des phénomènes que présente sa formation, disons quelques mots de l'estomac lui-même.

De l'estomac.

L'estomac est intermédiaire à l'œsophage et au duodénum ; il occupe, dans l'abdomen, l'épigastre et une partie de l'hypochondre gauche ; sa forme, quoique variable, est en général celle d'un conoïde recourbé sur lui-même. La moitié gauche de l'estomac a toujours des dimensions beaucoup plus grandes que la moitié droite ; et comme la part que prennent ces deux moitiés dans la formation du chyme est différente, je crois utile de nommer l'une la *partie splénique*, parcequ'elle est appuyée sur la rate, et l'autre *partie pylorique*, parcequ'elle correspond au pylore. Ces deux parties sont le plus souvent séparées l'une de l'autre par un rétrécissement particulier.

L'estomac étant destiné à laisser accumuler les aliments dans sa cavité, il est évident que ses dimensions, sa situation dans l'abdomen, et ses rapports avec les organes voisins, doivent éprouver de grandes variations.

Cet organe a deux orifices : l'un correspond à l'œsophage ; c'est l'*orifice cardiaque* ou *œsophagien* : l'autre communique avec l'intestin grêle ; il se nomme *orifice intestinal*, ou *pylore*.

Les trois membranes ou tuniques qui composent l'estomac présentent les dispositions les plus favorables aux variations de volume de l'organe La plus extérieure, ou la *péritonéale*, est formée de deux lames peu adhérentes au viscère, qui se prolongent sans s'unir le long de ses bords, où elles forment les *épiploons*, dont l'étendue est par conséquent en raison inverse du volume de l'estomac.

La membrane muqueuse de l'estomac est d'un rouge blanchâtre et marbré ; elle présente un grand nombre de plis irréguliers , situés particulièrement le long des bords inférieurs et supérieurs de l'organe ; on en voit aussi à son extrémité splénique : ils sont d'autant plus nombreux et marqués . que l'estomac est plus resserré sur lui-même.

Aucune partie de la membrane muqueuse digestive ne présente des villosités aussi abondantes et aussi fines que celle de l'estomac. Elle est habituellement recouverte , surtout dans la partie splénique , d'une mucosité adhérente à sa surface. On rencontre beaucoup de follicules dans son épaisseur ; mais il est important de remarquer qu'ils sont très abondants dans la portion pylorique ; on en voit un certain nombre au voisinage de l'orifice cardiaque , ils sont très rares dans le reste de la membrane.

Au pylore, la membrane muqueuse forme un repli circulaire, nommé *valvule pylorique*. Entre ses deux lames , on trouve un tissu assez dense, fibreux , désigné par quelques auteurs par le nom de *muscle pylorique*.

Quant à la couche musculaire de l'estomac, elle est très mince. Ses fibres circulaires et longitudinales sont écartées les unes des autres, surtout dans la partie splénique. Cet écartement augmente ou diminue avec le volume de l'estomac.

Il est peu d'organes qui reçoivent autant de sang que l'estomac; quatre artères, dont trois considérables, y sont presque exclusivement destinées. Ses nerfs ne sont pas moins nombreux; ils se composent des deux huitièmes paires, et d'un grand nombre de filets provenants du plexus *soléaire* du grand sympathique.

Vaisseaux et nerfs de l'estomac.

Accumulation des aliments dans l'estomac.

Avant d'exposer les changements que les aliments éprouvent dans l'estomac, il est nécessaire de connaître les phénomènes de leur accumulation dans ce viscère, ainsi que les effets locaux et généraux qui en résultent.

Phénomènes de l'accumulation des aliments dans l'estomac.

Les premières bouchées d'aliments avalées se logent facilement dans l'estomac. Cet organe est peu comprimé par les viscères environnants; ses parois s'écartent aisément, et cèdent à la force qui pousse le bol alimentaire : mais, à mesure que de nouvelles portions d'aliments arrivent, sa distension devient plus difficile, car elle doit être accompagnée du refoulement des viscères abdominaux et de l'extension des parois abdominales. C'est surtout vers l'extrémité droite et la partie moyenne que se fait l'accumulation : la moitié pylorique s'y prête plus difficilement.

En même temps que l'estomac se laisse distendre, sa forme, ses rapports, sa position même, subissent des modifications. Au lieu d'être aplati sur ses faces, de n'occuper que l'épigastre et une partie de l'hypochondre gauche, il prend une forme arrondie ; son grand cul-de-sac s'enfonce dans cet hypochondre, et le remplit presque en totalité ; la grande courbure descend vers l'ombilic, surtout du côté gauche ; le pylore seul, fixé par un repli du péritoine, conserve sa position et ses rapports avec les parties environnantes.

Accumulation des aliments dans l'estomac.

A cause de la résistance qu'offre en arrière la colonne vertébrale, la face postérieure de l'estomac ne peut se dilater de ce côté : il en résulte que ce viscère, en totalité, est porté en avant ; et comme le pylore et l'œsophage ne peuvent être déplacés dans ce sens, il fait un mouvement de rotation, par lequel sa grande courbure est dirigée un peu en avant ; sa face postérieure s'incline en bas, et la supérieure en haut.

Tout en éprouvant ces changements de rapports et de position, il conserve cependant la forme conoïde recourbée qui lui est propre. Cet effet dépend de la manière dont les trois tuniques contribuent à sa dilatation. Les deux lames de la séreuse s'écartent et font place à l'estomac. La musculeuse éprouve une véritable distension ; ses fibres s'alongent, mais de manière à conserver la forme particulière à l'estomac. Enfin, la membrane muqueuse cède, surtout dans les points où les rides sont multipliées. On se rappelle que celles-ci se rencontrent particulièrement le long de la grande courbure, ainsi qu'à l'extrémité splénique.

La seule dilatation de l'estomac produit dans l'abdomen des changements importants. Le volume total de cette cavité augmente ; le ventre devient saillant ; les viscères abdominaux sont comprimés avec plus de force ; souvent le besoin de rendre l'urine ou les matières fécales se fait sentir. Le diaphragme est refoulé vers la poitrine, il s'abaisse avec quelque difficulté ; de là plus de gêne dans les mouvements de la respiration et dans les phénomènes qui en dépendent, comme la parole, le chant, etc.

Changements qui se passent dans l'abdomen par la distension de l'estomac.

Dans certains cas, la dilatation de l'estomac peut être portée au point que les parois abdominales soient douloureusement distendues et que la respiration devienne réellement difficile.

Pour produire de pareils effets, il faut que la contraction de l'œsophage, qui pousse les aliments dans l'estomac, soit très énergique. Nous avons fait remarquer plus haut l'épaisseur considérable de la couche musculeuse de ce canal, et la grande

Influence de la contraction de l'œsophage sur la distension de l'estomac.

quantité de nerfs qui s'y rendent ; il ne faut rien moins que cette disposition pour rendre raison de la force avec laquelle les aliments distendent l'estomac. Pour plus de certitude, on n'a qu'à introduire un doigt dans l'œsophage d'un animal par son orifice cardiaque, on sera frappé de la vigueur de sa contraction.

Mais si les aliments exercent une influence aussi marquée sur les parois de l'estomac et de l'abdomen, ils doivent éprouver eux-mêmes une réaction proportionnée, et tendre à s'échapper par les deux ouvertures de l'estomac. Pourquoi cet effet n'a-t-il pas lieu ? On dit généralement que le cardia et le pylore se ferment, mais je ne vois nulle part que ce phénomène ait été soumis à des recherches spéciales.

Voici ce que mes expériences m'ont appris à cet égard.

Cause qui empêche les aliments d'être repoussés dans l'œsophage. C'est le mouvement alternatif de l'œsophage qui s'oppose au retour des aliments dans sa cavité. Plus l'estomac est distendu, plus la contraction devient intense et prolongée, et le relâchement de courte durée. La contraction coïncide ordinairement avec le moment de l'inspiration, où l'estomac est plus fortement comprimé. Le relâchement arrive le plus souvent dans l'instant de l'expiration.

On aura une idée de ce mécanisme en mettant

à nu l'estomac d'un chien, et en cherchant à faire pénétrer les aliments dans l'œsophage, en comprimant l'estomac avec les deux mains. Il sera à peu près impossible d'y réussir, quelque force qu'on emploie, si l'on agit dans l'instant de la contraction de l'œsophage; mais le passage s'effectuera en quelque sorte de lui-même, si l'on comprime le viscère dans l'instant du relâchement. On peut encore faire l'expérience en distendant l'estomac avec de l'air: le fluide comprimé par les parois du viscère fait effort continu pour passer dans l'œsophage, il s'y engage et dilate ce conduit par intervalle; mais il est aussitôt repoussé dans l'estomac par la contraction du canal. Si l'animal est vigoureux, à peine l'air a-t-il commencé à pénétrer l'œsophage, qu'il est refoulé; mais si l'animal est faible, quelquefois l'air remonte jusque vers le cou avant que l'œsophage se contracte et le repousse vers l'estomac.

La résistance qu'oppose le pylore à la sortie des aliments est d'une autre espèce. Dans les animaux vivants, que l'estomac soit vide ou plein, cette ouverture est habituellement fermée par le resserrement de son anneau fibreux et la contraction de ses fibres circulaires, et si exactement fermée, que, si on pousse de l'air par l'œsophage, il faut que l'estomac soit distendu et que l'on emploie un effort considérable pour pouvoir surmonter la résistance du pylore. Il n'en est pas de même si on introduit l'air par l'intestin grêle en le dirigeant vers l'estomac. Dans ce cas, le pylore n'offre aucune résistance, et laisse passer l'air sous la plus légère pression.

Indépendamment de ces deux ouvertures, on voit fréquemment à l'estomac un autre resserrement, à un ou deux pouces de distance (1), qui paraît destiné à empêcher les aliments d'arriver jusqu'au pylore ; on aperçoit des contractions irrégulières et péristaltiques, qui commencent au duodénum et se prolongent dans la portion pylorique de l'estomac, dont l'effet est de repousser les aliments vers la partie splénique.

D'ailleurs, quand le pylore ne serait pas naturellement fermé, les aliments auraient peu de tendance à s'y introduire ; car ils ne cherchent à s'échapper que pour passer dans un lieu où la pression serait moindre ; et elle serait tout aussi grande dans l'intestin grêle que dans l'estomac, puisqu'elle est à peu près également répartie dans toute la cavité abdominale.

Autres phénomènes regardés comme produits par la distension de l'estomac.

Au nombre des phénomènes produits par la présence des aliments dans l'estomac, il en est plusieurs dont l'existence, quoique généralement admise, ne paraît pas suffisamment démontrée : telle

(1) Cette disposition est très évidente dans les animaux carnassiers et dans les herbivores à un seul estomac.

est la diminution de volume de la rate et celle des vaisseaux sanguins du foie . des épiploons , etc. ; tel est encore un mouvement de l'estomac nommé par les auteurs *péristole*, qui présiderait à la réception des aliments . les répartirait également. en exerçant sur eux une pression douce , de manière que sa dilatation, loin d'être passive. serait un phénomène essentiellement actif. J'ai souvent ouvert des animaux dont l'estomac venait d'être rempli d'aliments ; j'ai examiné des cadavres de suppliciés, peu de temps après la mort : je n'ai jamais rien vu qui fût en faveur de ces assertions.

L'accumulation des aliments dans l'estomac s'accompagne de plusieurs sensations dont il faut tenir compte : c'est. d'abord. le sentiment agréable ou le plaisir d'un besoin satisfait. La faim s'apaise par degrés . la faiblesse générale qui l'accompagnait est remplacée par un état dispos et un sentiment de force nouvelle. Si l'introduction des aliments continue, on éprouve un sentiment de plénitude et de satiété qui indique que l'estomac est suffisamment rempli ; et si. malgré cet avertissement instinctif, on persiste à faire usage d'aliments . le dégoût et les nausées ne tardent pas à survenir . et bientôt elles sont suivies elles-mêmes de vomissement.

Ce n'est pas seulement au volume des aliments qu'il faut rapporter ces diverses impressions : toutes choses égales d'ailleurs , un aliment nutritif amène plus promptement le sentiment de satiété. Une substance peu nourrissante calme difficilement la faim , même lorsqu'elle a été prise en quantité considérable.

La membrane muqueuse de l'estomac est donc douée d'une sensibilité assez développée , puisque nous pouvons acquérir quelques notions sur la nature des substances mises en contact avec elle. Cette propriété se manifeste d'une manière bien évidente, si l'on a avalé une substance vénéneuse irritante : on ressent alors des douleurs intolérables. On sait aussi que l'estomac est sensible à la température des aliments.

A la rougeur de la membrane muqueuse , à la quantité de fluide qu'elle sécrète , au volume des vaisseaux qui s'y portent, on ne peut guère douter que la présence des aliments dans l'estomac n'y détermine une excitation très grande, mais utile pour le travail de la chymification. Cette excitation de l'estomac influe sur l'état général des fonctions , comme nous le dirons plus bas.

Le séjour des aliments dans l'estomac est assez long, ordinairement il est de plusieurs heures; c'est pendant ce séjour qu'ils sont transformés en *chyme*.

Étudions les phénomènes de cette transformation , sur laquelle on n'a que des données fort incomplètes.

Altérations des aliments dans l'estomac.

Il se passe ordinairement plus d'une heure avant que les aliments subissent aucune autre altération apparente dans l'estomac que celle qui résulte de leur mélange avec les fluides perspiratoires et muqueux qui s'y trouvent et s'y renouvellent continuellement.

Pendant ce temps, l'estomac reste uniformément distendu ; mais ensuite la portion pylorique se resserre dans toute son étendue, surtout dans le point le plus voisin de la portion splénique, où se trouvent repoussés les aliments. Dès lors on ne rencontre plus dans la portion pylorique que du chyme, mêlé à une très petite quantité d'aliments non altérés.

Mais qu'entend-on par *chyme ?* Les auteurs les plus recommandables s'accordent pour le regarder comme une substance homogène, pultacée, grisâtre, d'une saveur douceâtre, fade, légèrement acide, et qui conserve quelques propriétés des aliments. Cette description laisse beaucoup à désirer.

En effet, dans quel cas a-t-on vu le chyme avec ces caractères ? quels étaient les aliments dont on avait fait usage ? On n'en fait aucune mention, et cependant il était très important de le déterminer.

Expériences sur la formation du chyme.

J'ai cru que de nouvelles expériences sur ce point pourraient être utiles : je ne puis consigner ici tous les détails de celles que j'ai faites ; j'en rapporterai les résultats les plus importants.

A. Il y a autant d'espèces de chyme qu'il y a d'espèces d'aliments, si l'on en juge par la couleur, la consistance, l'aspect, etc., comme on peut aisément s'en assurer en faisant manger à des chiens différentes substances alimentaires simples, et en les tuant pendant le travail de la digestion. J'ai plusieurs fois constaté le même résultat chez l'homme, sur des cadavres de suppliciés ou d'individus morts d'accidents.

B. En général, les substances animales sont plus aisément et plus complètement altérées que les substances végétales. Il arrive fréquemment que ces dernières traversent tout le canal intestinal en conservant leurs propriétés apparentes. J'ai plusieurs fois vu, dans le rectum et dans l'intestin grêle, les légumes qu'on ajoute au potage, les épinards, l'oseille, etc., ayant conservé la plupart de leurs propriétés : leur couleur seule paraissait sensiblement altérée par le contact de la bile.

C'est particulièrement dans la portion pylorique que se forme le chyme. Il paraît que les aliments s'y introduisent peu à peu, et que, pendant le séjour qu'ils y font, ils subissent la transformation. Il m'a semblé cependant voir plusieurs fois de la matière chymeuse à la surface de la masse d'aliments qui remplit la moitié splénique ; mais le plus souvent les aliments conservent leurs propriétés dans cette partie de l'estomac.

Expériences sur la formation du chyme.

Il serait difficile de dire pourquoi la portion pylorique est plus apte à la formation du chyme que le reste de l'estomac ; peut-être le grand nombre de follicules qu'on y observe apporte-t-il quelques modifications dans la quantité ou dans la nature du fluide qui y est sécrété.

La transformation des substances alimentaires en chyme se fait , en général , de la superficie vers le centre. Il se forme , à la surface des portions d'aliments avalées , une couche molle , facile à détacher. Il semble que les substances soient attaquées , corrodées par un réactif capable de les dissoudre. Un morceau de blanc d'œuf durci , par exemple , se comporte à peu près comme s'il était plongé dans du vinaigre faible ou dans une dissolution de potasse. Si la substance alimentaire est enveloppée d'une couche peu ou point digestible . on voit la dissolution s'opérer dans la cavité tandis que l'enveloppe reste intacte.

C. Quelle que soit la substance alimentaire dont on ait fait usage , le chyme a toujours une odeur et une saveur aigres , et rougit fortement le papier de tournesol.

Gaz contenus
dans
l'estomac
pendant la
formation du
chyme.

D. On n'observe qu'une très petite quantité de gaz dans l'estomac pendant la formation du chyme; quelquefois même il n'en existe pas. Ils y forment ordinairement une bulle peu volumineuse, à la partie supérieure de la portion splénique. Une seule fois, sur un cadavre de supplicié, et peu de temps après la mort. j'en ai recueilli, avec les précautions convenables, une quantité assez grande pour être analysée. M. Chevreul l'a trouvée composée de :

Oxigène.	11,00
Acide carbonique.	14,00
Hydrogène pur.	3,55
Azote.	71,45
Total.	100,00

Il est rare que l'on rencontre des gaz dans l'estomac du chien.

On ne peut donc croire, avec M. le professeur Chaussier, qu'à chaque mouvement de déglutition nous avalons une bulle d'air, poussée dans l'estomac par le bol alimentaire. S'il en était ainsi, on devrait trouver dans cet organe une quantité considérable d'air après le repas : or on vient de voir le contraire.

Mouvements
de l'estomac
pendant la
formation du
chyme.

E. Jamais une grande quantité de chyme ne s'accumule dans la portion pylorique ; le plus que j'en aie vu équivalait à peine, en volume, à deux ou trois onces d'eau. Il paraît que la contraction de l'estomac influe sur la production du chyme : voici ce que j'ai observé à cet égard. Après avoir été quelque temps immobile, l'extrémité du duodénum se contracte, le pylore et la portion pylorique en font autant ; ce mouvement repousse le chyme vers la portion splénique ; mais ensuite il se fait en sens inverse, c'est-à-dire qu'après s'être distendue et avoir permis au chyme de rentrer de nouveau dans sa cavité, la portion pylorique se contracte de gauche à droite, et dirige vers le duodénum le chyme, qui franchit aussitôt le pylore et pénètre dans l'intestin. Le même phénomène se répète un certain nombre de fois, puis il s'arrête pour se montrer de nouveau au bout d'un certain temps. Quand l'estomac contient beaucoup d'aliments, ce mouvement est borné à la partie de l'organe la plus voisine du pylore ; mais, à mesure qu'il se vide, le mouvement s'étend davantage, et se manifeste même dans la portion splénique quand l'estomac est presque entièrement vide. En général, il devient plus prononcé sur la fin de la chymification. Quelques personnes en ont distinctement la conscience à cet instant.

On a fait jouer au pylore un rôle très important dans le passage du chyme de l'estomac à l'intestin. Il juge, dit-on, du degré de chymification des aliments ; il s'ouvre pour ceux qui ont les qualités re-

Usages du pylore

quises, se ferme devant ceux qui ne les présentent pas. Cependant, comme on observe journellement que des substances non digérées et même non digestibles, telles que des noyaux de cerises, du verre pilé ou seulement concassé, le traversent facilement, on ajoute que, s'accoutumant à une substance non chymifiée qui se présente à plusieurs reprises, il finit par lui livrer passage. Ces considérations, en quelque sorte consacrées par la signification du mot *pylore* (*portier*), peuvent plaire à l'esprit, mais sont purement hypothétiques (1).

(1) Le pylore jouit si peu des fonctions imaginaires dont on l'a revêtu, que certains animaux n'ont jamais l'ouverture intestinale de l'estomac fermée. Le cheval est dans ce cas; son *pylore* est toujours largement ouvert : aussi les aliments séjournent peu dans ce viscère, et n'y sont que faiblement altérés. Le véritable pylore du cheval est à l'ouverture cardiaque de l'estomac; son usage paraît être de s'opposer à ce que les aliments et les boissons remontent dans l'œsophage. Si l'on ne fait point attention à la libre communication de l'estomac avec les intestins, on ne pourrait pas comprendre comment l'estomac du cheval, qui, dans sa plus grande extension, contient à peine douze litres d'eau, peut cependant recevoir, dans un temps très court, des masses volumineuses de fourrage et de liquide, une botte de foin et vingt-quatre litres d'eau, par exemple. Le phénomène de la digestion, dans le cheval, paraît se faire en même temps dans tout le canal intestinal, et même dans le gros intestin. Ce phénomène mériterait une attention particulière et des recherches spéciales.

F. Toutes les substances alimentaires ne sont pas transformées en chyme avec la même promptitude. Expériences sur la formation du chyme.

En général, les substances grasses, les tendons, les cartilages, l'albumine concrète, les végétaux mucilagineux et sucrés, résistent davantage à l'action de l'estomac, que les aliments caséeux, fibrineux, glutineux. Quelques substances paraissent même réfractaires : tels sont les os, l'épiderme des fruits, leurs noyaux, les graines entières, etc. Cependant il y a des faits bien constatés qui prouvent que l'estomac de l'homme peut dissoudre des os.

G. Dans la détermination de la digestibilité des aliments, il faut avoir égard au volume des portions qui ont été avalées. J'ai souvent observé que les Remarques sur la formation du chyme morceaux les plus gros, quelle qu'en fût d'ailleurs la nature, restaient les derniers dans l'estomac : au contraire, une substance même non digestible, pourvu qu'elle soit très divisée, comme des pepins de raisins, des grains de plomb, ne s'arrête pas dans l'estomac, et passe promptement, avec le chyme, dans l'intestin.

Sous le rapport de la facilité et de la promptitude de la formation du chyme, on observe presque autant de différences qu'il y a d'individus.

M. Astley Cooper a fait diverses expériences sur la digestibilité de plusieurs substances; il donna à des chiens une quantité déterminée de porc, de mouton, de veau, de bœuf, en tenant compte de

la figure des morceaux avalés , et de l'ordre d'introduction dans l'estomac ; en ouvrant les animaux au
bout d'un certain temps , et réunissant avec soin ce
qui restait dans leur estomac , il s'assura que le porc
était la substance la plus vite digérée , ensuite vint
le mouton, le veau, enfin le bœuf, qui lui sembla être
la substance la moins digestible. Dans quelques cas,
le porc et le mouton étaient entièrement disparus ,
que le bœuf était encore intact. Il trouva, par d'autres expériences , que le poisson et le fromage sont
aussi des substances très digestibles.—La pomme de
terre l'est à un degré moindre ; la peau qui recouvre
ce légume passait dans le duodénum sans éprouver d'altération : il tenta aussi quelques essais avec
la même substance , préparée de différentes manières, et il vit que le veau bouilli est des deux tiers plus
digestible que la même substance rôtie. Diverses
autres substances furent aussi soumises aux mêmes
expériences,et il trouva que la chair musculaire était
plus tôt digérée que la peau ; que la peau l'était un
peu plus que les cartilages ; ceux-ci plus que les
tendons , ceux-ci enfin plus que les os. Quant à ces
derniers il trouva que l'omoplate était un des plus
digestibles ; cent parties de cet os furent digérées
en six heures , tandis que trente parties du fémur le
furent dans le même espace de temps. (*Voyez* Scu-
damore, *on gout, rheumatisme and gravelle,* etc.
London , 1817, pag. 509, deuxième édition.)

D'après ce qui vient d'être dit, il est évident que, pour fixer le temps nécessaire à la chymification de tous les aliments contenus dans l'estomac, on doit tenir compte de leur quantité, de leur nature chimique, de la manière dont la mastication s'est exercée sur eux, et de la disposition individuelle. Cependant, quatre ou cinq heures après un repas ordinaire, il est rare que la transformation de la totalité des aliments en chyme ne soit pas effectuée.

On ignore la nature des changements chimiques que les aliments éprouvent dans l'estomac. Ce n'est pas qu'à différentes époques on n'ait tenté d'en donner des explications plus ou moins plausibles. D'anciens philosophes disaient que les aliments se *putréfiaient* dans l'estomac; Hippocrate attribuait la digestion à la *coction;* Galien donnait à l'estomac les facultés *attractrice, rétentrice, concoctrice* et *expultrice;* et par leur secours il pensait expliquer la digestion. La doctrine de Galien a régné dans les écoles jusqu'au milieu du dix-septième siècle, où elle a été attaquée et renversée par les chimistes fermentateurs, qui établirent dans l'estomac une *effervescence*, une *fermentation* particulière, au moyen de laquelle les aliments étaient *macérés, dissous, précipités*, etc. Ce système n'eut pas une longue vogue; il fut remplacé par des idées beaucoup moins raisonnables. On établit que la digestion n'était qu'une *trituration*, un écrasement, opéré par la contraction de l'estomac ; on supposa une multitude innombrable de petits vers qui attaquaient et divisaient les aliments. Boerhaave crut rencontrer la vérité en alliant les diverses opinions qui avaient régné avant lui. Haller s'écarta des idées de son maître ; il regarda la digestion comme une simple *macération*. Il savait que les matières végétales et animales qui sont plongées dans l'eau ne tardent pas à se couvrir d'une couche molle et homogène ; il crut que les aliments éprouvaient des phénomènes analogues en macérant dans la salive et le fluide sécrété de l'estomac.

Si l'on applique à ces divers systèmes la logique sévère, qui seule désormais doit régner en physiologie, on ne peut y voir qu'un effet du besoin qu'a l'homme de satisfaire son imagination, et de se faire illusion sur les choses qu'il ignore. Était-on en effet beaucoup plus avancé pour avoir dit que la digestion était une coction, une fermentation, une macération, etc.? Non, puisqu'on n'attachait aucun sens précis à ces mots.

Ce n'est point en suivant cette méthode que procédèrent Réaumur et Spallanzani. Ils firent des expériences sur les animaux, et démontrèrent la fausseté des anciens systèmes ; ils firent voir que des aliments, renfermés dans des boules creuses,

métalliques, et percées de petits trous, étaient digérés comme s'ils étaient libres dans la cavité de
l'estomac. Ils constatèrent que l'estomac contient
un fluide particulier. qu'ils nommèrent *suc gastrique*, et que ce fluide était l'agent principal de la
digestion ; mais ils en exagérèrent beaucoup les
propriétés, et ils s'abusèrent quand ils crurent avoir
expliqué la digestion en la considérant comme
une *dissolution ;* car, n'expliquant point la dissolution, ils n'expliquaient point davantage l'altération
des aliments dans l'estomac.

Au lieu de nous arrêter à l'exposition et à la réfu-
tation faciles de ces différentes hypothèses, ce qui
d'ailleurs se trouve dans tous les ouvrages, nous
ferons sur le phénomène de la formation du chyme
les réflexions suivantes :

Il faut avoir égard, dans la formation du chyme, 1° aux circonstances dans lesquelles se trouvent les aliments contenus dans l'estomac, 2° à la nature chimique des substances alimentaires.

Les circonstances au milieu desquelles se trouvent les aliments pendant toute la durée de leur
séjour dans l'estomac, et qui doivent être remarquées, sont peu nombreuses. 1° Ils éprouvent une
pression plus ou moins forte, soit de la part des parois abdominales, soit de celle des parois de l'estomac ; 2° ils sont mus en totalité par les mouvements
de la respiration ; 3° ils sont exposés à une tempé-

rature de trente à trente-deux degrés de Réaumur ;
4° ils sont exposés à l'action de la salive, des mucosités provenant de la bouche et de l'œsophage, ainsi qu'à celle du fluide sécrété par la membrane muqueuse de l'estomac.

On se rappelle que ce dernier fluide est légèrement visqueux, qu'il contient beaucoup d'eau, du mucus, des sels à base de soude et d'ammoniaque, et de l'acide lactique de M. Berzélius.

Quant à la nature des aliments, nous avons déjà vu combien elle est variable, puisque tous les principes immédiats, animaux ou végétaux, peuvent, sous des formes ou des proportions différentes, être portés dans l'estomac, et servir utilement à la formation du chyme.

Maintenant pouvons-nous, en tenant compte de la nature des aliments et des circonstances où ils sont placés dans l'estomac, arriver à nous rendre raison des phénomènes connus de la formation du chyme ?

La température de trente à trente-deux degrés, la pression et le ballottement que supportent les aliments, ne peuvent point être considérés comme causes principales de leur transformation en chyme ; il est probable seulement qu'elles y coopèrent : restent l'action de la salive et celle du fluide sécrété dans l'estomac ; mais, d'après la composition connue de la salive, il n'est guère possible qu'elle attaque et qu'elle change la nature des aliments ; elle peut tout au plus servir à les diviser, à les imbiber, de manière à écarter leurs molécules (1) : c'est donc à l'action du fluide formé par la membrane interne de l'estomac qu'il faut s'arrêter. Il paraît certain que c'est ce fluide qui, agissant chimiquement sur des substances alimentaires, les dissout de la surface vers le centre.

Pour en donner une preuve palpable, on a tenté, avec le fluide dont nous parlons, ce qu'on appelle en physiologie, depuis Réaumur et Spallanzani, des *digestions artificielles ;* c'est-à-dire qu'après avoir mâché des aliments, on les mêle à du suc gastrique, puis on les expose dans un tube ou tout autre vase, à une température égale à celle de l'estomac. Spallanzani a avancé que ces digestions réussissaient, et que les aliments étaient réduits en chyme ; mais, d'après les dernières recherches de M. Montègre, il paraît positif qu'il n'en est rien, et qu'au contraire les substances employées n'éprouvent aucune altération analogue à la chymifi-

Digestions
artificielles.

(1) M. Krimer a tenu dans sa bouche un morceau de jambon, pesant un gros, pendant trois heures. Après ce temps ce morceau était blanc à sa surface, et avait augmenté de douze grains. Le même physiologiste croit que les larmes contribuent à la digestion, et coulent dans l'arrière-bouche jusque dans l'estomac. (*Versuch einer Physiologie des Blutes*, Leipsic, 1823.)

7.

cation; ce qui est conforme à quelques expériences faites par Réaumur.

Mais de ce que le suc gastrique ne dissout pas les aliments avec lesquels il est renfermé dans un tube, il n'en faut pas conclure, avec quelques personnes, que le même fluide ne peut point dissoudre les aliments quand ils sont introduits dans l'estomac : les circonstances sont loin en effet d'être les mêmes; dans l'estomac, la température est égale, les aliments sont pressés et secoués, la salive et le suc gastrique se renouvellent continuellement; à mesure que le chyme est formé, il est emporté et poussé dans le duodénum. Rien de tout cela n'a lieu dans le tube ou dans le vase qui contient les aliments mêlés au suc gastrique; par conséquent le non-succès des digestions artificielles ne prouve ni pour ni contre l'explication de la formation du chyme par l'action dissolvante du suc gastrique.

Mais comment se fait-il qu'un même fluide puisse agir d'une manière analogue sur le grand nombre des substances alimentaires, végétales ou animales? L'état de la chimie organique ne permet pas de répondre à cette question; cependant, de tous les agents dissolvant des matières animales, l'acide acétique est celui qui paraîtrait remplir le plus complètement cette condition : si l'on prend une portion de chacun des tissus du corps, et qu'on les soumette ensemble ou séparément à l'action de l'acide acétique, ils se dissolveront tous.

En général, l'action par laquelle le chyme se forme empêche la réaction des éléments constitutifs des aliments les uns sur les autres : mais cet effet n'a lieu que dans les *bonnes* digestions ; il paraît que dans les *mauvaises*, la fermentation, ou même la putréfaction, peut avoir lieu : on peut le soupçonner à la grande quantité de gaz inodores qui se développent dans certains cas, et à l'hydrogène sulfuré qui se dégage dans d'autres. Quelquefois ces gaz produisent un effet singulier durant le sommeil; ils remontent dans l'œsophage, le distendent, compriment le cœur par sa face postérieure, et nuisent assez à la circulation pour produire une anxiété très fatigante. Je connais une personne qui se débarrasse de ces gaz en mettant un doigt dans le pharynx, ouvre ce canal, et permet ainsi au gaz contenu dans l'œsophage de sortir avec une sorte d'explosion qui le soulage immédiatement.

Depuis long-temps on regarde les nerfs de la huitième paire comme destinés à présider à l'acte de la chymification : en effet, si on lie ou si l'on coupe ces nerfs au cou, les matières introduites dans l'estomac n'y subissent en général qu'une altération bien inférieure à celle qu'ils éprouveraient si les nerfs étaient intacts. Cet effet se remarque plus volontiers chez les animaux herbivores et a été observé avec beaucoup de soin par M. Dupuy, professeur à l'école vétérinaire d'Alfort. La difficulté ou la diminution de la digestion stomacale dans ce cas paraît tenir à la diminution ou à la cessation de la sécrétion du suc gastrique. Mais on a conclu d'une manière générale que la section de la huitième paire abolissait le pouvoir chymifiant de l'estomac.

Cette conséquence nous paraît trop étendue ; car la section de la huitième paire apporte un tel trouble dans la respiration, une telle gène dans la circulation pulmonaire, qu'il pourrait bien se faire que le dérangement de la digestion ne fût que l'effet du trouble de la respiration et de la circulation. (Voyez *De l'Influence de la huitième paire sur la respiration.*)

Pour lever cette difficulté j'ai coupé ces nerfs, non pas au cou comme dans les expériences précédentes, mais dans le thorax, immédiatement au-dessus du diaphragme. Pour faire cette section, je coupe une des côtes sternales, je lie l'artère intercostale, et, introduisant mon doigt dans la poitrine, je soulève l'œsophage et les nerfs qui marchent à sa surface ; il m'est facile alors de les couper sans crainte d'en laisser échapper.

Immédiatement après la section, je force l'animal à manger des aliments dont la chymification m'est connue, des corps gras par exemple , et je m'assure , après avoir laissé écouler le temps convenable , que les substances sont chymifiées , et qu'elles fournissent ultérieurement un chyle abondant.

D'ailleurs, dans les oiseaux , la section des nerfs de la huitième paire n'influe pas d'une manière très apparente sur la chymification. Comme il ne paraît pas que ces animaux aient un véritable chyle , on ne peut rien dire de l'influence nerveuse sur la production de ce fluide.

Quelques personnes ont prétendu que l'électricité pourrait bien avoir part à la production du chyme , et que les nerfs de l'estomac pourraient en être les conducteurs.

M. Wilson Philipp est celui qui a soutenu cette opinion avec le plus de persévérance, en s'appuyant d'expériences nombreuses. Il coupe les nerfs pneumo-gastriques à deux animaux après les avoir fait manger. Il abandonne l'un à lui-même , et soumet l'autre à un courant galvanique qui parcoure l'œsophage et l'estomac. Chez le premier la digestion est abolie , chez le deuxième elle se fait comme si les nerfs n'étaient pas coupés. Tels sont du moins les résultats qui se sont offerts à M. Wilson Philipp ; mais on doit observer que ces résultats ne sont pas constants , et qu'ils ont souvent manqué à M. Wilson lui-même, ce qui certes n'arriverait pas si la digestion était un simple phénomène physique. Ensuite la section simple des nerfs, même au cou, n'interrompt pas toujours la chymification. Des expériences qui viennent d'être faites récemment à Paris par MM. Breschet, H. Edwards et Vavasseur ont porté les auteurs à croire qu'elles ne faisaient que l'affaiblir.

L'influence de la huitième paire sur la chymification n'est donc pas encore bien connue, et la propriété galvanique de ce nerf plus que douteuse.

Un usage plus probable des nerfs de la huitième paire est d'établir des relations intimes entre l'estomac et le cerveau, d'avertir s'il s'est glissé quelques substances nuisibles dans les aliments, et s'ils sont de nature à être digérés.

Chez une personne robuste, le travail de la formation du chyme se fait à son insu ; seulement elle s'aperçoit que le sentiment de plénitude et la gène de la respiration, produits par la distension de l'estomac, disparaissent par degrés : mais il est très fréquent, surtout parmi les gens du monde d'une complexion délicate, que la digestion s'accompagne d'affaiblissement dans l'action des sens, d'un froid général, avec de légers frissons ; l'intelligence elle-même diminue d'activité et semble s'engourdir ; il y a disposition au sommeil : on dit alors que les forces vitales se concentrent sur l'or-

gane qui agit , et qu'elles abandonnent momentanément les autres. A ces effets généraux s'ajoutent
la production de gaz qui s'échappent par la bouche,
un sentiment de poids ; de chaleur , de tournoiement , et d'autres fois de brûlure, suivi d'une sensation analogue le long de l'œsophage . etc. Ces
effets se font particulièrement sentir vers la fin de
la chymification. Ils paraissent l'effet d'une véritable fermentation qui s'établit alors dans l'estomac.
Des phénomènes analogues se développent quand
on laisse dans une étuve à trente-deux degrés des
matières alimentaires. Il ne paraît pas cependant
que ces *digestions laborieuses* soient beaucoup moins
profitables que d'autres.

Action de l'intestin grêle.

L'intestin grêle est la portion la plus longue du
canal digestif; il établit une communication entre
l'estomac et le gros intestin. Peu susceptible de
distension . il est contourné un grand nombre de
fois sur lui-même . ayant une longueur beaucoup
plus considérable que le trajet qu'il doit parcourir.
Il est fixé à la colonne vertébrale par un repli du
péritoine , qui se prête à ses mouvements . tout
en y donnant des limites ; ses fibres longitudinales et circulaires ne sont point écartées comme à
l'estomac; sa membrane muqueuse . qui présente

De l'intestin grêle.

beaucoup de villosités et une assez grande quantité de follicules muqueux , forme des replis irrégulièrement circulaires , dont le nombre est d'autant plus grand , qu'on examine l'intestin plus près de l'orifice pylorique. On nomme ces replis *valvules conniventes*.

L'intestin grêle reçoit beaucoup de vaisseaux sanguins ; ses nerfs naissent des ganglions du grand sympathique. A sa surface interne , s'ouvrent les orifices très nombreux des vaisseaux *chylifères*.

On a divisé cet intestin en trois parties , distinguées par les noms de *duodénum,* de *jéjunum,* et d'*iléum ;* mais cette division est peu utile en physiologie.

Sécrétion de l'intestin grêle. De même que la membrane muqueuse de l'estomac , celle de l'intestin grêle sécrète une mucosité abondante : je ne crois pas qu'elle ait jamais été analysée. Elle m'a paru visqueuse, filante, d'une saveur salée , et rougissant fortement le papier de tournesol ; toutes propriétés que nous avons déjà remarquées dans le fluide sécrété par l'estomac. Haller donnait à ce fluide le nom de *suc intestinal ;* il estimait à huit livres la quantité qui s'en forme en vingt-quatre heures.

Non loin de l'extrémité stomacale de l'intestin qui nous occupe , on remarque l'orifice commun des canaux biliaire et pancréatique , par lequel coulent dans la cavité de l'intestin les fluides sécrétés par le foie et le pancréas (1).

Si la formation du chyme est encore un mystère, la nature des phénomènes qui se passent dans l'intestin grêle n'est pas mieux connue. Ici nous suivrons encore notre méthode habituelle, c'est-à-dire que nous nous bornerons à décrire ce que l'observation fait connaître.

Nous allons d'abord parler de l'introduction du chyme et de son trajet dans l'intestin grêle ; nous traiterons ensuite des altérations qu'il y éprouve.

Accumulation et trajet du chyme dans l'intestin grêle.

J'ai eu plusieurs fois l'occasion de voir. sur des chiens, le chyme passer de l'estomac dans le duodénum. Voici les phénomènes que j'ai observés. A des intervalles plus ou moins éloignés, on voit un mouvement de contraction se développer vers le milieu du duodénum ; il se propage assez rapidement du côté du pylore : cet anneau lui-même se resserre, ainsi que la partie pylorique de l'estomac ; en vertu de ce mouvement. les matières contenues dans le duodénum sont poussées vers le

Accumulation du chyme dans l'intestin grêle.

(1) Voyez *Sécrétion de la bile* et *Sécrétion du fluide pancréatique.*

pylore, où elles sont arrêtées par la valvule, et celles qui se trouvent dans la partie pylorique sont repoussées en partie vers la partie splénique ; mais ce mouvement, dirigé de l'intestin vers l'estomac, est bientôt remplacé par un mouvement en sens opposé, c'est-à-dire qui se propage de l'estomac vers le duodénum, et dont le résultat est de faire franchir le pylore à une quantité de chyme plus ou moins considérable.

Mouvement du pylore.

Le mouvement qui vient d'être décrit se répète ordinairement plusieurs fois de suite, avec des modifications pour la rapidité, l'intensité de la contraction, etc. ; puis il cesse pour reparaître au bout de quelque temps. Il est peu marqué dans les premiers moments de la formation du chyme ; l'extrémité seule de la partie pylorique y participe. Il augmente à mesure que l'estomac se vide, et, vers la fin de la chymification, j'ai plusieurs fois vu tout l'estomac y prendre part. Je me suis assuré qu'il n'est point suspendu par la section des nerfs de la huitième paire ; et ce fait est d'une haute importance relativement à l'action nerveuse. Il montre que les fonctions de ces nerfs ne peuvent être comparées, comme on le fait généralement, à celles des nerfs moteurs ordinaires. La paralysie suit immédiatement la section de ceux-ci ; rien de semblable n'a lieu pour l'estomac, les contractions de cet organe ne perdent rien de

leur activité, du moins dans les premiers moments.

Ainsi, l'entrée du chyme dans l'intestin grêle
n'est point continue. A mesure qu'elle se répète,
le chyme s'accumule dans la première portion de
l'intestin, il en distend un peu les parois et s'enfonce dans les intervalles des valvules ; sa présence excite bientôt l'organe à se contracter, et,
par ce moyen, une partie s'avance dans l'intestin ;
l'autre reste attachée à la surface de sa membrane
et prend ensuite la même direction. Le même
phénomène se continue jusqu'au gros intestin ;
mais comme le duodénum reçoit de nouvelles
portions de chyme, il arrive un moment où l'intestin grêle, dans toute sa longueur, est rempli
de cette matière. On observe seulement qu'elle est
beaucoup moins abondante dans le voisinage du
cœcum qu'à l'extrémité pylorique.

Le mouvement qui détermine la progression du
chyme à travers l'intestin grêle a la plus grande
analogie avec celui du pylore : il est irrégulier,
revient à des époques variables, se fait tantôt dans
un sens et tantôt dans un autre, se manifeste
quelquefois dans plusieurs parties à la fois. Il est
toujours plus ou moins lent ; il détermine des changements de rapports entre les circonvolutions intestinales. Il est entièrement hors de l'influence de
la volonté.

On s'en formerait une fausse idée si l'on se bornait à examiner l'intestin grêle sur un animal récemment mort ; il a alors une activité qu'il est loin d'offrir pendant la vie. Cependant, dans les *mauvaises digestions*, il paraît acquérir une vitesse et une énergie qu'il n'a pas ordinairement.

Quelle que soit la manière dont ce mouvement s'exécute, le chyme paraît marcher très lentement dans l'intestin grêle : les valvules nombreuses que l'on y remarque et qui ont, dans l'état de santé, un relief et une épaisseur qu'elles sont loin de conserver après la mort par maladie, la multitude d'aspérités qui hérissent la membrane muqueuse, les courbures multipliées du canal, sont autant de circonstances qui doivent contribuer à ralentir sa progression, mais qui doivent favoriser son mélange avec les fluides contenus dans l'intestin, et la production du chyle, qui en est le résultat.

Changements qu'éprouve le chyme dans l'intestin grêle.

Ce n'est guère qu'à la hauteur de l'orifice du canal cholédoque et pancréatique que le chyme commence à changer de propriétés. Jusque là il avait conservé sa couleur, sa consistance demi-fluide, son odeur aigre, sa saveur légèrement acide ; mais, en se mêlant à la bile et au suc pancréatique, il prend de nouvelles qualités : sa couleur devient jaunâtre, sa saveur amère, et son odeur aigre diminue beaucoup. S'il provient de matières animales ou végétales, qui contenaient de la graisse ou de l'huile, on voit se former çà et là, à sa surface, des filaments irréguliers, quelquefois aplatis, d'autres fois arrondis, qui s'attachent promptement à la surface des valvules, et paraissent être du *chyle brut*. On n'aperçoit point cette matière quand le chyme provient d'aliments qui ne contenaient point de graisse ; c'est une couche grisâtre, plus ou moins épaisse, qui adhère à la membrane muqueuse, et qui paraît contenir les éléments du chyle.

Les mêmes phénomènes s'observent dans les deux tiers supérieurs de l'intestin grêle ; mais, dans le tiers inférieur, la matière chymeuse devient plus consistante, sa couleur jaune prend une teinte plus foncée ; elle finit même quelquefois par devenir d'un brun verdâtre, qui perce à travers les parois intestinales, et donne à l'iléon un aspect distinct de celui du duodénum et du jéjunum. Quand on l'examine près du cœcum, on n'y voit plus ou très peu de stries blanchâtres chyleuses ; elle semble, dans cet endroit, n'être que le résidu de la matière qui a servi à la formation du chyle.

D'après ce qui a été dit plus haut sur les variétés

que présente le chyme, on doit pressentir que les changements qu'il subit dans l'intestin grêle sont variables suivant ses propriétés : en effet, les phénomènes de la digestion dans l'intestin grêle varient avec la nature des aliments (1).

Cependant le chyme y conserve sa propriété acide ; et s'il contient des parcelles d'aliments ou d'autres corps qui ont résisté à l'action de l'estomac, ceux-ci traversent l'intestin grêle sans y éprouver d'altération. Les mêmes phénomènes se manifestent quand on a fait usage des mêmes substances. J'ai pu récemment m'assurer de ce fait sur les cadavres de deux suppliciés, qui, deux heures avant la mort, avaient fait un repas commun, où ils avaient mangé des mêmes aliments à peu près en quantité égale : les matières contenues dans l'estomac, le chyme dans la portion pylorique et dans l'intestin grêle, m'ont paru entièrement identiques pour la consistance, la couleur, la saveur, l'odeur, etc.

Le docteur Prout s'est occupé récemment de la composition du chyme ; ses expériences ont été faites sur diverses espèces d'animaux. Il a comparé avec soin la digestion de deux chiens, dont l'un avait mangé uniquement des matières végétales,

(1) Nous avons fait sur ce point beaucoup d'expériences ; mais il aurait été peu utile d'en consigner les détails dans un ouvrage élémentaire.

et le second des matières animales. Le résultat de
ses analyses comparatives se voit dans le tableau
qui suit.

NOURRITURE VÉGÉTALE.	NOURRITURE ANIMALE.
1° *Chyme extrait du duodénum.*	2° *Chyme extrait du duodénum.*

Semi-fluide, opaque, composé d'une partie blanche-jaunâtre, mêlée à une seconde partie de même couleur, mais de consistance plus considérable. Coagulant le lait complètement. Il est composé de

Plus épais et plus visqueux que celui de matière végétale; sa couleur se rapproche davantage du rouge. Il ne coagule pas le lait.

A. Eau.	86,5	80,2
B. Chyme, etc.	6,o	15,8
C. Matière albumineuse. . . .		1,5
D. Principe biliaire. . . .	1,6	1,7
E. Gluten végétal ? . . .	5,o	. . .
F. Sels.	o,7	o,7
G. Résidu insoluble. . . .	o,2	o,3
	100,0	100,0

Un aliment qui n'aurait pas été soumis à l'action
de l'estomac et qui se trouverait sous l'influence de
l'intestin grêle, serait-il digéré? J'ai tenté quelques essais sur cette question intéressante, particulièrement sous le point de vue médical. Et d'a-
bord remarquons que les personnes dont l'estomac
est complètement désorganisé vivent assez long-
temps pour qu'on puisse supposer que la cessation
de l'action de l'estomac n'interrompt pas tout-à-fait
le travail digestif.

J'ai placé un morceau de viande crue dans le duodénum d'un chien bien portant : au bout d'une

heure ce morceau de viande était arrivé dans le rectum, son poids était peu diminué, et il n'était altéré qu'à sa surface qui était décolorée. Dans une autre expérience, j'ai fixé le morceau de muscle avec un fil de manière à ce qu'il ne sortît point de l'intestin grêle ; trois heures après l'animal a été ouvert : le morceau de viande avait perdu environ la moitié de son poids, la fibrine avait particulièrement été attaquée ; ce qui avait résisté, presque entièrement cellulaire, était d'une fétidité extrême. Quoi qu'il en soit, la propriété dissolvante existe donc dans l'intestin grêle.

Gaz contenus dans l'intestin grêle.
Il est rare que l'on ne rencontre pas de gaz dans l'intestin grêle pendant la formation du chyle. M. Jurine, de Genève, est le premier qui les ait examinés avec attention, et qui ait indiqué leur nature ; mais, à l'époque où ce savant médecin a écrit, les procédés eudiométriques étaient loin de la perfection qu'ils ont acquise en ce moment. J'ai donc cru nécessaire de faire de nouvelles recherches sur ce point intéressant ; M. Chevreul a encore bien voulu s'associer à moi pour exécuter ce travail. Nos expériences ont été faites sur des corps de suppliciés, ouverts peu de temps après la mort, et qui, jeunes et vigoureux, présentaient les conditions les plus favorables à de semblables recherches.

Sur un sujet de vingt-quatre ans, qui avait mangé, deux heures avant son supplice, du pain et

du fromage de gruyère, et bu de l'eau rougie. Gaz contenus
dans
l'intestin
grêle.
nous avons trouvé dans l'intestin grêle :

Oxigène	0,00
Acide carbonique.	24,39
Hydrogène pur.	55,53
Azote	20,08
Total.	100,00

Sur un second sujet, âgé de vingt-trois ans, qui avait mangé des mêmes aliments à la même heure, et dont le supplice avait eu lieu en même temps, nous avons rencontré :

Oxigène.	0,00
Acide carbonique.	40,00
Hydrogène pur.	51,15
Azote.	8,85
Total.	100,00

Dans une troisième expérience, faite sur un jeune homme de vingt-huit ans, qui, quatre heures avant d'être exécuté, avait mangé du pain, du bœuf, des lentilles, et bu du vin rouge, nous avons trouvé dans le même intestin :

Oxigène.	0,00
Acide carbonique.	25,00
Hydrogène pur.	8,40
Azote.	66,60
Total.	100,00

8.

Nous n'avons jamais observé d'autres gaz dans l'intestin grêle.

Origine des gaz contenus dans l'intestin grêle.

Ces gaz pourraient avoir diverses origines. Il serait possible qu'ils vinssent de l'estomac avec le chyme, il serait possible qu'ils fussent sécrétés par la membrane muqueuse intestinale, enfin ils pourraient naître de la réaction réciproque des matières contenues dans l'intestin : cette dernière source est sans doute la plus probable; car, d'après des expériences encore inédites de M. Chevillot, quand on recueille des matières de l'intestin grêle, et qu'on les laisse fermenter quelque temps dans une étuve à la température du corps, on obtient exactement les mêmes gaz que ceux qui se trouvent dans l'intestin.

D'ailleurs, si l'on voulait que les gaz intestinaux vinssent de l'estomac, il faudrait remarquer que cet organe contient de l'oxigène et très peu d'hydrogène, tandis que nous avons presque toujours rencontré beaucoup d'hydrogène dans l'intestin grêle, et jamais d'oxigène. Il est en outre d'observation journalière que, pour peu que l'estomac renferme des gaz, ils sont rendus par la bouche, vers la fin de la chymification, probablement parcequ'à cet instant ils peuvent plus aisément s'engager dans l'œsophage.

La probabilité de la formation des gaz par la sécrétion de la membrane muqueuse ne serait tout au plus admissible que pour l'acide carbonique et l'azote, qui semblent être formés de cette manière dans la respiration.

Quant à l'action réciproque des matières renfermées dans l'intestin, je dirai que j'ai vu plusieurs fois la matière chymeuse laisser échapper assez rapidement des bulles de gaz. Ce phénomène avait lieu depuis l'orifice du canal cholédoque jusque vers le commencement de l'iléon ; on n'en apercevait aucune trace dans ce dernier intestin, ni dans la partie supérieure du duodénum, ni dans l'estomac. J'ai fait de nouveau cette observation sur le cadavre d'un supplicié, quatre heures après sa mort : il ne présentait aucune trace de putréfaction.

Le mode d'altération qu'éprouve le chyme dans l'intestin grêle est inconnu ; on voit bien qu'elle résulte de l'action de la bile (1), du suc pancréa-

Nature des changements que le chyme éprouve dans

(1) Un habile physiologiste anglais, M. Brodie, vient de faire des recherches sur l'usage de la bile dans la digestion. Il a lié à cet effet le canal cholédoque sur des chats nouveaunés, et il a remarqué que cette ligature s'opposait à toute formation du chyle. Le chyme passait dans l'intestin grêle sans y laisser déposer ce que j'ai nommé le chyle brut.

Les vaisseaux lactés ne contenaient point de chyle, mais seulement un fluide transparent, que M. B. suppose composé partie de la lymphe et partie de la portion la plus liquide du chyme.

J'ai répété cette expérience, qui est déjà ancienne, sur

tique , et du fluide sécrété par la membrane muqueuse sur le chyme. Mais quel est le jeu des affinités dans cette véritable opération chimique, et pourquoi le chyle vient-il se précipiter à la surface des valvules conniventes , tandis que le surplus reste dans l'intestin pour être ultérieurement expulsé? Voilà ce qu'on ignore complètement.

On est un peu plus instruit sur le temps nécessaire pour que le chyme soit suffisamment altéré. Ce phénomène ne se fait pas très promptement : sur les animaux , trois ou quatre heures après le repas, il arrive souvent qu'on ne rencontre point encore de chyle formé.

D'après ce qui vient d'être dit , on voit que dans l'intestin grêle le chyme est partagé en deux parties : l'une, qui s'attache aux parois . et qui est le chyle encore impur ; l'autre , véritable résidu , est destinée à être poussée dans le gros intestin . et ensuite rejetée tout-à-fait au dehors.

Ainsi s'accomplit le phénomène le plus impor-

des animaux adultes; la plupart sont morts des suites de l'ouverture de l'abdomen et de la manœuvre nécessaire pour lier le canal cholédoque. Mais dans deux cas où les animaux ont survécu quelques jours, j'ai pu m'assurer que la digestion avait continué, que du chyle blanc avait été formé, et des matières stercorales produites; ces dernières n'étaient pas colorées comme à l'ordinaire , et cela n'a rien de surprenant, puisqu'elles ne contenaient point de bile : du reste , les animaux n'offraient aucune teinte jaune.

tant de la digestion, la production du chyle : ceux qui nous restent à examiner n'en sont que le complément.

Action du gros intestin.

Le gros intestin a une étendue considérable ; il forme un long circuit pour parvenir de la fosse iliaque droite, où il commence, jusqu'à l'anus, où il se termine.

On le divise en *cæcum*, en *colon* et en *rectum*. Le cæcum est situé dans la région iliaque droite ; il est abouché avec la fin de l'intestin grêle. Le colon est subdivisé en *portion ascendante*, qui s'étend du cæcum à l'hypochondre droit ; en *portion transversale*, qui se porte horizontalement de l'hypochondre droit au gauche ; et en *portion descendante*, qui se prolonge jusqu'à l'excavation du bassin. Le rectum est très court ; il commence où finit le colon, et se termine en formant l'anus.

Dans ce trajet, le gros intestin est fixé par des replis du péritoine, disposés de façon à permettre aisément les variations de volume. Sa couche musculeuse a une disposition toute particulière. Les fibres longitudinales forment trois faisceaux étroits, fort éloignés les uns des autres quand l'intestin est dilaté. Ses fibres circulaires forment aussi des faisceaux, beaucoup plus nombreux, mais tout aussi écartés. Il résulte de là que, dans un grand nombre de points, l'intestin n'est formé que par le péritoine et la membrane muqueuse. Ces endroits sont disposés ordinairement en cavités distinctes, où s'accumulent les matières fécales. Le rectum seul ne présente pas cette disposition ; la couche musculeuse y est très épaisse, uniformément répandue, et jouit d'une contraction plus énergique que celle du colon.

La membrane muqueuse du gros intestin n'est point recouverte de villosités comme celle de l'intestin grêle et de l'estomac ; elle est au contraire lisse. Sa couleur est d'un rouge pâle ; on n'y remarque qu'un petit nombre de follicules. A l'endroit de sa jonction avec l'intestin grêle, il existe dans le cœcum une valvule évidemment disposée pour permettre aux matières de pénétrer dans cet intestin, mais pour s'opposer à leur retour dans l'intestin grêle.

Beaucoup moins d'artères et de veines se rendent au gros intestin qu'au grêle : il en est de même pour les nerfs et les vaisseaux lymphatiques.

Accumulation et trajet des matières fécales dans le gros intestin.

Accumulation des fèces dans le gros intestin.

C'est la contraction de la portion inférieure de l'iléon qui détermine la matière qu'il contient à pénétrer dans le cœcum. Ce mouvement, fort irrégulier, revient à des intervalles éloignés : il est rare qu'on l'aperçoive sur les animaux vivants; on le voit plus fréquemment sur les animaux qui viennent d'être tués. Il ne coïncide en aucune manière avec celui que présente le pylore.

A mesure que ce mouvement se répète, la matière qui vient de l'iléum s'accumule dans le cœcum : elle ne peut refluer dans l'intestin grêle, car la valvule iléo-cœcale y met obstacle ; elle n'a d'issue que par l'ouverture qui communique avec le colon. Une fois introduite dans le cœcum, elle prend les noms de *matière fécale* ou *stercorale*, de *fèces*, d'*excréments*, etc.

Au bout d'un certain temps de séjour dans le cœcum, les matières fécales passent dans le colon, dont elles parcourent successivement les diverses portions, tantôt en y formant une masse continue, et tantôt y formant des masses isolées qui remplissent une ou plusieurs des loges que présente l'intestin dans toute sa longueur.

Cette progression, qui presque toujours est très lente, se fait sous l'influence de la contraction des fibres musculaires et de la pression que supporte l'intestin, comme organe contenu dans l'abdomen : elle est favorisée par la sécrétion muqueuse et folliculaire de la membrane interne.

Arrivée au rectum, la matière s'y accumule, distend uniformément les parois, et y forme quelquefois une masse de plusieurs livres. Elle ne peut aller au-delà, car l'anus est habituellement fermé par la contraction des deux muscles *sphincters.*

La consistance des fèces dans le gros intestin est très variable ; cependant, chez un homme en bonne santé, elle est toujours plus considérable que celle de la matière qui sort de l'intestin grêle. Ordinairement sa consistance s'accroît à mesure qu'elle approche du rectum ; mais elle s'y ramollit en absorbant les fluides que sécrète la membrane muqueuse.

Altérations des matières fécales dans le gros intestin.

Changements qu'éprouvent les fèces dans le gros intestin.

Avant de pénétrer dans le gros intestin, la matière excrémentielle n'a aucune odeur fétide propre aux excréments humains ; elle contracte cette odeur pour peu qu'elle y ait séjourné. Sa couleur brune-jaunâtre prend aussi une teinte plus foncée ; mais, sous le rapport de la consistance, de l'odeur, de la couleur. etc., il y a des variétés nombreuses, qui tiennent à la nature des aliments digérés, à la manière dont se sont faites la chymification et la chylification, et à la disposition habituelle, ou seulement à celle qui existait pendant le travail des digestions précédentes.

Analyse des matières fécales.

On retrouve dans les excréments toutes les matières qui n'ont point été altérées par l'action de l'estomac : aussi y voit-on souvent des noyaux, des graines, et d'autres substances végétales.

Plusieurs chimistes célèbres se sont occupés de
l'analyse des excréments humains ; M. Berzélius
les a trouvés composés de :

Gaz contenus
dans le
gros intestin.

Eau.	73,3
Débris de végétaux et d'animaux. . . .	7,0
Bile.	0,9
Albumine.	0,9
Matière extractive particulière. . . .	2,7
Matière formée de bile altérée, de résine,	
de matière animale, etc.	14,0
Sels.	1,2
Total.	100,0

Suite de l'expérience comparative du docteur Prout (1).

NOURRITURE VÉGÉTALE.

Matières prises dans le cœcum.

D'une couleur brune-jaunâtre, d'une consistance dure et un peu visqueuse. Ne coagule pas le lait.

A. Eau, quantité indéterminée.

B. Mélange de principes muqueux et de matières alimentaires alté-rées, insoluble dans l'acide acé-tique, et formant la plus grande partie de la substance.

C. Matière albumineuse, pas de traces.

D. Principes biliaires, altérés pour la quantité, presque comme ci-dessus.

E. Gluten végétal? pas de traces ; contenait un principe soluble dans l'acide acétique, et se pré-

NOURRITURE ANIMALE.

Matières prises dans le cœcum.

D'une couleur brune, d'une consistance très visqueuse. Coa-gule le lait.

A. Eau, quantité indéterminée.

B. Mélange de principes muqueux et de matières alimentaires alté-rées, insoluble dans l'acide acé-tique, et formant la plus grande partie de la substance.

C. Matière albumineuse, des tra-ces.

D. Principes biliaires, altérés pour la quantité, presque comme ci-dessus.

E. Gluten végétal? pas de traces ; contenait un principe soluble dans l'acide acétique, et se pré-

1) Voyez page 113.

NOURRITURE VÉGÉTALE.	NOURRITURE ANIMALE.

Dans le cœcum. — *Dans le cœcum.*

cipitant abondamment par l'oxalate d'ammoniaque.

F. Matières salines, comme ci-dessus.

G. Résidu insoluble, en petite quantité.

cipitant abondamment par l'oxalate d'ammoniaque.

F. Matières salines, comme ci-dessus.

G. Résidu insoluble, en petite quantité.

Matière du colon. — *Matière du colon.*

D'une couleur jaune-brunâtre, de la consistance de la moutarde, contenant beaucoup de bulles d'air, d'une odeur faible, mais particulière, analogue à celle de la pâte fraîche. Ne coagule pas le lait.

A. Eau, quantité indéterminée.

B. Mélange de principes muqueux et de matières alimentaires altérées, cette dernière en excès, insoluble dans l'acide acétique, et formant la principale partie de la substance.

C. Matière albumineuse, pas de traces.

D. Principes biliaires comme ci-dessus, sous tous les rapports.

E. Gluten végétal ? pas. Contient un principe soluble dans l'acide acétique, et se précipite abondamment par l'oxalate d'ammoniaque, comme dans le cœcum.

F. Sels, comme précédemment.

Consistant en un fluide brunâtre tremblant, et comme muqueux, où nagent quelques matières blanchâtres analogues à de l'albumine coagulée ; odeur faible, peu fétide, comme la bile. Coagule le lait.

A. Eau, quantité indéterminée.

B. Mélange de matières alimentaires en excès et de principes muqueux, insoluble dans l'acide acétique, et formant la plus grande partie de ces substances.

C. Matière albumineuse, pas de traces.

D. Principes biliaires comme ci-dessus.

E. Comme dans le cœcum ci-dessus mentionné.

F. Sels, comme ci-dessus, en outre quelques traces d'un phosphate alkalin.

NOURRITURE VÉGÉTALE.	NOURRITURE ANIMALE.

Dans le colon. — *Dans le colon.*

G. Résidu insoluble, moindre que dans le cœcum.

G. Résidu insoluble, matière solide, en très petite quantité.

Dans le rectum. — *Dens le rectum.*

D'une consistance ferme, et d'une couleur brune-olive tirant sur le jaune, odeur fétide. Ne coagule pas le lait.

Fèces dures, d'une couleur brune tirant sur le chocolat, odeur très fétide ; l'eau dans laquelle on en dissout coagule le lait.

A. Eau, quantité indéterminée.

A. Eau, quantité indéterminée.

B. Combinaison ou mélange de substances alimentaires, altérées, en plus grand excès que dans le colon, et d'un peu de mucus, insoluble dans l'acide acétique, et formant la majeure partie des fèces.

B. Combinaison ou mélange de matières alimentaires altérées en beaucoup plus grand excès que dans aucune autre analyse, et d'un peu de mucus ; insoluble dans l'acide acétique, et formant la plus grande partie des fèces.

C. Matière albumineuse ?

C. Matière albumineuse ?

D. Principes biliaires, en partie changés en résine.

D. Principes biliaires, plus considérables que dans les fèces de végétaux, et tout-à-fait changés en matière résineuse.

E. Gluten végétal ? pas. Contient un principe semblable à celui du cœcum et du colon.

E. Gluten végétal ? pas de traces. Contient un principe semblable à celui du cœcum et du colon.

F. Sels, comme ci-dessus.

F. Sels, comme ci-dessus.

G. Résidu insoluble, consistant principalement en fibres végétales et en poils.

G. Résidu insoluble, consistant principalement en poils.

Ces analyses, faites dans le but d'éclairer le mystère de la digestion, ne peuvent nous être en ce moment que d'un faible secours ; car, pour qu'elles pussent offrir cet avantage, il faudrait les varier beaucoup, tenir compte de la nature et de la quan-

'tité des aliments dont on a précédemment fait usage, avoir égard à la disposition individuelle, n'agir d'abord que sur des excréments provenants de substances alimentaires très simples ; mais un travail de ce genre suppose une perfection de moyens d'analyse à laquelle la chimie animale n'est peut-être point encore parvenue.

Gaz contenus dans le gros intestin. Il existe aussi des gaz dans le gros intestin, quand il renferme des matières fécales. M. Jurine a depuis long-temps déterminé leur nature, mais il n'a fait qu'une seule expérience satisfaisante sur ce sujet. Dans le gros intestin d'un fou, trouvé mort de froid le matin dans sa loge, et ouvert aussitôt, il a reconnu l'existence de l'azote, de l'acide carbonique, de l'hydrogène carboné et sulfuré.

Nous avons, M. Chevreul et moi, examiné avec soin les gaz qui se trouvaient dans le gros intestin des suppliciés dont j'ai parlé à l'article de l'*intestin grêle*.

Dans le sujet de la première expérience citée, le gros intestin contenait, sur cent parties de gaz,

Oxigène.	0,00
Acide carbonique.	43,50
Hydrogène carboné et quelques traces d'hydrogène sulfuré.	5,47
Azote.	51,03
Total.	100,00

Le sujet de la seconde expérience présentait, dans le même intestin :

Oxigène.	0,00
Acide carbonique.	70,00
Hydrogène pur et hydrogène carboné.	11,60
Azote.	18,40
Total.	100,00

Sur le sujet de la troisième expérience, nous avons analysé séparément le gaz qui se trouvait dans le cœcum et celui qui se rencontrait dans le rectum. Nous avons eu pour résultat :

Cœcum.

Oxigène.	0,00
Acide carbonique.	12,50
Hydrogène pur.	7,50
Hydrogène carboné.	12,50
Azote.	67,50
Total.	100.00

Rectum.

Oxigène.	0,00
Acide carbonique.	42,86
Hydrogène carboné.	11,18
Azote.	45,96
Total.	100,00

Quelques traces d'hydrogène sulfuré s'étaient manifestées sur le mercure avant l'instant où ce gaz fut analysé.

Ces résultats, sur lesquels on peut compter, puisqu'aucun des moyens d'éloigner les erreurs n'ont été négligés, s'accordent assez bien avec ceux qu'avait obtenus depuis long-temps M. Jurine, relativement à la nature des gaz; mais ils infirment ce qu'il avait dit à l'égard de l'acide carbonique, dont la quantité, suivant ce médecin, allait en décroissant depuis l'estomac jusqu'au rectum. On vient de voir qu'au contraire la proportion de cet acide s'accroît d'autant plus qu'on s'éloigne de l'estomac.

Origine des gaz du gros intestin.

Les mêmes doutes que nous avons exprimés à l'occasion de l'origine des gaz contenus dans l'intestin grêle doivent être reproduits pour ceux du gros intestin. Viennent-ils de l'intestin grêle? sont-ils sécrétés par la membrane muqueuse? se forment-ils aux dépens de la réaction des principes constitutifs des matières fécales? ou bien proviennent-ils de cette triple source? Il n'est point facile de faire cesser l'incertitude où l'on est à cet égard; mais, d'après ce qui a été dit à l'occasion des gaz de l'intestin grêle, il est très probable qu'ils viennent en grande partie de la fermentation des matières contenues dans le gros intestin.

Remarquons cependant que ces gaz diffèrent de ceux de l'intestin grêle. Dans ces derniers, l'hydrogène pur prédomine souvent, tandis qu'on n'en trouve point dans le gros intestin, mais bien de l'hydrogène carboné et sulfuré. J'ai vu d'ailleurs plusieurs fois des gaz sortir abondamment, sous la forme d'une multitude innombrable de petites bulles, de la matière que contenait le gros intestin.

D'après ce qu'on vient de voir, on peut conclure que l'action du gros intestin est de peu d'importance dans la production du chyle. Cet organe remplit assez bien les fonctions d'un réservoir, où vient se déposer, pour un certain temps, le résidu de l'opération chimique digestive, afin d'en être ensuite expulsé. On conçoit même que la digestion pourrait s'effectuer d'une manière complète, quand même le gros intestin n'y prendrait aucune part. La nature présente cette disposition chez les individus porteurs d'un anus artificiel, où vient aboutir l'extrémité cœcale de l'intestin grêle, et par lequel s'échappent les matières qui ont servi à la formation du chyme.

Expulsion des matières fécales.

Les principaux agents de l'excrétion des matières fécales sont le diaphragme et les muscles abdominaux ; le colon et le rectum y coopèrent, mais d'une manière en général peu efficace.

Tant que les matières fécales ne sont point en grande quantité dans le gros intestin, et surtout tant qu'elles ne se sont pas accumulées dans le

rectum , on n'a point la conscience de leur présence ; mais quand elles sont en proportion considérable et qu'elles distendent le rectum , alors
on éprouve un sentiment vague de plénitude et de
gêne dans tout l'abdomen. Ce sentiment est bientôt remplacé par un autre beaucoup plus vif qui
nous avertit de la nécessité de nous débarrasser
des matières fécales. Si l'on n'y satisfait pas, dans
quelques occasions, il cesse pour reparaître au bout
d'un temps plus ou moins long ; et dans d'autres
il s'accroît avec promptitude , commande impé-
rieusement, et déterminerait, malgré tous les efforts contraires, la sortie des excréments , si l'on
ne se hâtait d'y obéir.

La consistance des matières fécales modifie la
vivacité de ce besoin. Il est presque impossible de
résister au-delà de quelques instants quand il s'agit
de l'expulsion de matières molles ou presque liquides, tandis qu'il est facile de retarder beaucoup
celle des matières qui ont plus de dureté.

Mécanisme de l'expulsion des matières fécales.

Rien de plus aisé à comprendre que le mécanisme de l'expulsion des excréments : pour qu'elle
s'effectue , il faut que les matières accumulées
dans le rectum soient poussées avec une force supérieure à la résistance que présentent les muscles
de l'anus. La contraction du rectum seule ne pourrait produire un semblable effet, malgré l'épaisseur assez considérable de sa couche musculaire ;

d'autres puissances doivent intervenir : ce sont, d'une part, le diaphragme, qui pousse directement en bas toute la masse des viscères, et de l'autre, les muscles abdominaux, qui les resserrent et les pressent contre la colonne vertébrale. De la combinaison de ces deux forces résulte une pression considérable, qui porte sur la matière stercorale amassée dans le rectum; la résistance des sphincters se trouve surmontée ; ils cèdent, la matière s'engage dans l'anus et se dirige bientôt au-dehors.

Mais comme la cavité du rectum est beaucoup plus spacieuse que l'ouverture de l'anus, qui d'ailleurs tend continuellement à se rétrécir, la matière, pour en sortir, doit se mouler sur le diamètre de cette ouverture : elle passe d'autant plus aisément, qu'elle a moins de consistance ; aussi, lorsqu'elle en a davantage, faut-il employer beaucoup plus de force. Si elle est liquide, la seule contraction du rectum paraît suffisante pour la rejeter.

Un phénomène analogue à celui qui arrive à l'œsophage, lors de l'abord des aliments dans l'estomac, a été observé au rectum par M. Hallé. Ce savant professeur a remarqué que, dans les efforts pour aller à la garde-robe, la membrane interne de l'intestin est déplacée, poussée en bas, et qu'elle vient former un bourrelet près de l'anus. Cet effet doit, en grande partie, être produit par la contraction des fibres circulaires du rectum.

Le besoin de rendre les matières fécales se renouvelle à des époques variables, suivant la quantité et la nature des aliments dont on fait usage, et suivant la disposition individuelle. Ordinairement il ne se manifeste qu'après plusieurs repas consécutifs. Chez quelques personnes, l'évacuation se fait une fois ou même deux fois dans vingt-quatre heures ; mais il en est d'autres qui sont jusqu'à dix ou douze jours sans en avoir aucune, et qui jouissent cependant d'une santé parfaite.

L'habitude est une des causes qui ont le plus d'influence sur le retour régulier de l'excrétion des matières fécales : dès qu'elle est une fois contractée, on peut aller à la garde-robe exactement à la même heure. Beaucoup de personnes, surtout les femmes, sont obligées de recourir à des moyens particuliers, tels que des clystères, pour parvenir à se débarrasser des matières contenues dans le gros intestin.

Les gaz ne sont pas soumis à cette expulsion périodique et en général régulière ; ils marchent plus rapidement. Leur déplacement étant très facile, ils arrivent promptement à l'anus par le seul effet du mouvement péristaltique du gros intestin; cependant il faut y joindre le plus souvent la contraction des parois abdominales pour en déterminer la sortie, qui alors se fait avec bruit : ce qui n'arrive que rarement quand ils sont expulsés par la seule contraction du rectum.

Du reste, la sortie des gaz par l'anus n'a rien de régulier ni même de constant. Beaucoup de personnes n'en rendent jamais, ou très rarement; d'autres, au contraire, en chassent à chaque instant. L'usage de certains aliments influe sur leur formation et sur la nécessité de les expulser. En général, leur développement est considéré comme un indice de mauvaise digestion. En santé, comme en maladie, la sortie répétée des vents par l'anus annonce le besoin prochain d'aller à la garde-robe.

Par l'expulsion des matières fécales s'accomplit cette fonction si compliquée dont le but essentiel est la formation du chyle ; mais nous n'en aurions qu'une idée fort incomplète, si, à l'exemple des auteurs les plus estimés, nous nous bornions à traiter de la digestion des aliments. Un autre genre de considération se présente à notre étude : c'est la digestion des aliments liquides ou des boissons.

De la digestion des boissons.

Il est assez singulier que les physiologistes, qui se sont tant occupés de la digestion des aliments solides, qui ont tant fait de systèmes pour l'expliquer, et même tant d'expériences pour l'éclairer, n'aient jamais donné une attention spéciale à celle des boissons; cependant cette étude présentait moins de difficultés apparentes que la première. Les boissons sont, en général, moins composées que les aliments, quoiqu'il y en ait de très nourrissantes, et presque toutes se digèrent plus aisément. Cette seule circonstance, que nous digérons des liquides, aurait dû faire rejeter les systèmes de la trituration, de la macération, etc. En effet, on ne voit rien à broyer ni à macérer dans les boissons, et pourtant elles satisfont la faim, réparent les forces, en un mot nourrissent.

De la préhension des boissons.

Préhension
des
boissons.

La préhension des boissons peut s'exécuter d'une multitude de manières différentes; mais Petit (1) a fait voir qu'on pouvait les rapporter toutes à deux principales.

Suivant la première, on *verse* le liquide dans la bouche; il y entre par l'effet de sa propre pesanteur. On doit y rapporter la façon la plus ordinaire de boire, dans laquelle les lèvres étant en contact avec les bords du vase, le liquide est versé plus ou moins lentement; l'action de *sabler*, qui con-

(1) *Mémoires de l'académie des sciences,* années 1715 et 1716.

siste à projeter en une seule fois dans la bouche tout ce que contenait le verre ; et l'action de *boire à la régalade*, dans laquelle la tête étant renversée et les mâchoires écartées, on laisse tomber d'une certaine hauteur et d'un jet continu le liquide dans la bouche.

Suivant le second mode de préhension des boissons, on fait le vide dans cette cavité, et la pression de l'atmosphère force les liquides à y pénétrer : telles sont l'action d'*aspirer*, celle de *humer*, celle de *sucer* ou de *téter*, etc.

Action de humer.

Lorsqu'on aspire ou que l'on hume, la bouche est appliquée à la surface d'un liquide ; on dilate ensuite la poitrine, de manière à diminuer la pression de l'atmosphère sur la portion de la surface du liquide interceptée par les lèvres. Le liquide vient aussitôt remplacer l'air qui a été soustrait de la bouche.

Dans l'action de sucer ou de téter, la bouche représente assez bien une pompe aspirante, dont l'*ouverture* est formée par les lèvres, le *corps* par les joues, le palais, etc., et le *piston* par la langue. Veut-on la mettre en jeu, on applique exactement les lèvres autour du corps dont on doit extraire un liquide, la langue elle-même s'y adapte ; mais bientôt elle se contracte, diminue de volume, se porte en arrière, et le vide est en partie produit entre sa face supérieure et le palais : le liquide con-

Action de sucer ou de téter.

tenu dans le corps que l'on suce, n'étant plus également comprimé par l'atmosphère, se déplace, et la bouche se remplit.

N'ayant besoin ni de mastication ni d'insalivation, les boissons ne séjournent point dans la bouche; elles sont avalées à mesure qu'elles y arrivent. Les changements qu'elles éprouvent en traversant cette cavité ne portent guère que sur leur température. Si cependant la saveur en est forte ou désagréable, ou bien si, la trouvant agréable, nous nous plaisons à la prolonger, il arrive que la présence de la boisson dans la bouche y détermine l'afflux d'une plus ou moins grande quantité de salive et de mucosité, qui ne manque pas de se mêler à la boisson.

Déglutition des boissons.

Déglutition des boissons.

Nous avalons les liquides par le même mécanisme que les aliments solides; mais comme les boissons glissent plus aisément à la surface de la membrane muqueuse du palais, de la langue, du pharynx, etc. ; comme elles cèdent sans difficulté à la moindre pression, et qu'elles présentent toujours les qualités requises pour traverser le pharynx, elles sont, en général, avalées avec moins de difficulté que les aliments solides.

Je ne sais pourquoi l'opinion contraire est généralement répandue. On établit que les molécules des liquides, ayant continuellement une tendance à s'abandonner, doivent présenter plus de résistance à l'action des organes de la déglutition ; mais l'expérience dément chaque jour cette assertion.

Chacun peut avoir sur lui-même la preuve qu'il est plus aisé d'avaler les liquides que des aliments solides, même quand ils sont suffisamment atténués et imprégnés de salive (1).

On appelle *gorgée* la portion de liquide avalée dans chaque mouvement de déglutition. Les gorgées varient beaucoup pour le volume ; mais, quelque volumineuses qu'elles soient, comme elles s'accommodent à la forme du pharynx et de l'œsophage, il est rare qu'elles produisent la distension douloureuse dans ces conduits, comme on le voit pour les aliments solides.

Dans la manière la plus ordinaire de boire, la déglutition des liquides présente les trois temps que nous avons décrits ; mais quand on *sable* ou qu'on *boit à la régalade,* le liquide étant directement porté dans le pharynx, les deux derniers temps seuls s'effectuent.

(1) On n'alléguera point, sans doute, la manière dont la déglutition s'exerce dans les maladies ; car, pour peu qu'il y ait une inflammation intense de la gorge, les malades ne peuvent avaler que des liquides.

Accumulation et durée du séjour des boissons dans l'estomac.

Accumula-
tion des
boissons dans
l'estomac.

La manière dont se fait l'accumulation des boissons dans l'estomac diffère peu de celle des aliments; elle est en général plus prompte, plus égale et plus facile, probablement parceque les liquides se répartissent et distendent l'estomac plus uniformément. De même que les aliments, ils occupent plus particulièrement sa portion gauche et moyenne ; l'extrémité droite ou pylorique en contient toujours beaucoup moins.

Il ne faut pas cependant que la distension de l'estomac soit portée trop promptement à un degré considérable, car le liquide serait bientôt rejeté par le vomissement. Cet accident arrive fréquemment aux personnes qui avalent coup sur coup une grande quantité de boisson. Quand on veut exciter le vomissement chez une personne qui a pris un émétique, un des meilleurs moyens est de faire boire brusquement plusieurs verres de liquide.

La présence des boissons dans l'estomac produit des phénomènes locaux semblables à ceux que nous avons décrits à l'article de l'*Accumulation des aliments* : mêmes changements dans la forme et dans la position de l'organe, même distension de l'abdomen, même resserrement du pylore, et même contraction de l'œsophage, etc.

Les phénomènes généraux sont différents de ceux qui sont produits par les aliments : ce qui tient à l'action des liquides sur les parois de l'estomac, et à la promptitude avec laquelle ils sont portés dans le sang.

Passant rapidement à travers la bouche et l'œsophage, les boissons conservent, plus que les aliments, la température qui leur est propre jusqu'au moment où elles arrivent dans l'estomac. Il en résulte que nous les préférons à ceux-ci quand nous voulons éprouver dans cet organe un sentiment de chaleur ou de froid : de là vient la préférence que nous donnons en hiver aux boissons chaudes, et en été à celles qui sont froides.

Chacun sait que les boissons restent bien moins long-temps dans l'estomac que les aliments ; mais la manière dont elles sortent de ce viscère est encore peu connue. On croit généralement qu'elles traversent le pylore et qu'elles passent dans l'intestin grêle, où elles sont absorbées avec le chyle ; cependant une ligature appliquée sur le pylore, de façon qu'elles ne puissent pas pénétrer dans le duodénum, ne ralentit pas beaucoup leur disparition de la cavité de l'estomac. Nous reviendrons sur ce point important en parlant des agents de l'absorption des boissons.

Séjour des boissons dans l'estomac.

Altération des boissons dans l'estomac.

Alteration
des boissons
dans
l'estomac.

Sous le rapport des altérations qu'elles éprouvent dans l'estomac, on peut distinguer les boissons en deux classes : les unes ne forment point de chyme, et les autres sont chymifiées en tout ou en partie.

Boissons
qui ne for-
ment point
de chyme.

A la première classe se rapportent l'eau pure, l'alcool assez faible pour qu'il puisse être considéré comme boisson, les acides végétaux, etc.

Pendant son séjour dans l'estomac, l'eau se met d'abord en équilibre de température avec les parois de ce viscère ; en même temps elle se mêle avec la mucosité, le suc gastrique et la salive qui s'y trouvent ; elle devient trouble, et disparaît ensuite peu à peu sans subir d'autre transformation. Une partie passe dans l'intestin grêle, l'autre paraît absorbée directement. Après sa disparition, il reste une certaine quantité de mucosité, qui est bientôt réduite en chyme à la manière des aliments.

On sait, par l'observation, que l'eau privée d'air atmosphérique, comme l'eau distillée, ou l'eau chargée d'une grande quantité de sel, comme l'eau de puits, restent long-temps dans l'estomac et y produisent un sentiment de pesanteur.

L'alcool a une tout autre manière d'agir. D'abord on connaît l'impression de chaleur brûlante qu'il cause en passant dans la bouche, le pharynx, l'œsophage, et celle qu'il excite dès qu'il est arrivé dans l'estomac : les effets de cette action sont de déterminer le resserrement de cet organe, d'irriter la membrane muqueuse, et d'augmenter beaucoup la sécrétion dont elle est le siége; en même temps il coagule toutes les parties albumineuses avec lesquelles il est en contact ; et comme les différents liquides qui se trouvent dans l'estomac contiennent une assez grande proportion de cette matière, il en résulte que, peu de temps après qu'on a avalé de l'alcool, il y a dans ce viscère une certaine quantité d'albumine concrétée. Le mucus subit une modification analogue à celle de l'albumine ; il se durcit, forme des filaments irréguliers, élastiques, qui conservent une certaine transparence.

En produisant ces phénomènes, l'alcool se mêle avec l'eau que contiennent la salive et le suc gastrique ; il dissout probablement une partie des éléments qui entrent dans leur composition, de sorte qu'il doit s'affaiblir beaucoup par son séjour dans l'estomac. Sa disparition est extrêmement prompte ; aussi ses effets généraux sont-ils rapides, et l'ivresse ou la mort suivent-elles presque immédiatement l'introduction d'une trop grande quantité d'alcool dans l'estomac.

Les matières qui ont été coagulées par l'action

de l'alcool sont , après sa disparition , digérées comme des aliments solides.

Boissons qui sont réduites en chyme. Parmi les boissons qui sont réduites en chyme , les unes le sont en partie et les autres en totalité.

L'huile est dans ce dernier cas ; elle est transformée , dans la partie pylorique, en une matière qui a de l'analogie , pour l'apparence , avec celle que l'on retire de la purification des huiles par l'acide sulfurique : cette matière paraît être le chyme de l'huile. A raison de cette transformation , l'huile est peut-être le liquide qui séjourne le plus longtemps dans l'estomac.

Boissons qui forment du chyme. Personne n'ignore que le lait se caille peu de temps après qu'il a été avalé ; ce caillot devient alors un aliment solide , qui est digéré à la manière ordinaire. Le petit-lait seul peut être considéré comme boisson.

Le plus grand nombre des boissons dont nous faisons usage sont formées d'eau ou d'alcool, dans lesquels sont en suspension ou en dissolution des principes immédiats animaux ou végétaux, tels que la gélatine, l'albumine, l'osmazome, le sucre, la gomme, la fécule, les matières colorantes ou astringentes, etc. Ces boissons contiennent des sels de chaux , de soude, de potasse, etc.

Expériences sur la formation du chyme des boissons. Il résulte de plusieurs expériences que j'ai faites sur des animaux, et de quelques observations que j'ai été à même de recueillir sur l'homme, qu'il se fait dans l'estomac un départ de l'eau ou de l'alcool d'avec les matières que ces liquides tiennent en suspension ou dissolution. Celles-ci restent dans l'estomac, où elles sont transformées en chyme, comme des aliments, tandis que le liquide avec lequel elles étaient unies est absorbé, ou passe dans l'intestin grêle; enfin elles se comportent comme nous l'avons dit tout à l'heure à l'occasion de l'eau et de l'alcool.

Les sels qui sont en dissolution dans l'eau n'abandonnent point ce liquide, et sont absorbés avec lui.

Le vin rouge, par exemple, se trouble d'abord par son mélange avec les sucs qui se forment ou qui sont apportés dans l'estomac; bientôt il coagule l'albumine de ces fluides et devient floconneux; ensuite sa matière colorante, peut-être entraînée par le mucus et l'albumine, se dépose sur la membrane muqueuse : on en voit du moins une certaine quantité dans la portion pylorique; la partie aqueuse et alcoolique disparaît assez promptement.

Le bouillon de viande éprouve des changements analogues. L'eau qu'il contient est absorbée; la gélatine, l'albumine, la graisse, et probablement l'osmazome, restent dans l'estomac, où ils sont réduits en chyme.

Action de l'intestin grêle sur les boissons.

D'après ce qu'on vient de lire, il est clair que les boissons pénètrent sous deux formes dans l'intestin grêle : 1° sous celle de *liquide ;* 2° sous celle de *chyme.*

A moins de circonstances particulières, les liquides qui passent de l'estomac dans l'intestin n'y séjournent que très peu ; ils ne paraissent point y éprouver d'autre altération que leur mélange avec le suc intestinal, le chyme, le liquide pancréatique et la bile. Ils ne donnent lieu à la formation d'aucune espèce de chyle ; ils sont ordinairement absorbés dans le duodénum et le commencement du jéjunum ; rarement en voit-on dans l'iléum, et plus rarement encore parviennent-ils jusqu'au gros intestin. Il paraît que ce dernier cas n'arrive que dans l'état de maladie, pendant l'action d'un purgatif par exemple.

Le chyme qui provient des boissons suit la même marche, et paraît éprouver les mêmes changements que celui des aliments ; par conséquent il sert à produire du chyle.

Tels sont les principaux phénomènes de la digestion des boissons : on voit combien il était important de les distinguer de ceux qui appartiennent à la digestion des aliments.

Mais on ne digère pas toujours isolément, ainsi

que nous l'avons supposé, les aliments et les boissons; assez souvent les deux digestions se font en même temps.

Les boissons favorisent la digestion des aliments : il est probable qu'elles produisent cet effet de plusieurs manières. Celles qui sont aqueuses ramollissent, divisent, dissolvent même certains aliments ; elles aident de cette façon leur chymification et leur passage à travers le pylore. Le vin remplit des usages analogues, mais seulement pour les substances qu'il peut dissoudre ; en outre il excite, par son contact, la membrane muqueuse de l'estomac, et détermine une sécrétion plus grande de suc gastrique. La manière d'agir de l'alcool se rapproche beaucoup de ce dernier usage du vin, seulement elle est plus intense. C'est aussi en excitant l'action de l'estomac que sont utiles les liqueurs dont on fait usage à la fin des repas.

Digestion simultanée des aliments et des boissons.

Des liquides nourrissants, tels que des bouillons, du lait, etc., sont souvent, quand l'estomac est malade, introduit dans le gros intestin, avec l'intention de soutenir les forces, et même de nourrir. Je ne connais aucun fait bien constaté qui établisse la possibilité d'atteindre ce but, mais je ne vois rien non plus qui en écarte la possibilité ; ce serait un sujet intéressant de recherches. Il serait curieux de savoir ce qui arrive à un liquide nourrissant quand il est placé dans le gros intestin. Nous l'ignorons entièrement aujourd'hui.

Remarques sur la déglutition de l'air atmosphérique.

Déglutition
de l'air
atmosphé-
rique.

Indépendamment de la faculté d'avaler des aliments et des boissons, beaucoup de personnes peuvent, par la déglutition, introduire dans leur estomac assez d'air pour le distendre.

On a cru long-temps que cette faculté était très rare, et l'on citait M. Gosse, de Genève, comme l'ayant présentée à un degré remarquable ; mais j'ai fait voir, dans un travail particulier (1), qu'elle était beaucoup plus commune qu'on ne le croyait. Sur une centaine d'étudiants en médecine, j'en ai trouvé huit ou dix qui en étaient doués.

Personnes
qui avalent
l'air
aisément.

Dans le même travail, j'ai montré qu'on pouvait distinguer en deux classes les personnes qui avalent de l'air : pour les unes, c'est un acte très facile, et les autres n'y réussissent qu'avec des efforts plus ou moins grands. Quand ces dernières veulent l'o-

Personnes
qui avalent
l'air
difficilement.

pérer, il faut, en premier lieu, qu'elles chassent l'air que contenait la poitrine ; après quoi, remplissant leur bouche d'air, de manière que les joues soient un peu distendues, elles exécutent la déglutition en rapprochant d'abord le menton de la poi-

(1) *Mémoire sur la déglutition de l'air atmosphérique,* lu à l'Institut. 1815.

trine, et en l'éloignant ensuite brusquement de cette partie. Cette déglutition pourrait être comparée à celle des personnes dont la gorge est enflammée, et qui avalent des liquides avec douleur et difficulté.

Quant aux personnes qui ne peuvent point avaler d'air, et c'est le plus grand nombre, je dirai, pour l'avoir observé sur moi-même et sur un assez grand nombre de jeunes étudiants, qu'avec un peu d'exercice on peut y parvenir sans trop de peine. Pour ma part, au bout de deux ou trois jours de tentatives, j'y suis parvenu. Il est probable que si l'on trouvait en médecine une application utile de la déglutition de l'air, ce ne serait pas une chose très longue ni très difficile que d'apprendre aux malades à l'exécuter.

Dans l'estomac, l'air s'échauffe, se raréfie et distend l'organe. Il excite chez quelques personnes un sentiment de chaleur brûlante; chez d'autres, il produit des envies de vomir ou des douleurs très vives. Il est probable que sa composition chimique s'altère, mais on ne sait rien encore de positif sur ce point.

Son séjour est plus ou moins long; ordinairement il remonte dans l'œsophage, et vient sortir par la bouche ou par les narines; d'autres fois il traverse le pylore, se répand dans toute l'étendue du canal intestinal, jusqu'au point de sortir par

10.

l'anus. Dans ce dernier cas, il distend toute la cavité abdominale, et simule la maladie nommée *tympanite*.

J'ai observé que, dans certaines affections morbides, les malades avalent quelquefois involontairement, et sans s'en apercevoir, des quantités considérables d'air atmosphérique.

Un jeune médecin de mes amis, dont la digestion est habituellement laborieuse, la rend moins pénible en avalant, à plusieurs reprises, deux ou trois gorgées d'air.

Remarques sur l'éructation, la régurgitation, le vomissement, etc.

De l'éructation.

Nous avons vu comment la contraction de l'œsophage empêche les matières contenues dans l'estomac, et comprimées par les parois abdominales, de remonter dans ce conduit. Ce retour se fait quelquefois ; et, suivant que ce sont des gaz ou des aliments qui s'engagent dans l'œsophage ; et selon que les parois de l'abdomen y participent ou non, on désigne cette sorte de reflux par les mots *éructation, rapport, régurgitation, vomissement*, etc.

Le retour des substances que contient l'estomac ne se fait pas avec une égale facilité. Les gaz sortent plus aisément que les liquides, et ceux-ci plus facilement que les aliments solides. En général, plus l'estomac est distendu, plus cette *anti-déglutition* se fait avec facilité.

Quand ce viscère contient des gaz, ceux-ci en occupent nécessairement la partie supérieure ; par conséquent ils sont habituellement en présence de l'ouverture cardiaque de l'œsophage. Pour peu que cette ouverture se relâche, ils s'y engagent ; et comme ils sont plus ou moins comprimés dans l'estomac, si l'œsophage ne les repousse point en se contractant, ils arriveront bientôt à sa partie supérieure, et ils s'échapperont dans le pharynx, en faisant vibrer les bords de l'ouverture de ce conduit : c'est ce qu'on nomme *éructation*. Il est présumable que l'œsophage, par un mouvement en sens opposé à celui qu'il exécute dans la déglutition, détermine en partie la sortie des gaz par le pharynx.

Lorsqu'une certaine quantité de vapeur ou de liquide accompagne le gaz qui sort de l'estomac, l'éructation prend le nom de *rapport*.

Il n'est pas nécessaire, pour que l'éructation ait lieu, que les gaz viennent directement de l'estomac ; les personnes qui ont la faculté d'avaler de l'air peuvent, après lui avoir fait franchir le pharynx, le laisser remonter dans cette cavité. C'est ainsi qu'on peut avoir une *éructation volontaire :* dans les cas ordinaires, elle n'est point soumise à la volonté.

De la regurgitation involontaire.

Si, au lieu de gaz, ce sont des liquides ou des parcelles d'aliments solides qui remontent de l'estomac dans la bouche, ce phénomène est appelé *régurgitation*. Il arrive souvent chez les enfants à la mamelle, où l'estomac est habituellement distendu par une grande quantité de lait; il se voit fréquemment chez ceux qui ont avalé des aliments et des boissons en abondance, surtout si l'estomac est fortement comprimé par la contraction des muscles abdominaux; par exemple, si les personnes font des efforts pour aller à la selle.

Régurgitation quand l'estomac est trop plein.

Quoique la distension de l'estomac soit favorable à la régurgitation, elle arrive aussi l'estomac étant vide, ou à peu près : il n'est pas rare de rencontrer des individus qui rejettent le matin une ou deux gorgées de suc gastrique mêlé à de la bile. Ce phénomène est souvent précédé d'éructations qui donnent issue aux gaz que contenait aussi l'estomac.

Quand ce viscère est très plein, sa contraction doit être pour peu de chose dans le passage des matières dans l'œsophage; la pression qu'exercent les parois de l'abdomen doit en être la cause principale.

Régurgitation quand l'estomac est presque vide.

Mais quand l'estomac est à peu près vide, il est présumable que le mouvement du pylore doit être la cause qui pousse les fluides dans l'œsophage. Cela est d'autant plus probable que les liquides qu'on rejette alors sont toujours plus ou moins mélangés avec de la bile, qui ne peut guère arriver dans l'estomac sans un mouvement de contraction du duodénum et de la portion pylorique de l'estomac. On se rappelle que l'œsophage se contracte avec peu d'énergie quand l'estomac est vide.

Chez la plupart des individus, la régurgitation est tout-à-fait involontaire, et ne se montre que dans des circonstances particulières ; mais il y a des personnes qui la produisent à volonté, et qui se débarrassent par ce moyen des matières solides ou liquides contenues dans leur estomac. En les observant dans le moment où elles exécutent cette régurgitation, on voit qu'elles font d'abord une inspiration par laquelle le diaphragme s'abaisse ; elles contractent ensuite les muscles abdominaux, de manière à comprimer l'estomac ; elles aident quelquefois leur action, en pressant fortement avec les mains la région épigastrique ; elles restent un moment immobiles, et tout-à-coup le liquide ou l'aliment arrive dans la bouche. On peut présumer que le temps où elles sont immobiles, en attendant l'apparition des matières dans la bouche, est en partie employé à déterminer le relâchement de l'œsophage, afin que les matières que renferme l'estomac puissent s'y introduire. Si la contraction de l'estomac contribue à produire, dans ce cas, l'expulsion des matières, ce ne pourra être que d'une manière très accessoire.

Cette régurgitation volontaire est le phénomène que présentent les personnes qui passent pour *vomir à volonté.*

Rumination.   Il y a des individus qui, après les repas, se complaisent à faire remonter les aliments dans la bouche, à les mâcher une seconde fois, pour les avaler ensuite ; en un mot, ils offrent une véritable *rumination*, analogue à celle de certains animaux herbivores.

Du vomissement.   Le *vomissement* se rapproche sans doute des phénomènes que nous venons d'examiner, puisqu'il a pour effet l'expulsion par la bouche des matières que contient l'estomac ; mais il en diffère sous plusieurs rapports importants, entre autres sous celui du sentiment particulier qui l'annonce, des efforts qui l'accompagnent, et de la fatigue qui le suit presque toujours.

Des nausées.   On nomme *nausée* la sensation interne qui précède le besoin de vomir ; elle consiste en un malaise général, avec un sentiment de tournoiement, soit dans la tête, soit dans la région épigastrique : la lèvre inférieure devient tremblotante, et la salive coule en abondance. A cet état succèdent bientôt, et involontairement, des contractions convulsives des muscles abdominaux, et simultanément du diaphragme ; les premières ne

sont pas très intenses, mais celles qui suivent le
sont davantage ; enfin elles deviennent telles, que
les matières contenues dans l'estomac surmontent
la résistance du cardia, et sont, pour ainsi dire.
lancées dans l'œsophage et dans la bouche : le
même effet se reproduit plusieurs fois de suite ; il
cesse ensuite pour reparaître au bout d'un temps
plus ou moins long. J'ai observé sur les animaux
que, dans les efforts de vomissement, ils avalent
de l'air en quantité considérable : cet air paraît
destiné à favoriser la pression que les muscles
abdominaux exercent sur l'estomac. Il est probable que le même phénomène a lieu chez l'homme.

Au moment où les matières chassées de l'esto- *Phénomènes du vo- missement.*
mac traversent le pharynx et la bouche, la glotte
se ferme, le voile du palais s'élève et devient horizontal comme dans la déglutition ; cependant.
chaque fois que l'on vomit, il s'introduit presque
toujours une certaine quantité de liquide, soit dans
le larynx, soit dans les fosses nasales.

On a cru long-temps que le vomissement dé- *Influence des muscles abdominaux sur le vo- missement.*
pendait de la contraction brusque et convulsive
de l'estomac ; mais j'ai fait voir, par une série d'expériences, que ce viscère y était à peu près passif.
et que les véritables agents du vomissement étaient.
d'une part, le diaphragme, et de l'autre. les muscles larges de l'abdomen ; je suis même parvenu à
le produire en substituant à l'estomac. chez un

chien, une vessie de cochon, que je remplissais ensuite d'un liquide coloré (1).

Dans l'état ordinaire, le diaphragme et les muscles de l'abdomen coopèrent au vomissement ; mais ils peuvent cependant le produire chacun séparément. Ainsi un animal vomit encore quoiqu'on ait rendu le diaphragme immobile en coupant les nerfs diaphragmatiques ; il vomit de même, quoiqu'on ait enlevé avec le bistouri tous les muscles abdominaux, avec la précaution de laisser intacts la ligne blanche et le péritoine.

Jamais je n'ai vu l'estomac se contracter dans l'instant du vomissement ; on conçoit cependant qu'il n'est pas impossible que le mouvement du pylore ne se montre dans cet instant. Ce cas s'est présenté à Haller dans deux expériences ; et c'est ce qui faisait penser à cet illustre physiologiste que la contraction de l'estomac était la cause essentielle du vomissement.

Modifications de la digestion par l'âge.

Organes digestifs chez le fœtus et l'enfant naissant.

La plupart des auteurs représentent les organes digestifs comme inactifs chez le fœtus, et comme

(1) Voyez les détails de ces expériences, et le Rapport des commissaires de l'Institut, dans mon *Mémoire sur le vomissement.* Paris, an 1813. Voyez aussi un mémoire intéressant de M. Piédagnel, sur le même sujet, dans mon *Journal de physiologie expérimentale*, tom. 2, Paris, 1822.

ayant, à l'époque de la naissance, un développement proportionnel, considérable, nécessaire, dit-on, afin qu'ils puissent fournir les matériaux nécessaires à la nutrition et à l'accroissement du corps.

Si l'on entend par *inactifs* que les organes digestifs du fœtus n'agissent point sur des aliments, nul doute qu'on ait raison ; mais si l'on entend par ce mot *inaction absolue*, je crois qu'on a tort, car il est très probable que, même chez le fœtus, il se passe dans les organes digestifs quelque chose de très analogue à la digestion. Nous aurons occasion de nous en convaincre en faisant l'histoire des fonctions du fœtus.

Il en est de même pour le développement du système digestif à l'époque de la naissance.

Si l'on n'entend parler que des organes contenus dans l'abdomen, il est clair qu'ils sont proportionnellement plus volumineux que dans un âge plus avancé ; mais si l'on désigne collectivement tout l'appareil digestif, l'assertion sera fautive ; car les organes de la préhension, de la mastication des aliments, et ceux de l'excrétion des matières fécales, sont, à l'époque de la naissance, et même assez long-temps après, loin du développement qu'ils acquerront avec le progrès de l'âge. Qu'on ne croie pas que l'énergie des organes abdominaux remplace la faiblesse de ceux dont nous venons de parler : bien loin de là, il faut à l'enfant une nourriture choisie, délicate et de très facile digestion : celle qui lui convient par excellence, c'est le lait de sa mère; quand il en est privé, on sait combien il est difficile de remplacer avec avantage ce premier aliment. Au lieu donc de considérer les organes digestifs de l'enfant naissant, ou même très jeune, comme doués d'un surcroît de force, il faut les considérer comme beaucoup plus faibles qu'ils ne le seront par la suite.

Organes digestifs chez l'enfant. Si l'appareil digestif de l'enfant est comparativement moins bien disposé que celui de l'adulte, tout y est on ne peut mieux combiné pour le genre d'action qu'il est appelé à remplir.

La succion est le mode de préhension propre aux enfants; les parties qui doivent l'exécuter ont chez lui un développement considérable.

La langue est très grosse, comparée au volume du corps; l'absence des dents donne aux lèvres la facilité de se prolonger beaucoup en avant, et d'embrasser plus exactement que ne pourraient le faire celles de l'adulte le mamelon dont le lait doit être extrait.

Irruption des dents. Pendant la première année, l'enfant manque d'organes masticatoires. Les mâchoires sont très petites, dépourvues de dents; l'inférieure n'est point courbée, et n'offre pas d'angle comme celle de l'adulte; les muscles élévateurs, agents principaux de la mastication, ne s'y insèrent que très obliquement. Un bourrelet assez dur, formé par le tissu des gencives, tient lieu de dents.

Sur la fin de la première année et dans le cours de la seconde, les premières dents, ou *dents de lait*, sortent de leurs alvéoles et viennent garnir les mâchoires. Leur irruption se fait assez régulièrement par paire ; d'abord les deux incisives moyennes inférieures se montrent, puis les supérieures, viennent ensuite les incisives latérales inférieures, bientôt après les supérieures, et successivement et dans le même ordre les canines et petites molaires (1) : la sortie de ces dernières n'arrive souvent que dans la troisième année. A l'âge de quatre ans, quatre nouvelles dents se manifestent : ce sont les premières grosses molaires ; elles complètent le nombre de vingt-quatre dents, que l'enfant conserve jusqu'à sept ans. Alors se fait l'irruption de la seconde dentition. Les dents de lait tombent, en général, dans l'ordre de leur sortie des mâchoires ; elles sont successivement remplacées par les dents qui sont destinées à rester toute la vie. A cette époque sortent en sus quatre autres grosses molaires. Quand celles-ci ont paru, on a vingt-huit dents. Enfin, vers vingt ou vingt-cinq ans, quelquefois beaucoup plus tard, on voit pousser les quatre

Seconde
dentition.

(1) Assez souvent la première petite molaire sort avant la canine.

dernières molaires, ou *dents de sagesse*, et le nombre de trente-deux dents propres à l'homme est complété.

Ce renouvellement des dents à sept ans est nécessité par l'accroissement qu'ont éprouvé les mâchoires. Les dents de lait deviennent proportionnellement trop petites; celles qui leur succèdent sont plus grosses et d'un tissu plus solide. Leurs racines sont plus longues et plus nombreuses; elles sont plus solidement fixées dans les alvéoles; dispositions bien favorables aux fonctions qu'elles ont à remplir.

En même temps que les mâchoires augmentent en dimension, elles changent de forme; l'inférieure se courbe, ses branches deviennent verticales, son corps prend une direction horizontale, et l'angle qui les réunit se prononce.

A l'époque où elles sortent des os maxillaires, les dents sont des instruments tout neufs. Les incisives sont tranchantes, les canines ont une pointe acérée, les molaires sont hérissées d'aspérités coniques; mais ces dispositions avantageuses diminuent avec l'âge. Les dents, frottant continuellement les unes sur les autres dans les mouvements de mastication, ou bien se trouvant en contact avec des corps plus ou moins durs, s'usent et perdent peu à peu de leur forme. On pourrait donc juger de l'âge de l'homme par l'examen de ses dents, et l'on y parvient jusqu'à un certain point; mais il est si rare que les dents aient une disposition parfaitement régulière et un égal degré de dureté, qu'on n'arrive par ce moyen qu'à des données peu approximatives. En général, l'usure des dents se manifeste d'abord dans les incisives inférieures ; elle se montre ensuite dans les molaires, et c'est beaucoup plus tard qu'on l'aperçoit dans les dents de la mâchoire supérieure.

Mais l'usure des dents n'est pas le changement le plus défavorable qu'amène l'âge ; dans les premiers temps de la vieillesse confirmée, elles sont, par les progrès de l'ossification des mâchoires, repoussées de leurs alvéoles ; elles deviennent vacillantes et finissent par tomber.

La manière dont cette chute s'opère est loin d'être régulière comme la sortie des dents; il y a, sous ce rapport, de nombreuses différences individuelles.

Les personnes qui ne perdent leurs dents qu'à l'époque dont je viens de parler doivent être considérées comme privilégiées : car le plus souvent les dents tombent de bien meilleure heure, soit par accidents, tels que des coups ou des chutes qui les fracturent ou les arrachent, soit parcequ'elles ne peuvent supporter impunément le contact de l'air ou celui des substances qu'on introduit habituellement dans la bouche : alors leur tissu s'altère ; il présente des taches, se ramollit, change de couleur, et finit par tomber en fragments. Ce sont ces altérations chimiques qu'on appelle assez improprement *maladies des dents*, puisqu'on les voit survenir dans les dents artificielles.

Après la chute totale des dents, les gencives se durcissent, les ouvertures qu'elles présentaient se ferment, les bords alvéolaires s'amincissent, deviennent tranchants ; et cette nouvelle disposition supplée en partie aux corps qui remplissaient les alvéoles.

Telles sont les modifications qu'entraînent les progrès de l'âge dans les organes de la mastication : celles qui arrivent aux autres organes digestifs ne sont point assez importantes pour que nous en fassions mention.

Nous terminons cet article en faisant remarquer que beaucoup de muscles volontaires concourent à la digestion, et subissent, par l'effet de l'âge, les mêmes changements que nous avons indiqués en traitant des modifications qu'éprouvent par cette cause les organes de la contraction musculaire.

Nos connaissances sont assez bornées relativement aux modifications qu'éprouve la digestion dans les différents âges ; ce qu'on en sait se rapporte particulièrement à la manière dont s'exercent la préhension des aliments, leur mastication, et l'excrétion des matières fécales : les changements qu'éprouve probablement l'action des organes digestifs abdominaux sont à peu près inconnus.

La faim paraît être très vive chez les enfants et n'être pas soumise au retour périodique qui se voit chez l'adulte; elle se renouvelle à des intervalles si rapprochés, qu'elle semble continue : il est certain du moins qu'elle se manifeste quoique l'estomac soit loin d'être vide. La succion est le mode de préhension qui est propre aux enfants ; ils l'exécutent d'autant plus aisément, que les lèvres et la langue sont plus développées. Chez eux, cette action, au moins dans les premiers mois, paraît entièrement instinctive. Jusqu'à l'apparition des dents, et même pendant une partie du temps que dure le travail de la dentition, toute mastication est impossible. Si l'enfant comprime les substances introduites dans sa bouche, c'est plutôt pour en extraire le suc qu'elles contiennent ou pour favoriser leur dissolution, que pour exercer sur elles un véritable broiement. On peut présumer que l'abondance de la salive chez les enfants remplace, jusqu'à un certain point, la mastication.

Il faut passer à l'excrétion des matières fécales pour avoir quelque chose de positif sur la digestion des enfants très jeunes, comparée à celle de l'homme ; et l'on voit que cette excrétion se fait très fréquemment ; que les excréments, pres-

Digestion
chez les enfants.

Mastication
chez
les enfants.

que liquides et de couleur jaunâtre, n'ont pas l'odeur qu'ils prendront quand l'enfant fera usage d'aliments autres que le lait : les muscles abdominaux, à cet âge, n'auraient pas probablement assez d'énergie pour expulser des matières fécales solides.

La sortie des dents incisives, et même des canines, ne procure à l'enfant qu'une mastication très imparfaite ; il faut que les molaires aient fait irruption pour que cette action devienne plus efficace, encore ne peut-elle s'exercer sur des substances dont la résistance est un peu considérable, car les muscles élévateurs de la mâchoire inférieure sont trop faibles, et s'y insèrent trop obliquement pour que des substances d'une certaine dureté puissent être écrasées entre les dents.

Ce n'est que passé la seconde dentition, et même quelque temps après, lorsque l'angle de la mâchoire est bien prononcé, que la mastication acquiert toute la perfection dont elle est susceptible. Elle se maintient dans cet état, sauf les modifications que cause l'usure ou la chute accidentelle des dents, jusqu'à la vieillesse, époque où elle s'altère constamment, soit parceque les dents sont très usées ou en grande partie tombées, soit que leur chute étant complète on ne mâche plus qu'avec le bord alvéolaire.

A ces causes, qui, chez le vieillard, rendent

laborieuse la mastication , se joignent , 1° la trop grande étendue des lèvres, qui , dès que les dents incisives sont tombées , ont plus de longueur qu'il ne faut pour aller d'une mâchoire à l'autre , et qui . se touchant par la face interne , au lieu de s'appliquer par les bords , ne peuvent plus retenir la salive ; 2° la diminution de l'angle de la mâchoire , qui, sous ce rapport , se rapproche de celle des enfants , et la courbure du corps de cet os , qui obligent le vieillard à mâcher par la partie antérieure et moyenne du bord alvéolaire, seul endroit où ces bords puissent se rencontrer; 3° l'absence des dents, qui le met dans la nécessité de mâcher ayant constamment les lèvres en contact , ce qui donne encore un caractère particulier à sa mastication.

Mastication chez les vieillards.

L'action des muscles qui concourent à la digestion éprouve les mêmes changements que nous avons indiqués en parlant de l'influence des âges sur la contraction musculaire.

Excrétion des matières fécales chez les vieillards.

D'abord faibles chez l'enfant , puis actifs et vigoureux dans la jeunesse et l'âge adulte , ces muscles diminuent d'énergie dans la vieillesse , et finissent par s'affaiblir beaucoup dans la caducité. Les actions digestives qui dépendent de la contraction musculaire parcourent les mêmes périodes , comme on peut s'en assurer en examinant la manière dont s'exécutent la préhension des aliments , la mastication et l'excrétion des matières fécales aux différentes époques de la vie.

A cause de l'extrême faiblesse des muscles chez certains vieillards habituellement constipés, il peut y avoir impossibilité d'expulser les excréments, accumulés quelquefois en quantité énorme dans le gros intestin. On est obligé, dans ces cas, d'avoir recours à une opération chirurgicale pour en procurer la sortie.

On n'a que des données très générales sur les modifications qu'éprouvent dans les différents âges l'action de l'estomac et celle des intestins : elles paraissent plus rapides et plus faciles pendant tout le temps que dure l'accroissement; elles semblent se ralentir ensuite : mais, de toutes les actions vitales, ce sont peut-être celles qui conservent le plus long-temps, et jusqu'aux derniers moments de la vie, une grande activité.

Nous n'entrerons dans aucun détail relativement aux modifications qu'apportent les sexes, les climats, les habitudes, les tempéraments, la disposition individuelle. Ce genre de considération est sans doute très intéressant ; mais, comme il est plus particulièrement du ressort de l'hygiène, nous nous contenterons de dire que, sous bien des rapports, il existe presque autant de différentes manières de digérer qu'il y a d'individus, et que, chez une même personne, il est rare que la digestion

n'éprouve pas quelques changements journaliers ,
à tel point qu'on digérera parfaitement aujourd'hui
la substance qu'il avait été absolument impossible
de digérer hier.

Rapports de la digestion avec les fonctions de relation.

Une fonction aussi importante que la digestion ,
et à laquelle coopèrent un si grand nombre d'organes différents , devait être étroitement liée avec
les autres fonctions , et particulièrement avec celles
de relation. Cette liaison existe en effet ; elle est
même tellement intime , que , dans la plupart des
animaux , la connaissance d'un ou de plusieurs
organes de la vie extérieure apprend de suite la
disposition des organes digestifs , et , réciproquement , la simple inspection d'une partie de l'appareil digestif fait connaître la disposition des organes
des sens et des mouvements.

Les sens nous avertissent de la présence des
aliments, nous aident à les saisir. nous en font
connaître les propriétés physiques et chimiques ,
ainsi que les qualités utiles ou malfaisantes ; et
comme c'est surtout sous ce dernier genre de rapport qu'il nous importe le plus d'apprécier les aliments, on considère l'odorat et le goût , qui sont
chargés de cet examen , comme ayant avec la digestion des relations plus intimes que les autres

sens. Quelques auteurs les ont classés parmi les actions digestives.

Souvent l'aspect ou l'odeur d'un mets excite l'appétit et dispose favorablement l'appareil de la digestion ; mais la même cause peut produire un effet entièrement opposé , c'est-à-dire faire cesser la faim , et même amener un sentiment de dégoût.

En général , un appétit modéré donne aux sens plus de finesse et d'activité ; mais si la faim se prolonge , nous avons vu plus haut que les sens perdent de leur action , se troublent au point de ne transmettre que des impressions inexactes. Pendant le travail de la chymification , ils ont aussi moins d'activité , surtout si l'estomac est distendu par une grande quantité d'aliments.

Rapports de la digestion avec la contraction musculaire. Les rapports de la contraction musculaire avec la digestion ne sont pas moins évidents. On a vu comment l'action des muscles sert dans la préhension des aliments , dans la mastication , la déglutition , et dans l'excrétion des matières fécales ; en outre , ces mouvements nous mettent à même de nous procurer les aliments ; ils excitent l'appétit , et nécessitent , quand ils sont souvent répétés , une nourriture plus abondante. A leur tour ils sont influencés par les phénomènes digestifs, la faim les rend plus faibles et plus difficiles ; et lorsque l'estomac est plein d'aliments , il y a , surtout dans les pays chauds et chez les personnes d'une santé délicate , disposition au repos et presque impossibilité de se mouvoir ; mais , dans les pays froids et chez les hommes robustes, la présence des aliments dans l'estomac est au contraire une cause d'accroissement, de force et d'agilité.

On se rend aisément raison de la difficulté que l'on éprouve à parler , et surtout à chanter , après un repas copieux ; le volume de l'estomac s'oppose à l'introduction de l'air dans la poitrine et aux mouvements du diaphragme , et met ainsi un obstacle très grand à la production de la voix.

C'est surtout entre les fonctions du cerveau et la digestion qu'il y a des rapports intimes. Dans certains cas, la faim donne une direction particulière aux idées, les porte vers les aliments ; dans d'autres, une forte contention d'esprit , un chagrin violent, une frayeur subite , font cesser la faim pour plusieurs jours , et même rendent toute digestion impossible , au point que les aliments qui précédemment avaient été introduits dans l'estomac n'y subissent aucune altération. Combien ne voit-on pas de personnes dont les affections tristes ont perverti les facultés digestives ! La satisfaction morale , la gaieté , le rire , favorisent au contraire la digestion : les grands mangeurs sont ordinairement peu accessibles au chagrin.

Qui n'a pas fait la remarque de l'influence de la

digestion sur l'état de l'esprit ? Combien de gens sont incapables d'application pendant la digestion ? Qui ne sait que l'accumulation des matières fécales a l'effet le plus marqué sur la disposition morale ?

Influence du cerveau et de la moelle épinière sur la digestion.

Sous un point de vue purement physique, on a prétendu que la digestion était sous l'influence immédiate du cerveau, que si on enlevait les hémisphères, la digestion était abolie. Je n'ai jamais vu ce phénomène ; j'ai vu au contraire la digestion continuer dans des animaux auxquels j'avais enlevé le cerveau presque en totalité. Des canards auxquels j'avais enlevé le cerveau et une grande partie du cervelet ont survécu huit ou dix jours, et leur digestion se faisait très bien. Mais ils avaient perdu l'instinct de chercher les aliments, et même plusieurs celui qui fait exécuter la déglutition ; j'étais obligé de les faire avaler artificiellement. Les blessures de la moelle alongée et de la moelle épinière lèsent bien davantage la digestion ; mais, comme elles altèrent la respiration et la circulation, il est peu probable qu'elles influent directement sur la digestion . mais au contraire d'une manière indirecte, par l'intermédiaire des grandes fonctions indispensables à la vie.

Influence du grand sympathique sur la digestion.

Influence du

L'organe mystérieux que les anatomistes nomment le nerf grand sympathique a son principal ganglion et son plexus le plus considérable derrière l'estomac et les intestins ; un grand nombre de ses filets se rendent dans les organes digestifs : il est donc probable que la digestion est influencée par le grand sympathique ; mais on n'est point encore sur la voie de l'espèce d'action que cet organe exerce sur cette fonction. Des suppositions, des hypothèses, des opinions, voilà tout ce que contiennent les ouvrages sur une des questions les plus intéressantes de la physiologie (1).

J'ai tenté quelques expériences pour m'assurer si les filets du grand sympathique donnent de la sensibilité à l'estomac. Je coupe les deux huitièmes paires à un animal au-dessus du diaphragme, puis je lui fais avaler quelques grains d'émétique, et peu de temps après le vomissement a lieu. Le phénomène ne peut dépendre de l'absorption, car il s'écoule à peine cinq minutes entre son développement et l'introduction de l'émétique dans l'estomac : il paraît probable qu'ici le grand sym-

grand
sympathique
sur
la digestion.

Expériences
sur le
grand sym
pathique.

(1) J'aurais bien désiré faire une honorable exception en faveur du magnifique ouvrage que vient de publier M. Lobstein ; mais le mérite de cette production importante s'arrête à la partie anatomique. La physiologie y est bornée à une collection d'opinions là où il faudrait des faits et des expériences. (Voyez *De nervi sympathetici humani fabrica, usu et morbis*, auctore J. P. LOBSTEIN, Parisiis, 1823.)

pathique a transmis au cerveau l'impression produite par le sel d'antimoine sur la membrane muqueuse de l'estomac.

Les intestins sont quelquefois, surtout dans l'état de maladie, d'une exquise sensibilité, et causent souvent des douleurs atroces. Comme ils ne reçoivent point, pour ainsi dire , de nerfs cérébraux , il est très probable qu'ils doivent leur sensibilité aux filets du grand sympathique : toutefois aucune expérience directe ne l'a prouvé jusqu'ici.

DE L'ABSORPTION ET DU COURS DU CHYLE.

En vain les organes digestifs formeraient du chyle : si celui-ci restait dans le canal intestinal , il n'y aurait pas de nutrition. Le chyle doit être transporté de l'intestin grêle dans le système veineux : ce transport est le but principal de la fonction que nous allons examiner.

Pour conserver autant que possible la méthode que nous avons suivie jusqu'ici dans l'exposition des fonctions , nous allons d'abord parler du chyle d'une manière générale.

Du chyle.

Du chyle.　On peut étudier le chyle sous deux formes différentes : 1° lorsqu'il est mêlé au chyme dans l'intestin grêle , et qu'il a les caractères que nous avons décrits en parlant des phénomènes de sa formation ; 2° sous la forme liquide , circulant dans les vaisseaux chylifères et le canal thoracique.

Personne ne s'étant spécialement occupé du chyle pendant son séjour dans l'intestin grêle , nos connaissances sur ce point ne vont guère au-delà de ce que nous avons dit en parlant de l'action de cet intestin dans la digestion ; en revanche , le chyle liquide , contenu dans les vaisseaux chylifères , a été examiné avec beaucoup de soin.

Du chyle encore contenu dans l'intestin grêle.

Chyle contenu dans les vaisseaux lactés.

Pour s'en procurer , le meilleur moyen consiste à donner des aliments à un animal , et, quand on suppose que la digestion est en pleine activité, on l'étrangle ou on lui coupe la moelle épinière derrière l'occipital. On incise aussitôt la poitrine dans toute sa longueur ; on y enfonce la main de manière à passer une ligature qui embrasse l'aorte, l'œsophage et le canal thoracique le plus près possible du cou ; on renverse ou l'on casse ensuite les côtes du côté gauche , et l'on aperçoit le canal thoracique accolé à l'œsophage. On en détache la partie supérieure , qu'on a soin d'essuyer pour absorber le sang ; on l'incise , et le chyle coule dans le vase destiné à le recueillir.

Manière de recueillir le chyle.

Si on se contentait d'agir ainsi, on n'en obtiendrait qu'une fort petite quantité , mais en pressant à diverses reprises la masse intestinale et le système chylifère abdominal, on en fait continuer l'écoulement quelquefois un quart d'heure.

Les anciens avaient reconnu l'existence du chyle, mais ils s'en formaient des idées peu exactes ; au commencement du dix-septième siècle, on l'observa de nouveau ; et comme il est blanc opaque dans certains cas, on le compara au lait : on nomma même les vaisseaux qui le contiennent *vaisseaux lactés*, expression tout-à-fait impropre, puisqu'il n'y a guère d'autre rapport entre le chyle et le lait que celui de la couleur.

C'est seulement de nos jours, et par les travaux de MM. Dupuytren, Vauquelin, Emmert, Marcet et Prout, que l'on a acquis des notions positives sur le chyle. Nous allons rapporter les observations faites par ces savants, en y ajoutant celles qui nous sont propres.

Chyle provenant de matières grasses.

Si l'animal dont on extrait le chyle a mangé des substances grasses animales ou végétales, le liquide que l'on retire du canal thoracique est d'un blanc laiteux, un peu plus pesant que l'eau distillée, d'une odeur spermatique prononcée, d'une saveur salée, happant un peu à la langue, et sensiblement alcalin.

Très peu de temps après qu'il est sorti du vaisseau qui le contenait, le chyle se prend en masse, et acquiert une consistance presque solide : il se

sépare, au bout de quelque temps, en trois parties :
l'une solide, qui reste au fond du vase ; l'autre
liquide, qui est placée au-dessus ; et une troisième.
qui forme une couche très mince à la surface du
liquide. En même temps le chyle prend une teinte
rosée assez vive.

Quand le chyle provient d'aliments qui ne contenaient point de corps gras, il présente des propriétés semblables ; mais, au lieu d'être blanc opaque, il est opalin, presque transparent : la couche
qui se forme à sa superficie est moins marquée que
dans la première espèce de chyle.

Chyle de
matières
non grasses.

Jamais le chyle ne prend la couleur des substances colorantes mêlées aux aliments, comme
plusieurs auteurs l'ont avancé. M. Hallé s'est assuré
du contraire par des expériences directes ; je les ai
répétées récemment, et j'ai obtenu un résultat parfaitement semblable.

Des animaux auxquels j'avais fait manger de
l'indigo, du safran, de la garance, etc., m'ont
fourni un chyle dont la couleur n'avait aucun rapport avec celle de ces substances.

De nouvelles expériences ont été tentées sur ce
sujet par MM. Tiedemann et Gmelin, en Alle-
magne ; Andrews, à Édimbourg ; Lawrence et
H. Coates, en Amérique ; et les résultats se sont
partout confirmés.

Des trois substances dans lesquelles se partage

Nature des trois parties du chyle.

le chyle abandonné à lui-même, celle de la surface, de couleur blanche opaque, est un corps gras ; le caillot ou la partie solide est formé de fibrine et d'un peu de matière colorante rouge ; le liquide est analogue au sérum du sang (1).

La proportion de ces trois parties varie beaucoup suivant la nature des aliments. Il y a des chyles, tels que celui du sucre, qui ne contiennent que très peu de fibrine ; d'autres, tels que celui de chair, en contiennent davantage. Il en est de même pour la matière grasse, qui est extrêmement abondante quand les aliments contiennent de la graisse ou de l'huile, tandis qu'on en voit à peine quand les aliments sont tout-à-fait dépourvus de corps gras.

MM. Prévost et Dumas ont observé dans le chyle de lapin, de chien, de hérisson, des globules d'un trois-centième de millimètre de diamètre, fort analogues à ceux que l'on aperçoit dans le sang.

Les mêmes sels qui existent dans le sang se rencontrent aussi dans le chyle. Nous donnerons tout à l'heure quelques autres détails relatifs au chyle.

Appareil de l'absorption et du cours du chyle.

Vaisseaux chylifères.

Cet appareil se compose, 1° des vaisseaux lym-

(1) Voyez *Composition chimique du sang.*

phatiques propres à l'intestin grêle , et nommés , à cause de leur usage, *chylifères ;* 2° des glandes mésentériques ; 3° du canal thoracique.

Les vaisseaux chylifères sont fort petits , mais très nombreux. Ils prennent naissance par des orifices imperceptibles à la surface de villosités de la membrane muqueuse intestinale , et se prolongent jusqu'aux glandes mésentériques , dans le tissu desquelles ils se répandent.

Dans les parois et à la surface de l'intestin grêle , ces vaisseaux sont très déliés , très multipliés ; ils communiquent fréquemment entre eux , de manière à former un réseau à mailles assez fines : disposition qui est surtout visible quand ils sont remplis d'un chyle blanc opaque. Ils grossissent et diminuent de nombre en s'éloignant de l'intestin , et finissent par former des troncs isolés qui marchent au voisinage des artères mésentériques , et quelquefois dans les intervalles qui les séparent. C'est en affectant cette forme qu'ils arrivent aux glandes mésentériques.

On appelle *glandes mésentériques* de petits corps irrégulièrement lenticulaires dont la dimension varie depuis deux ou trois lignes jusqu'à un pouce et plus. Ils sont très nombreux , et sont placés en avant de la colonne vertébrale , entre les deux lames du péritoine qui forment le mésentère.

Leur structure est encore peu connue. Ils reçoivent, proportionnellement à leur volume, beaucoup de vaisseaux sanguins ; ils sont doués d'une sensibilité assez vive. Leur parenchyme est d'une couleur rose-pâle ; la consistance n'en est pas très grande. On en extrait, en le comprimant entre les doigts, un fluide transparent, inodore, qui n'a jamais été examiné chimiquement. Il est surtout abondant dans le centre de ces corps. J'en ai vu une quantité remarquable dans les cadavres de suppliciés. Les vaisseaux sanguins et chylifères qui se portent dans ces corps s'y réduisent en canaux d'une extrême ténuité, communiquant ensemble sans que l'on puisse dire comment ils s'y comportent. Ce qui est certain, c'est que les injections, poussées dans les uns ou dans les autres, traversent le tissu de la glande avec la plus grande facilité.

Racines du canal thoracique.

Il naît des glandes mésentériques un grand nombre de vaisseaux de même nature que les chylifères, mais en général plus volumineux : ce sont les racines du canal thoracique. Ils se dirigent vers la colonne vertébrale, en s'accolant à l'aorte, à la veine cave, etc. Ils s'anastomosent fréquemment, et finissent par se terminer tous au *canal thoracique.*

Du canal thoracique.

On appelle ainsi un vaisseau du même genre que les précédents, mais du volume d'une plume ordinaire, qui se prolonge de la cavité abdominale, où il commence, jusqu'à la veine *sous-cla-*

vière gauche, où il se termine. Dans son trajet, il passe entre les piliers du diaphragme, placé à côté de l'artère aorte ; ensuite il s'applique sur la colonne vertébrale, jusqu'au moment où il se dirige vers la veine sous-clavière gauche. On l'a vu souvent s'ouvrir dans les deux veines sous-clavières, et quelquefois uniquement dans la droite.

A l'intérieur du canal thoracique et des vaisseaux lactés, on trouve des valvules disposées de manière à permettre aux fluides de se porter des vaisseaux chylifères vers la veine sous-clavière, et à empêcher tout mouvement en sens inverse. Cependant l'existence de ces véritables soupapes n'est pas constante.

Deux membranes entrent dans la composition des parois des vaisseaux chylifères et du canal thoracique : l'une interne, mince, dont les replis forment les valvules ; l'autre externe, fibreuse, dont la résistance est de beaucoup supérieure à celle qu'annoncerait son peu d'épaisseur.

Avant de passer à l'exposition des phénomènes de l'absorption et du cours du chyle, il faut faire quelques observations sur les organes qui en sont chargés.

Après douze, vingt-quatre et même trente-six heures d'abstinence absolue, les vaisseaux chylifères d'un chien contiennent une petite quantité d'un fluide demi-transparent, avec une teinte légèrement laiteuse, et qui d'ailleurs présente les propriétés les plus analogues au chyle. Ce fluide, qu'on ne rencontre que dans les vaisseaux lactés et dans le canal thoracique, et qui n'a jamais été analysé, paraît être un chyle qui provient de la digestion de la salive et des mucosités de l'estomac : cela paraît d'autant plus probable, que les causes qui accélèrent la sécrétion de ces fluides, comme les boissons alcooliques ou acides, augmentent sa quantité.

Quand la privation de toute nourriture s'est prolongée au-delà de trois ou quatre jours, les vaisseaux chylifères sont dans le même cas que les lymphatiques ; on les trouve tantôt remplis de lymphe, tandis que d'autres fois ils sont parfaitement vides.

Il résulte de ces faits que le chyle des aliments qu'on extrait des vaisseaux chylifères est toujours mêlé soit au *chyle du mucus digestif* dont nous venons de parler, soit à la lymphe ; le résultat est le même si l'on extrait le chyle du canal thoracique, car celui-ci est constamment rempli de lymphe, même après huit jours et plus d'abstinence.

Ainsi donc, la matière qui, sous le nom de *chyle*, a été examinée par les chimistes, est loin de devoir être considérée comme extraite en entier des substances alimentaires ; il est évident que celles-ci n'y entrent que pour une certaine proportion.

Absorption du chyle.

Quoi qu'il en soit , il n'est pas moins certain que le chyle passe de la cavité de l'intestin grêle dans les vaisseaux chylifères. Comment se fait ce passage ? Il semble , au premier aperçu , qu'il est facile de se rendre raison d'un phénomène aussi simple ; mais il n'en est rien. On a vu plus haut que la disposition des orifices des vaisseaux chylifères n'est point connue ; leur mode d'action ne l'est pas davantage : cependant on en a donné plusieurs explications. Ainsi l'on a attribué l'absorption du chyle à la capillarité des radicules chylifères , à la compression du chyle par les parois de l'intestin grêle , etc. Dans ces derniers temps, on a prétendu qu'elle se faisait en vertu de *la sensibilité propre* des bouches absorbantes et de *la contractilité organique insensible* dont on les supposait douées. On a peine à concevoir comment des hommes d'un mérite éminent ont pu proposer ou admettre une pareille explication : quant à moi , elle me paraît l'expression pure et simple de l'ignorance où nous sommes de la nature de ce phénomène.

Un fait qu'il ne sera peut-être pas inutile

L'absorption
du chyle
continue
quelque
temps après
la mort.

d'ajouter, est que cette absorption continue assez long-temps après la mort. Après avoir vidé par la compression un ou plusieurs vaisseaux chylifères chez un animal récemment mort, on les voit se remplir de nouveau. On peut répéter plusieurs fois de suite cette observation ; je l'ai faite quelquefois deux heures après la mort de l'animal.

Mécanisme
de
l'absorption
du chyle.

Tout semble donc annoncer qu'il y a quelque chose de physique dans l'absorption du chyle. Cette idée acquiert une forte probabilité par les nombreuses expériences qui ont été faites récemment sur l'imbibition des tissus vivants.

En examinant avec soin la membrane muqueuse de l'intestin au moment de l'absorption du chyle, on reconnaît que chaque villosité est blanche et gonflée par le chyle : on dirait une éponge fine qui s'est remplie par du lait.

Elle a quelquefois une épaisseur double de celle qu'elle aurait si l'absorption ne s'exécutait pas. Si on la presse mollement entre les doigts, on en exprime une certaine quantité de chyle; si on en met dans l'eau et qu'on l'y secoue un peu, une multitude de petites pointes apparaissent ; elles sont molles, spongieuses, faciles à déchirer; ce sont elles qui sont les premiers agents de l'absorption du chyle.

La forme de ces pointes ou villosités varie beaucoup suivant l'espéce d'animal, et même suivant les individus d'une même espéce. Peut-être cela tient-il au genre de nourriture ? Sur un chien dont la digestion avait fourni un chyle abondant et très blanc, elles étaient coniques ; on y apercevait distinctement à l'œil nu, mais mieux avec une loupe, plusieurs petits orifices. Les mêmes papilles d'un autre animal (oiseau) n'offrirent rien de semblable : examinées au microscope, on vit clairement des vaisseaux sanguins, très nombreux, qui se perdaient dans une espèce de tissu cellulaire d'une finesse extrème ; on n'aperçut nulle autre trace de vaisseaux. Une petite portion de la membrane interne de l'intestin grêle du chien dont nous venons de parler fut examinée avec le même microscope. Les vaisseaux sanguins y étaient moins nombreux, on apercevait de plus quelques lignes tortueuses, blanches, qui commençaient près la superficie des papilles aux petites ouvertures dont nous venons de parler, et qui allaient se rendre, en grossissant un peu, dans les vaisseaux chylifères. Sont-ce là les origines de ce genre de vaisseaux? Cela est probable.

Si les vaisseaux absorbants du chyle commencent par des orifices visibles, on peut comprendre comment le chyle s'y engage, tandis qu'il n'entre pas dans les vaisseaux sanguins. Le chyle présente, avons-nous dit, des globules ; or ces globules seraient trop gros pour passer à travers les simples porosités des parois vasculaires, tandis qu'ils trouveraient toutes facilités pour entrer dans les ouvertures par lesquelles commencent les vaisseaux chylifères.

Cours du chyle.

Nous avons déjà indiqué le trajet du chyle : il parcourt d'abord les vaisseaux chylifères, traverse ensuite les glandes mésentériques, arrive au canal thoracique, et se jette enfin dans la veine sous-clavière.

Causes qui déterminent le cours du chyle.

Les causes qui déterminent son mouvement sont l'élasticité propre aux vaisseaux chylifères, la cause inconnue qui en produit l'absorption, la pression des muscles abdominaux, surtout dans les mouvements de respiration, et peut-être les battements des artères qui se trouvent dans l'abdomen.

Vitesse du cours du chyle.

Si l'on veut prendre une idée juste de la vitesse avec laquelle le chyle coule dans le canal thoracique, il faut, comme je l'ai fait plusieurs fois, ouvrir ce canal, sur un animal vivant, au moment où il arrive dans la veine sous-clavière. On reconnaît alors que cette vitesse n'est pas très grande, et qu'elle s'accroît chaque fois que l'animal comprime les viscères de l'abdomen, en faisant contracter les muscles abdominaux. On produit un effet semblable en comprimant le ventre avec la main.

Toutefois la vitesse avec laquelle circule le chyle m'a paru en rapport avec la quantité qui s'en forme dans l'intestin grêle. Cette dernière est elle-même en rapport avec la quantité de chyme : de sorte que si les aliments sont abondants et de facile digestion, le chyle devra marcher plus vite; si, au contraire, les aliments sont en petite quantité, ou, ce qui produira un effet pareil, s'ils se digèrent difficilement, comme il y aura peu de chyle formé, sa progression sera plus lente.

Il serait difficile d'apprécier exactement la quantité de chyle qui se forme pendant une digestion donnée, cependant elle doit être considérable. Sur un chien d'une taille ordinaire, mais qui a mangé à discrétion des aliments animaux, l'incision du canal thoracique au cou (l'animal étant vivant) laisse écouler d'abord au moins une demi-once de liquide en cinq minutes, et l'écoulement continue, mais beaucoup plus lentement, tant que dure la formation du chyle.

J'ignore si, dans le cours d'une même digestion, il y a des variations dans la rapidité de la marche du chyle; mais, en la supposant uniforme, on voit qu'il entrerait six onces de chyle par heure dans le système veineux. Dans l'homme, où les organes chylifères sont plus volumineux, et où la digestion se fait en général plus vite que dans le chien, on peut présumer que la proportion du chyle est plus considérable.

Le sang qui coule dans la veine sous-clavière ne peut pénétrer dans le canal thoracique, car il existe à l'orifice de celui-ci une valvule disposée de manière à prévenir cet effet. De même le chyle ne peut refluer vers le canal intestinal, à raison des valvules que présentent presque constamment le canal thoracique et les vaisseaux chylifères.

Action des glandes mésentériques. Plusieurs physiologistes pensent que le chyle subit une altération particulière en traversant les glandes du mésentère : mais les uns croient que ces corps produisent un mélange plus intime des matières composant le chyle ; d'autres pensent qu'ils y ajoutent un fluide destiné à rendre le chyle plus liquide ; il y en a qui soupçonnent que ces glandes, au contraire, enlèvent quelques uns des éléments du chyle pour le purifier. La vérité est qu'on ignore l'influence des glandes mésentériques sur le chyle.

De même on a beaucoup parlé des qualités variables de ce liquide, suivant que la digestion est bonne ou mauvaise; et, suivant l'espèce d'aliments dont on a fait usage. on a attribué à la formation d'un *mauvais chyle* le dépérissement qui arrive dans certaines maladies : mais on connaît très peu les modifications qu'éprouve le chyle dans sa composition.

On a parlé aussi de certaines parties des aliments qui, sans être altérées par les organes digestifs, passent avec le chyle dans le sang ; mais cette idée est une conjecture qu'aucune expérience positive n'appuie.

M. Marcet (1), dont la science déplore la perte récente, a comparé le chyle des matières animales avec celui des matières végétales. Il a trouvé que ce dernier contient trois fois plus de carbone que le chyle provenant d'aliments animaux.

Nous devons à M. le professeur Dupuytren des recherches ingénieuses, qui prouvent que le canal thoracique est la seule route par laquelle le chyle doit passer pour servir utilement à la nutrition.

On savait par une expérience de Duverney, par quelques cas d'obstructions du canal thoracique, et surtout par les expériences de Flandrin, dont nous parlerons ailleurs, on savait, dis-je, que le canal thoracique pouvait cesser de verser le chyle dans la veine où il aboutit, sans que la mort s'ensuivît. On savait, il est vrai, que, dans certains cas, la ligature du canal thoracique avait produit la mort ; mais on ignorait la cause

Expériences
sur l'action
des vaisseaux
chylifères.

(1) *Annales de chimie*, 1816.

de cette diversité de résultats : les expériences de
M. Dupuytren en ont donné une explication des
plus satisfaisantes. Cet habile chirurgien a lié le
canal thoracique sur plusieurs chevaux ; les uns
sont morts au bout de cinq à six jours, et les autres
ont conservé toutes les apparences d'une santé
parfaite. Sur les animaux qui ont succombé à
la ligature, il a toujours été impossible de faire
passer aucune injection de la partie inférieure du
canal dans la veine sous-clavière ; il est très
probable, par conséquent, que le chyle a cessé
d'être versé dans le système veineux aussitôt après
la ligature. Au contraire, dans les animaux qui
ont survécu, il a toujours été facile de faire parvenir les injections de mercure ou d'autres substances de la portion abdominale du canal jusqu'à la veine sous-clavière. Les matières injectées suivaient le canal jusqu'au voisinage de la
ligature ; là elles se détournaient pour s'engager
dans des vaisseaux lymphatiques volumineux qui
allaient s'ouvrir dans la veine sous-clavière. Il est
donc évident que, dans ces animaux, la ligature
du canal n'avait point empêché le chyle de se
mêler au sang veineux.

De ce que les vaisseaux chylifères absorbent le
chyle et le transportent dans le système veineux,
on s'est persuadé qu'ils remplissent le même usage
pour toutes les substances qui sont mêlées aux ali-

ments, et qui, sans être digérées, passent cependant dans le sang. La plupart des auteurs disent, par exemple, que les boissons sont absorbées avec le chyle; mais, comme ils n'ont point fait d'expériences qui puissent servir de fondement à cette idée, on pouvait, par ce seul motif, la considérer comme fort douteuse. J'ai voulu savoir à quoi on devait s'en tenir sur ce point, et je me suis assuré, par des recherches sur les animaux vivants, que, dans aucun cas, les boissons ne paraissent se mêler au chyle. On peut en avoir la preuve en faisant avaler à un chien, pendant qu'il digère des aliments, une certaine quantité d'alcool étendu d'eau. Si, une demi-heure après, on extrait son chyle de la manière que nous avons indiquée, on verra que ce liquide ne contient point d'alcool, tandis que le sang de l'animal en exhale une odeur très forte, et qu'on peut le retirer du sang par la distillation. On obtient des résultats semblables en faisant l'expérience avec une dissolution de camphre ou d'autres liquides odorants.

Les modifications que subissent l'absorption et le cours du chyle dans les différents âges n'ont point encore été étudiées ; on a seulement remarqué que les glandes mésentériques changent de couleur, diminuent de volume, et semblent s'oblitérer chez les vieillards. Quelques auteurs en ont conclu qu'elles ne se laissaient plus traverser par le chyle ; mais cette assertion paraît très hasardée, et d'ailleurs n'est point appuyée de faits bien constatés.

On ignore complètement les modifications que cette fonction éprouve par le sexe, le tempérament, l'habitude, etc. On n'est pas plus instruit sur les rapports qui existent entre cette fonction et celles que nous avons déjà exposées, et celles qui nous restent à examiner (1).

DE L'ABSORPTION ET DU COURS DE LA LYMPHE.

Nous venons de voir combien il reste à faire pour avoir une connaissance exacte de l'absorption et du cours du chyle : la fonction dont nous allons faire l'histoire est encore bien moins connue. On sait, d'une manière générale, qu'elle existe, mais son utilité dans l'économie animale est à peine entrevue : son but le plus apparent est de verser la lymphe dans le système veineux. On peut présumer

(1) Tous les anatomistes, depuis Hewson et Monro, reconnaissent que les oiseaux, les reptiles et les poissons ont un appareil chylifère; cependant personne, que je sache, n'a parlé du chyle de ces animaux: les chimistes et les physiologistes qui ont fait des expériences sur le chyme d'oiseaux, par exemple, ne disent rien du chyle. Si je m'en rapporte à mes dissections, les mammifères et quelques reptiles auraient seuls un système chylifère, et seuls auraient du chyle. (*Voyez* mon Mémoire sur les vaisseaux lymphatiques des oiseaux, tom. Ier de mon *Journal de physiologie*.)

que ce phénomène n'est qu'une circonstance de son utilité ; cependant, si l'on veut rester dans les limites du positif, il est impossible d'en reconnaître d'autres en ce moment.

De la lymphe.

Rien ne prouve mieux l'imperfection de la science, relativement à la fonction qui nous occupe, que les idées des physiologistes sur la *lymphe*. Les uns donnent ce nom au sérum du sang, ceux-là au fluide qui se voit dans les membranes séreuses, d'autres à la sérosité du tissu cellulaire, tandis que quelques uns considèrent comme *lymphe* le fluide qui coule de certains ulcères scrophuleux. Il faut réserver le nom de *lymphe* au liquide que contiennent les vaisseaux lymphatiques et le canal thoracique.

Il est d'autant plus nécessaire de fixer ainsi le sens de ce mot, qu'en admettant les autres significations on consacre comme vraie une opinion qui n'est rien moins que démontrée, savoir que les fluides des membranes séreuses, du tissu cellulaire, etc., sont absorbés par les vaisseaux lymphatiques, et transportés par ces vaisseaux dans le système veineux.

Pour se procurer de la lymphe, on peut employer deux procédés. L'un consiste à mettre à découvert un vaisseau lymphatique, à l'inciser et à

Diverses opinions sur la lymphe.

Manières de se procurer de la lymphe.

recueillir le liquide qui en sort ; mais cette méthode est très difficile à exécuter, et d'ailleurs, comme les vaisseaux lymphatiques ne sont pas toujours remplis de lymphe, elle est peu sûre. L'autre procédé consiste à laisser jeûner un animal pendant quatre ou cinq jours, et à extraire, comme nous avons dit en parlant du chyle, le fluide contenu dans le canal thoracique.

Le liquide qu'on obtient de l'une ou l'autre manière a d'abord une couleur rosée, légèrement opaline. Il a une odeur de sperme très prononcée ; sa saveur est salée ; quelquefois il présente une teinte jaunâtre décidée, et, dans d'autres cas, il présente une couleur rouge garance. J'insiste sur ces détails, car ils ont probablement induit en erreur dans les expériences que l'on a faites sur l'absorption des matières colorées.

Mais la lymphe ne reste pas long-temps liquide ; elle se prend en masse. Sa couleur rose devient plus foncée, il s'y développe une multitude de filaments rougeâtres, disposés en arborisations irrégulières et fort analogues, pour l'apparence, aux vaisseaux qui se répandent dans le tissu des organes.

Lorsqu'on examine avec soin la masse de lymphe coagulée, on voit qu'elle est formée de deux parties, dont l'une, solide, forme des cellules multipliées qui contiennent l'autre, qui est liquide. Si l'on sépare la partie solide, le liquide se prend de nouveau en masse.

Soumise au microscope, la lymphe, extraite soit du canal thoracique, soit d'un vaisseau lymphatique, soit même d'une glande cervicale, présente une multitude de petits globules qui sont semblables à ceux du sang, mais qui sont moins abondants que dans ce dernier fluide. (*Voyez* Globules de sang.)

La quantité de lymphe que l'on recueille d'un seul animal est peu considérable; à peine en retire-t-on une once et demie d'un chien de forte taille. Il m'a semblé que sa quantité augmente à mesure que le jeûne se prolonge; je crois aussi avoir observé que sa couleur devient plus rouge quand depuis long-temps l'animal est privé d'aliments.

La partie solide de la lymphe, et qu'on peut nommer son *caillot*, a beaucoup d'analogie avec celui du sang. Il devient rouge écarlate par le contact du gaz oxigène, et rouge pourpre quand on le plonge dans l'acide carbonique.

La pesanteur spécifique de la lymphe est à celle de l'eau distillée :: 1022,28 : 1000,00.

J'ai prié M. Chevreul d'analyser la lymphe du chien; je lui en ai remis une quantité assez considérable que je m'étais procurée d'après le procédé que j'ai indiqué plus haut, après avoir fait jeûner des chiens pendant plusieurs jours. Voici les résultats qu'a obtenus cet habile chimiste. Sur 1000 parties, la lymphe contient :

Eau.	926,4
Fibrine.	004,2
Albumine.	061,0
Muriate de soude. . . ·	006,1
Carbonate de soude.	001,8
Phosphate de chaux. . .	
Idem de magnésie. . .	000,5
Carbonate de chaux. . .	
Total.	1000,0

Appareil de l'absorption et du cours de la lymphe.

Cet appareil a la plus grande analogie, pour la disposition et la structure, avec celui de l'absorption et du cours du chyle, ou plutôt, à ne les envisager que sous le rapport anatomique, ils ne forment qu'un même système. Il se compose des vaisseaux lymphatiques, des glandes ou ganglions lymphatiques, et du canal thoracique, dont nous avons déjà parlé en traitant du cours du chyle.

Des vaisseaux lymphatiques. Les *vaisseaux lymphatiques* existent dans presque toutes les parties du corps : ils sont peu volumineux, s'anastomosent fréquemment, et ont presque partout une disposition réticulaire. Aux membres ils forment deux plans, l'un superficiel et l'autre profond. Le premier est placé dans le tissu cellulaire, entre la peau et les aponévroses d'enveloppe ; en général, il accompagne les veines sous-cutanées. Quand les vaisseaux qui forment ce plan sont remplis de mercure et que l'injection a bien réussi, ils représentent un réseau qui environne de ses mailles le membre tout entier.

Le plan profond des lymphatiques des membres se voit principalement dans les intervalles des muscles, autour des nerfs et des gros vaisseaux.

Les lymphatiques superficiels et profonds se dirigent vers la partie supérieure des membres, diminuent de nombre, augmentent de volume, et s'engagent bientôt dans les glandes lymphatiques de l'aisselle, de l'aine, etc., d'où ils s'enfoncent aussitôt, soit dans l'abdomen, soit dans la poitrine.

Au tronc, les vaisseaux lymphatiques forment de même deux couches, l'une sous-cutanée, l'autre placée à la face interne des parois des cavités splanchniques. Chaque viscère a aussi deux ordres de lymphatiques ; les uns occupent la surface, les autres semblent naître de son parenchyme.

C'est en vain qu'on a cherché jusqu'ici ces vaisseaux dans le cerveau, la moelle épinière, leurs enveloppes, l'œil, l'oreille interne, etc.

2. 13

Les vaisseaux lymphatiques du tronc et des membres aboutissent au canal thoracique ; mais ceux de l'extérieur de la tête et du cou se terminent, savoir, ceux du côté droit dans un vaisseau assez volumineux, qui s'ouvre dans la veine sous-clavière droite, et ceux du côté gauche dans un vaisseau analogue, mais un peu plus petit, qui s'ouvre dans la veine sous-clavière gauche, un peu au-dessus de l'embouchure du canal thoracique.

On ignore la disposition que les lymphatiques ont à leur origine ; on a fait à ce sujet beaucoup de conjectures, également dénuées de fondement. Ce qu'on peut dire de plus plausible, c'est qu'ils naissent par des racines extrêmement fines dans l'épaisseur des membranes et du tissu cellulaire, et dans le parenchyme des organes, où ils paraissent continus aux dernières ramifications artérielles. Il arrive souvent qu'une injection poussée dans une artère passe dans les lymphatiques de la partie où elle se distribue.

Dans leur trajet, les lymphatiques n'ont rien de régulier ; ils augmentent et diminuent de volume, sont tantôt arrondis et cylindriques, et tantôt ils présentent un grand nombre de renflements placés très près les uns des autres. Leur structure ne diffère pas sensiblement de celle des vaisseaux chylifères ; ils sont de même garnis de valvules.

Dans l'homme , chaque vaisseau lymphatique , avant d'arriver au système veineux , doit traverser une *glande lymphatique* (1). Ces organes , qui sont très nombreux , et qui , pour la forme et la structure , ressemblent entièrement aux glandes mésentériques , se trouvent plus particulièrement aux aisselles , au cou , aux environs de la mâchoire inférieure , au-dessous de la peau de la nuque , aux aines , dans le bassin du voisinage des gros vaisseaux. Les vaisseaux lymphatiques se comportent à leur égard absolument comme les vaisseaux chylifères avec les glandes du mésentère.

De l'absorption de la lymphe.

Afin de nous livrer avec avantage à l'étude de l'absorption de la lymphe , il est indispensable d'examiner les idées reçues relativement à l'origine de ce fluide , et à la faculté absorbante attribuée aux radicules des vaisseaux lymphatiques. Ici , nous avons besoin de beaucoup de réserve et en même temps de sévérité ; car , indépendamment de la difficulté propre au sujet , nous aurons à discuter une opinion généralement admise , et appuyée des autorités les plus respectables ; mais comme le seul désir de trouver la vérité

(1) Cette disposition n'existe pas dans les autres animaux qui ont des glandes lymphatiques.

13.

nous anime, et non celui d'innover, nous espérons qu'on ne nous saura pas mauvais gré d'avoir pris ce parti.

Voyons d'abord l'origine attribuée à la lymphe. Si l'on en croit les meilleurs ouvrages, la lymphe est le résultat de l'absorption qu'exercent les radicules lymphatiques à la surface des membranes muqueuses, séreuses, synoviales, des lames du tissu cellulaire, de la peau, et même dans le parenchyme de chaque organe.

Cette manière de voir comprend deux idées distinctes : savoir, 1° que la lymphe existe dans les diverses cavités du corps ; 2° que les vaisseaux lymphatiques sont doués de la faculté absorbante. De ces deux idées, la première est tout-à-fait inexacte, et l'autre mérite un examen particulier. En effet, quoiqu'il y ait de l'analogie en apparence entre les fluides qui se voient à la surface des membranes séreuses, du tissu cellulaire, des membranes synoviales, etc., et la lymphe, nous ferons voir ailleurs que ces fluides en diffèrent sous les rapports physiques et chimiques ; et, comme ces divers fluides varient eux-mêmes entre eux, en admettant cette origine de la lymphe, on devrait en avoir observé de plusieurs espèces : or, jusqu'ici, la lymphe a toujours été trouvée sensiblement la même dans toutes les parties du corps.

Il est vrai que certains physiologistes, qui se complaisent dans les subtilités, font une réponse par laquelle ils prétendent lever cette difficulté; ils disent que ces fluides, au moment de leur absorption, subissent une *élaboration* particulière qui les transforme en lymphe; et la preuve qu'ils en donnent, c'est que la lymphe diffère des fluides absorbés. Cette réponse pourrait avoir quelque valeur s'il était prouvé que les fluides sont absorbés; or nous allons voir qu'on est loin d'être arrivé à une telle conséquence (1).

Examinons maintenant la faculté absorbante attribuée par les auteurs aux vaisseaux lymphatiques.

Les liquides introduits dans l'estomac et dans les intestins sont absorbés avec assez de promptitude; le même effet arrive dans quelque cavité de l'économie que l'on porte les liquides: la peau

---

(1) La logique employée dans cette circonstance est vraiment singulière. Il s'agit de savoir si les lymphatiques absorbent ou non. La question est tout entière là; on semble ne s'en pas douter, et la propriété absorbante n'est pas un instant mise en doute. Après quoi on dit gravement qu'au moment où les vaisseaux absorbent, ils *élaborent* les fluides absorbés, et qu'ils les *transforment* en lymphe. Or, dans les sciences de faits, dire qu'un phénomène existe sans le prouver équivaut à ne rien dire. D'ailleurs l'expérience prouve que beaucoup de substances, telles que l'eau, l'alcool, l'éther, le camphre, sont absorbées sans être *élaborées*.

et la surface muqueuse du poumon jouissent aussi d'une propriété semblable. Les anciens, qui avaient remarqué plusieurs de ces phénomènes, et qui ne connaissaient point les vaisseaux lymphatiques, croyaient que les veines étaient les agents de l'absorption : cette croyance s'est maintenue jusqu'au milieu du siècle dernier, où la connaissance de ces vaisseaux s'est beaucoup perfectionnée.

Guillaume Hunter, l'un des anatomistes qui ont le plus contribué à faire connaître ces vaisseaux, est aussi celui qui a le plus insisté pour leur faire reconnaître la faculté absorbante. Sa doctrine a été propagée et même étendue par son frère, par ses élèves, et en général par tous ceux qui se sont occupés de l'anatomie des vaisseaux lymphatiques.

Il s'en faut beaucoup que les preuves sur lesquelles ils fondent leur doctrine aient la valeur qu'ils leur attribuent. A raison de l'importance du sujet, nous allons entrer dans quelques détails.

Pour établir que les vaisseaux lymphatiques sont absorbants et que les veines n'absorbent point, on a fait des expériences ; mais, en les supposant exactes, ce qui, comme on va le voir, est loin d'être vrai, elles sont en si petit nombre, qu'il est vraiment étonnant qu'elles aient suffi pour renverser une doctrine très anciennement admise.

De ces expériences, les unes ont été faites pour prouver directement que les vaisseaux lymphatiques absorbent, et les autres pour établir que les veines n'absorbent point. Nous nous occuperons seulement ici des premières, nous renverrons les autres à l'article de l'*Absorption des veines*.

Jean Hunter, l'un des premiers qui aient nié positivement l'absorption des veines et admis celle des lymphatiques, a fait l'expérience suivante, qui lui a paru très probante.

Il ouvrit le bas-ventre à un chien ; il vida promptement quelques portions d'intestins des matières qu'elles contenaient, en les comprimant suffisamment : il y injecta aussitôt du lait chaud, qu'il retint au moyen de ligatures. Les veines qui appartenaient à ces portions d'intestins furent vidées par plusieurs piqûres faites à leur tronc ; il empêcha qu'elles ne reçussent du nouveau sang, en appliquant des ligatures aux artères qui leur correspondaient, et il remit en cet état les parties dans le bas-ventre. Il les y laissa pendant environ une demi-heure, les retira ensuite, et, les ayant examinées scrupuleusement, il trouva que les veines étaient presque désemplies, comme quand il les avait retirées pour la première fois, et qu'elles ne contenaient pas une goutte de fluide blanc, pendant que les lactés en étaient entièrement pleins (1).

Objections à l'expérience de J. Hunter.

L'état d'imperfection où était l'art des expériences physiologiques à l'époque où J. Hunter a fait celle-ci peut seul excuser ce célèbre anatomiste de n'avoir pas senti combien il y manque de circonstances importantes pour que l'on puisse, en la supposant exacte, en tirer quelques conséquences.

En effet, pour que cette expérience pût être de quelque utilité, il faudrait savoir si l'animal était à jeun lorsqu'on l'a ouvert, ou s'il était dans le travail de la digestion ; il aurait fallu examiner l'état des lymphatiques au commencement de l'expérience : étaient-ils ou n'étaient-ils pas pleins de chyle ? quels changements sont survenus au lait pendant son séjour dans l'intestin ? enfin, sur quelles preuves établit-on que les lactés étaient remplis de lait à la fin de l'expérience ? le fluide qui les remplissait n'était-il pas plutôt du chyle ? Au reste, cette expérience a été répétée, à diverses reprises, par Flandrin, professeur à l'École vétérinaire d'Alfort, homme très versé dans la pratique des expériences sur les animaux vivants, sans qu'il en ait obtenu aucun succès, c'est-à-dire sans qu'il ait aperçu de lait dans les vaisseaux

(1) *Anatomie des vaisseaux absorbants*, etc., par Cruikshank, trad. par Petit-Radel.

lymphatiques. J'ai moi-même fait plusieurs fois cette expérience, et les résultats que j'ai obtenus sont parfaitement d'accord avec ceux de Flandrin, et par conséquent opposés à ceux de Hunter.

Ainsi la principale expérience où un auteur digne de foi ait dit avoir vu l'absorption d'un fluide autre que le chyle par les vaisseaux lactés paraît être, sinon illusoire, du moins insignifiante.

Les autres expériences de J. Hunter étant encore moins concluantes que celle-ci, je les passe sous silence. D'ailleurs, elles ont été infructueusement répétées par Flandrin, et elles ne m'ont pas mieux réussi (1).

J'ai cru nécessaire de faire quelques essais, afin de savoir si réellement les vaisseaux chylifères et les autres lymphatiques du canal intestinal absorbent d'autres fluides que le chyle.

J'ai d'abord constaté que si l'on fait avaler à un

(1) Telle est l'aptitude de l'esprit humain à recevoir des erreurs : Hunter fait une fausse théorie sur l'une des fonctions les plus importantes de la vie, il l'étaie à peine de quelques expériences inexactes, et dans tous les cas insuffisantes ; ses idées sont aussitôt généralement admises ; elles sont encore défendues aujourd'hui avec une chaleur et un zèle qu'inspire rarement la vérité. Harvey, qui a fait de si belles et de si nombreuses expériences pour démontrer la circulation du sang, a combattu trente ans pour ne pas passer pour un visionnaire, et pour faire admettre une des belles découvertes dont s'honore l'intelligence humaine.

chien quatre onces d'eau pure , ou mêlée à une certaine quantité d'alcool, de matière colorante, d'acide ou de sel , au bout d'environ une heure la totalité du liquide est absorbée dans le canal intestinal.

Il était évident que si ces différents liquides étaient absorbés par les vaisseaux lymphatiques des intestins, ils devaient traverser le canal thoracique ; on devait donc en rencontrer une quantité plus ou moins considérable dans ce canal, en recueillant la lymphe des animaux une demi-heure ou trois quarts d'heure après l'introduction des liquides dans l'estomac.

1re EXPÉRIENCE. Un chien a avalé quatre onces d'une décoction de rhubarbe ; une demi-heure ensuite, on a extrait la lymphe du canal thoracique. Ce fluide n'a présenté aucune trace de rhubarbe ; et cependant à peu près la moitié du liquide avait disparu du canal intestinal , et l'urine contenait sensiblement la rhubarbe.

2e EXPÉRIENCE. On a fait boire à un chien six onces d'une dissolution de prussiate de potasse dans l'eau ; un quart d'heure après, l'urine contenait , d'une manière très apparente, le prussiate : la lymphe extraite du canal thoracique n'en présentait point.

3e EXPÉRIENCE. Trois onces d'alcool étendu d'eau (1) furent données à un chien ; au bout

(1) L'alcool pur tue promptement les chiens.

d'un quart d'heure, le sang de l'animal avait une odeur d'alcool prononcée : la lymphe n'offrait rien de semblable.

Expériences sur l'absorption lymphatique.

4e EXPÉRIENCE. Le canal thoracique ayant été lié au cou sur un chien, on lui fit boire deux onces d'une décoction de noix vomique, liquide très vénéneux pour ces animaux. L'animal mourut tout aussi promptement que si l'on avait laissé le canal thoracique intact. A l'ouverture du cadavre, on s'assura que le canal de la lymphe n'était pas double, qu'il n'avait qu'un débouché dans la veine sous-clavière gauche, et qu'il avait été bien lié.

5e EXPÉRIENCE. On lia de même le canal thoracique à un chien, et on lui injecta deux onces de décoction de noix vomique dans le rectum : les effets furent semblables à ceux qui seraient survenus si le canal n'eût point été lié, c'est-à-dire que l'animal mourut très promptement. La disposition du canal était analogue à celui de l'expérience précédente.

6e EXPÉRIENCE. M. Delille et moi nous fîmes sur un chien qui, sept heures auparavant, avait mangé une grande quantité de viande, afin que les lymphatiques chylifères devinssent faciles à apercevoir; nous fîmes, dis-je. une incision aux parois abdominales, et nous tirâmes au-dehors une anse d'intestin grêle, sur laquelle nous appliquâmes deux ligatures. à quatre décimètres l'une de l'autre. Les lymphatiques qui naissaient de cette portion d'intestin étaient très blancs et très apparents, à raison du chyle qui les distendait. Deux nouvelles ligatures furent placées sur chacun de ces vaisseaux, à un centimètre de distance, et nous coupâmes ces vaisseaux entre les deux ligatures. Nous nous assurâmes en outre, par tous les moyens possibles, que l'anse d'intestin sortie de l'abdomen n'avait plus de communication avec le reste du corps par les vaisseaux lymphatiques. Cinq artères et cinq veines mésentériques se rendaient à cette portion intestinale; quatre de ces artères et autant de veines furent liées et coupées de la même manière que les lymphatiques; ensuite les deux extrémités de notre anse d'intestin furent coupées et séparées entièrement du reste de l'intestin grêle. Ainsi nous eûmes une portion d'intestin grêle longue de quatre décimètres, ne communiquant plus avec le reste du corps que par une artère et une veine mésentériques. Ces deux vaisseaux furent isolés dans une longueur de quatre travers de doigt; nous enlevâmes même la tunique celluleuse, de peur que des lymphatiques n'y fussent restés cachés. Nous injectâmes alors dans la cavité de l'anse intestinale environ deux onces de décoction de noix vomique, et une ligature fut appliquée pour s'opposer à la sortie du liquide injecté. L'anse, enveloppée d'un linge fin, fut replacée dans l'abdo-men. Il était une heure précise ; à une heure six minutes, les effets du poison se manifestèrent avec leur intensité ordinaire : en sorte que tout se passa comme si l'anse d'intestin eût été dans son état naturel.

M. le docteur Ségalas vient de faire la contre-épreuve de cette expérience ; je transcris littérale-ment les faits suivants de son mémoire.

« 1re *Expérience*. J'ai pris une anse intestinale, que j'ai isolée des parties intestinales voisines par deux incisions ; j'ai lié les artères et les veines qui s'y rendaient, avec la précaution de ne pas embrasser dans mes ligatures les vaisseaux chylifères rendus apparents par la présence du chyle ; j'ai appliqué une ligature à une extrémité de l'anse intestinale, j'ai injecté dans sa cavité le poison dont je m'étais déjà servi, une dissolution aqueuse d'extrait al-coolique de noix vomique ; je l'ai maintenue dans cette cavité par une seconde ligature ; j'ai replacé l'anse intestinale dans le ventre, et je n'ai pas obtenu d'empoisonnement pendant une heure en-tière que j'ai observé l'animal. Cependant j'avais employé un demi-gros d'extrait, préparé avec soin par M. Labarraque, et éprouvé déjà par plusieurs expériences antérieures, où quelques grains de cette substance avaient suffi pour faire périr les animaux sur lesquels j'opérais, les chiens.

» A cette expérience, on peut objecter que la circulation étant interrompue dans l'anse intestinale, l'absorption a pu y être suspendue par le défaut seul de l'excitation sanguine ; et qu'en conséquence le non-empoisonnement, en ce cas, ne prouve pas la non-absorption, dans l'état naturel, par les vaisseaux chylifères.

» Sans m'arrêter ici à examiner l'influence de la circulation sur l'absorption, influence qu'on ne peut du reste apprécier au juste sans déterminer antérieurement quels sont les véritables agents de l'absorption, je me bornerai à faire observer que les partisans de l'absorption par les vaisseaux lymphatiques citent plusieurs expériences analogues, faites par Hunter, et dans lesquelles ce physiologiste dit avoir reconnu, après l'isolement de l'anse intestinale et la ligature des artères et des veines, le passage, dans les vaisseaux chylifères, d'une certaine quantité de lait, d'eau tiède, d'eau musquée, de dissolution d'empois coloré, etc. ; et que si mon expérience est rejetée à cause de la mort présumée de l'anse intestinale, les expériences semblables de Hunter doivent l'être aussi par la même raison. D'ailleurs ces expériences, qui paraissent être les plus favorables de toutes à l'absorption par les vaisseaux lymphatiques, sont susceptibles chacune d'objection particulière : on peut dire, par exemple, que le fluide blanc que Hunter a

moi ; je les ai fait varier de diverses manières, et les résultats ont toujours été les mêmes. Réunies à celles que j'ai rapportées plus haut, elles me semblent suffire pour établir positivement que les vaisseaux lymphatiques ne sont pas les seuls agents de l'absorption intestinale, et qu'elles doivent rendre au moins douteux que l'absorption de ces vaisseaux s'exerce sur d'autres substances que le chyle (1).

C'est plutôt par analogie que sur des faits positifs que l'on a admis l'absorption lymphatique dans les surfaces muqueuses génito-urinaires et pulmonaires, dans les membranes séreuses et synoviales, dans le tissu cellulaire, à la surface de la peau et dans le tissu des organes. Toutefois nous allons examiner le petit nombre de preuves sur lesquelles les auteurs se sont appuyés.

Les vaisseaux lymphatiques du canal intestinal sont les seuls organes de l'absorption qui s'y opère ; donc les vaisseaux lymphatiques du reste du corps, qui présentent une disposition semblable ou très analogue aux chylifères, doivent jouir de la même faculté : tel est le raisonnement des partisans de l'absorption par les lymphatiques;

Absorption lymphatique des membranes muqueuses.

(1) Ces diverses expériences viennent d'être récemment répétées et variées par MM. Tiedmann et Gmélin, avec des résultats tout-à-fait identiques.

2. 14

et comme il est connu que toutes les surfaces extérieures et intérieures de l'économie absorbent, on en a conclu que les vaisseaux lymphatiques étaient partout les instruments de l'absorption.

Si la faculté absorbante des lymphatiques du canal intestinal était bien démontrée pour d'autres substances que le chyle, ce raisonnement aurait en effet beaucoup de force ; mais, comme on a vu tout à l'heure que rien n'est moins certain, nous ne pouvons l'admettre, et nous sommes obligés de recourir aux autres faits ou aux expériences qui, à ce qu'on croit généralement, démontrent l'absorption lymphatique.

Absorption
lymphatique
des
membranes
séreuses.

Sur des animaux morts à la suite d'hémorrhagie pulmonaire ou abdominale, Mascagni a trouvé les lymphatiques des poumons et du péritoine remplis de sang ; il en a conclu que ces vaisseaux avaient absorbé le fluide qui les remplissait : mais j'ai souvent rencontré, soit sur des animaux, soit chez l'homme, des lymphatiques distendus par du sang, dans des cas où il n'y avait aucun épanchement de ce fluide ; et d'ailleurs, dans certains cas, il y a si peu de différence entre la lymphe et le sang, qu'il serait difficile de les distinguer. Ainsi le fait de Mascagni est peu important pour la question.

J. Hunter, après avoir injecté de l'eau colorée

par de l'indigo dans le péritoine d'un animal, dit avoir vu les lymphatiques, peu de temps ensuite, remplis d'un liquide de couleur bleue (1); mais ce fait a été démenti par les expériences de Flandrin sur les chevaux. Cet auteur a injecté dans la plèvre et dans le péritoine, non seulement une dissolution d'indigo dans de l'eau, mais d'autres liqueurs colorées, et jamais il ne les a vues passer dans les lymphatiques, quoique les unes et les autres aient été promptement absorbées.

Nous avons, M. Dupuytren et moi, fait plus de cent cinquante expériences, dans lesquelles nous avons soumis à l'absorption des membranes séreuses un grand nombre de fluides différents, et jamais nous ne les avons vus s'introduire dans les vaisseaux lymphatiques.

Les substances qu'on introduit ainsi dans les cavités séreuses produisent des effets très prompts, à raison de la rapidité avec laquelle elles sont absorbées. L'opium assoupit, le vin produit l'ivresse, etc. Je me suis assuré, par plusieurs expériences, que la ligature du canal thoracique ne

Expériences sur l'absorption des membranes séreuses.

(1) M. Herbert Mayo, qui publie un ouvrage périodique fort intéressant sur l'anatomie et la physiologie, a trouvé récemment la cause de l'illusion de Hunter. Dans l'état ordinaire, et sans qu'un animal ait pris d'indigo, les lymphatiques chylifères prennent une teinte bleuâtre peu de temps après la mort.

diminue en rien la promptitude avec laquelle ces effets se manifestent.

Il est donc très douteux que les vaisseaux lymphatiques soient les organes qui absorbent dans les cavités séreuses. Ajoutons que l'arachnoïde, la membrane de l'humeur aqueuse, l'hyaloïde, dont la disposition et la structure sont très analogues à celles des membranes séreuses, et dans lesquelles on n'a jamais aperçu aucun vaisseau lymphatique, jouissent d'une faculté absorbante tout aussi active que celle des autres membranes du même genre.

Absorption lymphatique du tissu cellulaire.

Quand on applique une ligature fortement serrée sur un membre, la partie de celui-ci la plus éloignée du cœur se gonfle, et la sérosité s'accumule dans le tissu cellulaire. Il arrive un phénomène analogue après certaines opérations du cancer de la mamelle, où l'on a été obligé d'emporter toutes les glandes lymphatiques de l'aisselle. On a expliqué ce phénomène en disant que la ligature ou l'ablation des glandes de l'aisselle s'oppose à la circulation de la lymphe, et surtout à son absorption dans le tissu cellulaire. Voyons jusqu'à quel point cette explication est satisfaisante. D'abord, la lymphe est un fluide très différent de la sérosité cellulaire ; ensuite, l'accumulation de cette sérosité ne peut-elle pas dépendre d'autres causes que de l'empêchement de l'action absorbante des lymphatiques, de la gêne de la circulation ou du cours du sang veineux, par exemple? En outre, la soustraction des glandes de l'aisselle ne produit pas constamment l'effet dont nous venons de parler, et l'on voit fréquemment des engorgements squirrheux, et même des désorganisations complètes de glandes de l'aisselle ou de l'aine, qui ne sont accompagnées d'aucun œdème (1).

On donne des preuves plus nombreuses de l'absorption des vaisseaux lymphatiques à la peau.

Absorption lymphatique de la peau.

Une personne se pique le doigt en disséquant un cadavre putréfié; deux ou trois jours après, la piqûre s'enflamme, les glandes de l'aisselle correspondante se gonflent et deviennent douloureuses. Dans quelques circonstances assez rares, ces effets sont accompagnés d'une rougeur vive et d'une petite douleur dans tout le trajet des troncs lymphatiques du bras. On dit alors que la matière animale putréfiée a été absorbée par les lymphatiques du doigt, qu'elle est transportée par eux jusqu'aux glandes de l'aisselle, et que son passage a été partout marqué par l'irritation et l'inflammation des parties qu'elle a traversées.

Il est certain que cette explication a pour elle toutes les apparences, et je ne prétends pas nier

Objections aux preuves de

(1) Nous verrons tout à l'heure que l'œdème des membres dépend de l'oblitération totale ou partielle des veines.

qu'elle ne soit bonne ; je veux croire même qu'un jour l'exactitude en sera reconnue : mais quand on réfléchit qu'elle est en ce moment l'une des bases de la thérapeutique, et que souvent elle décide de l'emploi de médicaments énergiques, je pense qu'on ne saurait porter trop loin le doute à son égard. Je ferai donc sur cette explication les

réflexions suivantes : Dans un grand nombre de cas on se pique avec un scalpel imprégné de matière putréfiée, sans qu'il en résulte aucun accident. Il arrive fréquemment qu'une piqûre faite avec une aiguille parfaitement nette produit exactement les phénomènes décrits ; un coup qui a légèrement contus l'extrémité du doigt amène quelquefois des effets semblables. La simple impression du froid aux pieds détermine souvent le gonflement des glandes de l'aine, et la rougeur des lymphatiques de la partie interne de la jambe et de la cuisse ; il en est de même d'une chaussure trop étroite. On peut ajouter encore qu'il est fréquent de voir les veines s'enflammer à la suite des piqûres, et même concurremment avec les lymphatiques. J'en ai vu un exemple frappant et bien malheureux sur le cadavre du professeur Leclerc. Cet estimable savant mourut des suites de l'absorption de miasmes putrides, qui se fit par une petite écorchure qu'il avait à l'un des doigts de la main droite. Les lymphatiques et les glandes de

l'aisselle étaient enflammés ; ces glandes avaient
une couleur brunâtre , évidemment maladive ;
mais la membrane interne des veines du bras droit
présentait des traces non équivoques d'inflammation , et les glandes lymphatiques de tout le corps
offraient la même altération que celles de l'aisselle
droite.

On rapporte encore comme preuve de l'absorption lymphatique plusieurs faits de pathologie.
Après un coït impur, il se développe un ulcère
sur le gland , et , quelques jours plus tard , les
glandes de l'aine s'engorgent et deviennent douloureuses , ou bien ces mêmes glandes s'enflam-
ment sans qu'il y ait eu précédemment d'ulcération sur la verge. Ce gonflement arrive fréquemment dans les premiers jours d'un écoulement
blennorrhagique. On attribue, dans ces différents
cas , l'engorgement des glandes à l'absorption du
virus vénérien , qui a été pris , dit-on , par les orifices lymphatiques et transporté jusqu'aux glandes.
De même , parceque des glandes de l'aine engor-
gées reviennent quelquefois à leur état naturel
après des frictions mercurielles sur la partie interne de la cuisse correspondante , on a conclu
que le mercure est absorbé par les lymphatiques
de la peau , et qu'il va traverser les glandes de
l'aine. Ces différents faits sont , il est vrai , de
nature à faire soupçonner l'absorption par les vais-

seaux lymphatiques, mais ils ne la démontrent certainement pas. Elle ne sera jamais réellement démontrée que lorsqu'on aura trouvé dans ces vaisseaux la substance qu'on supposera avoir été absorbée ; et comme on n'a jamais vu, dans les cas cités, ni le pus des ulcères vénériens et des blennorrhagies, ni le mercure dans les vaisseaux lymphatiques, il est clair qu'ils ne donnent pas une preuve démonstrative de l'absorption lymphatique. Il y a plus, quand même on rencontrerait, par la suite, soit du pus, soit de l'onguent mercuriel, ou toute autre substance administrée en friction, dans les vaisseaux dont nous parlons, il faudrait encore s'assurer si elles y ont pénétré par la voie de l'absorption. Nous verrons plus bas avec quelle facilité les substances mêlées au sang passent dans le système lymphatique.

Mascagni cite une expérience qu'il fit sur lui-même et qui lui paraît des plus concluantes ; je la traduis textuellement. « Ayant conservé pendant quelques heures mes pieds plongés dans l'eau, j'ai observé sur moi-même un gonflement un peu douloureux des glandes inguinales et de la transsudation d'un fluide à travers le gland. Je fus saisi ensuite d'une fluxion de la tête ; un fluide âcre et salé s'écoula de mes narines. Voici comment j'explique ces phénomènes : lorsqu'une quantité extraordinaire de fluide remplissait les lymphatiques des pieds , et que les glandes inguinales en étaient gonflées , les lymphatiques du pénis s'en char-geaient plus difficilement. Les vaisseaux sanguins continuaient à séparer la même quantité de fluide ; mais les vaisseaux lymphatiques ne pouvaient pas l'emporter en entier, car le mouvement de leur propre fluide était retardé : c'est pourquoi le reste du fluide sécrété transsudait à travers le gland. De même, par l'absorption abondante des lymphatiques des pieds , le canal thoracique se trouvait distendu avec une grande force , les lymphatiques de la pituitaire ne pouvaient plus absorber librement les fluides déposés sur la sur-face ; et de là coryza. » Cette expérience apprend que Mascagni eut les glandes de l'aine gonflées après avoir laissé quelque temps ses pieds dans l'eau : l'explication qui la suit est tout-à-fait hypo-thétique.

C'est encore l'induction seule qui a fait admet-tre l'absorption par les vaisseaux lymphatiques dans la profondeur des organes : aucune expé-rience ne vient à l'appui ; et les faits que l'on donne comme preuve , tels que les métastases , la résolution des tumeurs , la diminution de volume des organes , etc. , établissent bien qu'il y a une absorption intérieure , mais ils ne prouvent nulle-ment que les vaisseaux lymphatiques l'exécutent.

Je dois enfin citer un fait qui , à mon avis , est

 beaucoup plus favorable à la doctrine de l'absorption par les vaisseaux lymphatiques qu'aucun de ceux que j'ai rapportés jusqu'ici : on le doit à M. Dupuytren.

Une femme qui portait une tumeur énorme à la partie supérieure interne de la cuisse, avec fluctuation, mourut à l'Hôtel-Dieu en 1810. Peu de jours avant sa mort, une inflammation s'était montrée dans le tissu cellulaire sous-cutané, à la partie interne de la tumeur.

Le lendemain, M. Dupuytren fit l'ouverture du cadavre. A peine eut-il divisé la peau qui revêtait la tumeur, qu'il vit se former des points blancs sur les lèvres de l'incision. Surpris de ce phénomène, il dissèque avec soin la peau dans une certaine étendue, et voit le tissu cellulaire sous-cutané parcouru par des lignes blanchâtres, dont quelques unes étaient grosses comme des plumes de corbeau. C'étaient évidemment des vaisseaux lymphatiques remplis par une matière puriforme. Les glandes de l'aine auxquelles ces vaisseaux allaient se rendre étaient injectées de la même matière ; les lymphatiques étaient pleins du même liquide, jusqu'aux glandes lombaires ; mais ni ces glandes, ni le canal thoracique, n'en présentaient aucune trace.

 Il s'agit maintenant de savoir si l'on peut conclure de ce fait que les lymphatiques ont absorbé

le fluide qui les remplissait : cela est probable ;
mais, pour le rendre évident, il aurait fallu que
l'identité du fluide que contenaient les lymphatiques et du pus qui remplissait le tissu cellulaire eût été constatée : or on s'en est tenu à
l'apparence. M. Cruveilhier, qui rapporte ce fait,
s'exprime ainsi : « J'ai dit que le liquide était du
pus ; il en avait l'opacité, la couleur blanche, la
consistance. » Or, dans de semblables circonstances,
la simple apparence est si trompeuse, qu'on risque
beaucoup à s'en contenter. N'a-t-on pas, en suivant
cette méthode, confondu long-temps deux liquides
très différents, le lait et le chyle, par la seule raison
qu'ils avaient tous deux une même apparence ? D'ailleurs, s'est-on assuré si le pus ne provenait pas des
lymphatiques eux-mêmes, qui auraient été enflammés, car c'est ce qui arrive quelquefois aux veines ?

Dans beaucoup de circonstances analogues au
cas que je viens de citer, c'est-à-dire à la suite
d'inflammation érysipélateuse avec suppuration du
tissu cellulaire des membres, je n'ai aperçu aucune
trace de matière purulente dans les vaisseaux lymphatiques ; et d'ailleurs il n'est pas rare que l'on
trouve, dans les cas de ce genre, les veines qui naissent de la partie malade remplies d'une matière
très analogue au pus (1).

(1) **Dans un cas récemment observé à l'Hôtel-Dieu de
Paris**, on a trouvé, à la suite d'une fracture compliquée,

En nous résumant sur la faculté absorbante des lymphatiques, nous pensons qu'il n'est pas impossible qu'elle existe, mais qu'elle est loin d'être démontrée ; et, comme nous avons un grand nombre de faits qui nous paraissent établir d'une manière positive l'absorption par les radicules veineuses, nous renvoyons l'histoire des différentes absorptions à l'époque où nous traiterons du cours du sang veineux.

Les connaissances acquises aujourd'hui sur l'imbibition des tissus vivants nous permettent d'ajouter une considération nouvelle et importante à celles qui viennent d'être présentées, et qui se trouvent en grande partie dans la première édition de cet ouvrage.

Nul doute qu'une substance solide ou liquide, susceptible d'être absorbée, ne puisse s'imbiber dans les parois des vaisseaux lymphatiques, et arriver, par une action purement physique, à l'intérieur de ces vaisseaux ; mais l'absorption ne se compose pas uniquement d'un pareil phénomène, il faut encore que la substance qui a pénétré dans la cavité des vaisseaux soit transportée dans le torrent de la circulation : or, le plus souvent les lymphatiques sont vides, ils n'offrent aucun courant qui puisse entraîner les matières

d'abcès considérable, du pus dans les veines et dans les vaisseaux lymphatiques qui naissaient du lieu malade.

qu'ils pourraient absorber. Ce défaut de courant pourrait seul s'opposer à ce qu'on regardât le système lymphatique comme le système absorbant.

Revenons maintenant à l'origine de la lymphe, admise par les physiologistes. *Origine probable de la lymphe.*

Si, d'un côté, les fluides qu'on suppose absorbés par les vaisseaux lymphatiques s'éloignent de la lymphe par leurs propriétés physiques et chimiques ; si, d'un autre côté, la faculté absorbante des vaisseaux lymphatiques est un phénomène dont l'existence est fort douteuse, que penser de l'opinion reçue touchant l'origine de la lymphe ? N'est-il pas évident qu'elle a été bien légèrement admise, qu'elle réunit en sa faveur bien peu de probabilité ?

D'où vient donc le fluide qu'on rencontre dans les vaisseaux lymphatiques ? ou, en d'autres termes, quelle est l'origine, sinon véritable, du moins la plus probable, de la lymphe ?

En considérant, 1° la nature de la lymphe, qui a la plus grande analogie avec le sang, 2° la communication que l'anatomie démontre entre la terminaison des artères et les radicules des lymphatiques, 3° la facilité et la promptitude avec laquelle les substances colorantes ou salines s'introduisent dans les vaisseaux de la lymphe (1), il *Absorption de la lymphe.*

(1) J'ai constaté ce fait par des expériences directes dont je rendrai compte plus bas.

devient, selon moi, très probable que la lymphe est une partie du sang, qui, au lieu de revenir au cœur par les veines, suit la route des vaisseaux lymphatiques. Cette idée n'est pas entièrement neuve ; elle se rapproche beaucoup de celle des anatomistes qui les premiers découvrirent les vaisseaux lymphatiques, et qui pensaient que ces vaisseaux étaient destinés à rapporter au cœur une partie du sérum du sang.

Cette idée prend une probabilité plus forte quand on sait que la pléthore artificielle du système sanguin augmente beaucoup la quantité de lymphe que contient le système lymphatique. (*Voyez* les considérations générales sur la circulation du sang.)

Cette discussion sur l'origine de la lymphe a pu paraître un peu longue ; mais elle était indispensable pour faire éviter les opinions fausses sur l'absorption de ce fluide.

Il est clair qu'il faut s'en former une idée tout autre que celle qui se trouve consignée dans les ouvrages de physiologie, et se borner à la considérer comme l'introduction de la lymphe dans les radicules lymphatiques. Mais quelle obscurité environne ce phénomène ! On ignore sa cause, son mécanisme, la disposition des instruments qui l'exécutent, et jusqu'aux circonstances dans lesquelles il a lieu. En effet, comme nous le dirons tout à l'heure, il paraît que c'est seulement dans

des cas particuliers que les lymphatiques contiennent de la lymphe.

Cette obscurité n'a rien qui doive nous sur-
prendre ; nous avons déjà vu et nous aurons encore
plus d'une fois l'occasion de voir qu'elle règne sur
tous les phénomènes de la vie auxquels on ne
peut appliquer les lois de la physique, de la chimie ou de la mécanique, par conséquent sur tous
ceux qui se rapportent aux actions vitales et à la
nutrition.

Cours de la lymphe.

Nous n'avons que peu de mots à dire sur le
cours de la lymphe ; les auteurs en font à peine
mention, encore est-ce d'une manière très vague,
et nos observations sur ce sujet sont loin d'avoir été
assez multipliées. Ce serait un sujet de recherches
bien intéressant et tout-à-fait neuf.

D'après la disposition générale de l'appareil
lymphatique, la terminaison du canal thoracique
et des troncs cervicaux aux veines sous-clavières, la
forme et l'arrangement des valvules, on ne peut
douter que la lymphe ne coule des diverses parties
du corps d'où naissent les lymphatiques, vers le
système veineux ; mais les phénomènes particuliers
de ce mouvement, ses causes, ses variations, etc.,
n'ont point été jusqu'ici étudiés.

Voici le peu de remarques que j'ai été à même de faire à cet égard.

Observations sur le cours de la lymphe.

A. Sur l'homme et les animaux vivants, il est très rare que les lymphatiques des membres, de la tête et du cou contiennent de la lymphe; seulement leur surface intérieure paraît lubrifiée par un fluide très ténu. Dans certains cas, cependant, la lymphe s'arrête dans un ou plusieurs de ces vaisseaux, les distend, et leur donne un aspect fort analogue aux veines variqueuses, à l'exception de la couleur. M. Sœmmering en a vu plusieurs dans cet état sur le dos du pied d'une femme, et j'ai eu occasion d'en observer un autour de la couronne du gland.

On trouve plus fréquemment sur des chiens, des chats, et autres animaux vivants, des vaisseaux lymphatiques pleins de lymphe, à la surface du foie, de la vésicule du fiel, de la veine cave du tronc, de la veine porte, dans le bassin et sur les côtés de la colonne vertébrale.

Les troncs cervicaux sont aussi assez souvent remplis de lymphe; cependant il est loin d'être rare qu'on les en trouve entièrement privés. Quant au canal thoracique, je ne l'ai jamais rencontré vide, même quand les vaisseaux lymphatiques du reste du corps étaient dans l'état de vacuité le plus parfait.

B. Pourquoi ces variétés dans la présence de la

lymphe dans les vaisseaux lymphatiques ? pourquoi ceux de l'abdomen en contiennent-ils plus souvent que les autres ? et pourquoi le canal thoracique en contient-il constamment ? Je crois impossible de répondre maintenant à aucune de ces questions. Le seul fait que je crois avoir observé , mais que je ne voudrais pas garantir , c'est que la lymphe se trouve plus fréquemment dans les troncs lymphatiques du cou quand les animaux sont depuis long-temps privés de toute espèce d'aliments et de boissons.

C. A mesure que l'abstinence se prolonge chez un chien , la lymphe devient de plus en plus rouge. J'en ai vu qui avait presque la couleur du sang sur des chiens qui avaient jeûné huit jours. Il m'a paru aussi que dans ces cas sa quantité est plus considérable.

Observations
sur
le cours de
la lymphe.

D. La lymphe paraît marcher lentement dans ses vaisseaux. Si l'on en pique un sur l'homme vivant (je n'ai eu l'occasion de le faire qu'une seule fois), la lymphe ne s'écoule que lentement et sans former de jet. M. Sœmmering avait déjà fait une observation semblable.

Quand les troncs lymphatiques du cou sont remplis de lymphe , on peut aisément les isoler dans une étendue de plus d'un pouce. On peut observer alors que le liquide qui les remplit n'y coule que très doucement. Si on les comprime de manière à

Observations
sur
le cours de
la lymphe.

faire passer la lymphe qui les distend dans la veine sous-clavière, il faut quelquefois plus d'une demi-heure avant qu'ils se remplissent de nouveau, et souvent ils restent vides.

E. Toutefois les vaisseaux lymphatiques ont la propriété de revenir sur eux-mêmes par l'effet de l'élasticité de leurs parois ; ils se vident souvent d'eux-mêmes quand ils sont exposés à l'air. Il est probable que c'est parcequ'ils se sont contractés qu'on les trouve presque toujours vides, sans en excepter le canal thoracique, sur les animaux récemment morts. Cette faculté est sans doute l'une des causes qui déterminent la lymphe à s'introduire dans le système veineux. La pression que les lymphatiques supportent par l'effet de la contractilité du tissu de la peau et des autres organes, de la contraction musculaire, du battement des artères, etc., doit être pour quelque chose dans le cours de la lymphe. Cela paraît évident pour les lymphatiques contenus dans la cavité abdominale.

Usage des glandes lymphatiques.

F. On ignore complètement l'usage des glandes lymphatiques, et c'est peut-être pourquoi elles ont été l'objet de beaucoup d'hypothèses. Malpighi les regardait comme autant de *petits cœurs* qui donnaient à la lymphe son mouvement progressif ; d'autres auteurs ont avancé qu'elles servaient à *affermir les divisions* des vaisseaux lymphatiques , à *s'imbiber*, comme des *éponges*, des humeurs superflues , à *donner aux nerfs un suc nourrissant*, à *fournir la graisse*, etc. ; enfin , chacun a donné un libre essor à son imagination (1).

Nous n'en dirons pas davantage sur le cours de la lymphe ; on voit combien il reste à faire pour éclaircir ce phénomène, et en général pour connaître tous ceux qui se rapportent aux fonctions du système lymphatique et à son utilité dans l'économie animale.

Si nos connaissances positives sur ce sujet sont aussi bornées , quelle confiance peut-on accorder aux théories médicales dans lesquelles on parle de l'*épaississement* de la lymphe , de l'*obstruction*, de l'*embarras* des glandes lymphatiques , du *défaut d'action* des bouches absorbantes lymphatiques , lequel donne lieu aux hydropisies , etc. ? et comment se décider à administrer des remèdes quelquefois violents d'après des idées de ce genre ?

Les changements de structure et de volume qui arrivent aux glandes lymphatiques par les progrès de l'âge, doivent faire présumer que l'action du sys-

(1) J'omets à dessein de parler du *mouvement rétrograde* des fluides dans les vaisseaux lymphatiques ; ce qu'ont dit Darwin et autres sur ce sujet paraît imaginaire. Il ne peut y avoir de mouvement rétrograde que par l'effet des anastomoses, et alors ce mouvement n'a rien que de très simple.

tème lymphatique éprouve des modifications aux différentes époques de la vie ; mais rien de positif n'est connu sous ce rapport.

COURS DU SANG VEINEUX.

Transporter le sang veineux de toutes les parties du corps aux poumons, tel est le but de la fonction que nous allons étudier. En outre, les organes qui l'exécutent sont en même temps les agents principaux de l'absorption qui s'exerce, soit à l'extérieur, soit à l'intérieur du corps (l'absorption du chyle, de la lymphe, et celle qui se fait à la surface muqueuse du poumon exceptées).

Du sang veineux.

On donne ce nom au liquide qui est contenu dans les veines, le côté droit du cœur et l'artère pulmonaire, organes qui, par leur réunion, forment l'appareil propre au cours du sang veineux.

Propriétés physiques du sang veineux. Ce liquide est d'une couleur rouge brun, assez foncée pour qu'on lui ait appliqué l'épithète inexacte de *sang noir :* dans quelques cas, sa couleur est moins foncée, et même peut-être écarlate. Son odeur est fade, *et sui generis;* sa saveur est aussi particulière : cependant on reconnaît qu'il contient des sels, et principalement le muriate de soude. Sa pesanteur spécifique est un peu plus grande que celle de l'eau. Haller l'a trouvée, terme moyen, :: 1,0527 : 1,0000. Sa capacité, pour le calorique, peut être exprimée par 934, celle du sang artériel étant 921. Sa température moyenne est de 31 degrés de Réaumur.

Vu au microscope dans le moment où il se meut dans les vaisseaux, le sang veineux présente un nombre infini de petits globules, dont les dimensions, la forme et la structure ont été examinés avec soin par MM. Prevôt et Dumas. (*Voyez* sang artériel.)

Le sang veineux, extrait des vaisseaux qui lui sont propres, et abandonné à lui-même, forme, au bout de quelques instants, une masse molle. Peu à peu cette masse se sépare spontanément en deux parties : l'une liquide, jaunâtre, transparente, appelée *sérum ;* l'autre molle, presque solide, d'un brun rougeâtre foncé, entièrement opaque ; c'est le *cruor* réuni au *caillot*. Celui-ci occupe le fond du vase, le sérum est placé au-dessus. Quelquefois il se forme à la superficie du sérum une couche mince, molle, rougeâtre, à laquelle on a donné fort improprement le nom de *couenne* ou *croûte du sang*.

Dans l'instant où il se coagule, le sang laisse dégager quelques petites bulles de gaz qui, pour arriver à la superficie, se creusent un petit canal à travers le caillot. Ce phénomène est beaucoup plus apparent dans le vide.

Cette séparation spontanée des éléments du sang n'a lieu promptement qu'autant qu'il est en repos. Si on l'agite, il reste liquide, et conserve beaucoup plus long-temps son homogénéité.

Propriétés chimiques du sang veineux. Mis en contact avec le gaz oxigène ou l'air atmosphérique, le sang veineux prend une teinte rouge vermeille; avec l'ammoniaque, il devient rouge cerise; avec l'azote, rouge brun, plus foncé, etc. (1) : en changeant de couleur, il absorbe une quantité assez considérable de ces différents gaz; conservé quelque temps sous une cloche placée sur le mercure, il exhale une assez grande quantité d'acide carbonique. M. Vogel vient tout récemment de faire de nouvelles recherches à ce sujet (2).

Le sérum est un liquide transparent, légèrement jaunâtre, ce qu'il doit à une matière colorante; son odeur et sa saveur rappellent l'odeur et la saveur du sang, son alcalinité est très prononcée. A 70° il se prend en masse comme l'albumine; il forme, en se coagulant, de nombreuses cellules qui contiennent une matière très analogue au mu-

(1) Voyez, pour les changements de couleur que subit le sang veineux avec les autres gaz, le tome III de la *Chimie* de M. Thenard, page 513.

(2) *Annales de Chimie*, année 1816.

eus. Il conserve encore sa propriété de se coaguler en une seule masse, bien qu'il soit étendu d'une grande quantité d'eau. D'après M. Brande, le sérum serait de l'albumine liquide presque pure unie à la soude, qui la maintiendrait liquide. Par suite tout réactif qui enlèverait la soude au sérum produirait sa coagulation, et par l'action de la chaleur la soude transformerait une partie de l'albumine en mucus. L'action de la pile galvanique coagule le sérum et y développe des globules qui ont beaucoup d'analogie avec ceux du sang.

D'après M. Berzelius, 1000 parties de sérum de sang humain contiennent : *Composition du sérum.*

Eau.				903,0
Albumine.				80,0
Substances solubles dans l'alcool.	Lactate de soude et matière extractive.	4		10,0
	Muriate de soude et de potasse.	6		
Substances solubles dans l'eau.	Soude et matière animale, phosphate de soude.	4		7,0
	Perte.	3		
	Total.			1000,0

Quelquefois le sérum présente une teinte blanchâtre, comme laiteuse, ce qui a pu faire croire qu'il contenait du chyle : la matière qui lui donne cette apparence paraît être de la graisse (1).

(1) Le docteur Hewart Traill a analysé le sérum du sang

Composition chimique du caillot.

Le caillot du sang est essentiellement formé de fibrine et de matière colorante.

Séparée de la matière colorante, la fibrine est solide, blanchâtre, insipide, inodore, plus pesante que l'eau, sans action sur les couleurs végétales; élastique quand elle est humide, elle devient cassante par la dessiccation.

Elle fournit, à la distillation, beaucoup de carbonate d'ammoniaque, etc., et un charbon très volumineux, dont la cendre contient une grande quantité de phosphate de chaux, un peu de phosphate de magnésie, de carbonate de chaux et de carbonate de soude. Cent parties de fibrine sont composées de

Carbone.	53,360
Oxigène.	19,685
Hydrogène.	7,021
Azote.	19,934
Total.	100,000

Matière.

La matière colorante est soluble dans l'eau et d'un individu qui avait une hépatite aiguë, il a trouvé, sur cent grains de ce sérum,

Eau.	78,9
Albumine.	15,7
Huile.	4,5
Sels.	0,9

Ces sels étaient 9,7 de muriates et 0,2 de lactates; ce sérum était couleur d'eau de gruau, et ressemblait à une émulsion.

dans le sérum du sang, desséchée et calcinée ensuite au contact de l'air, elle se fond, se boursoufle, brûle avec flamme, et donne un charbon qu'on ne peut réduire en cendre qu'avec une extrême difficulté. Ce charbon, pendant sa combustion, laisse dégager du gaz ammoniaque, et fournit la centième partie de son poids d'une cendre composée d'environ : colorante du sang.

Oxide de fer. 55,0
Phosphate de chaux et trace de phosphate
   de magnésie. 8,5
Chaux pure. 17,5
Acide carbonique. 19,5

Il est important de remarquer que dans aucune des parties du sang on ne trouve de gélatine ni de phosphate de fer, comme on l'avait cru d'abord.

Les rapports respectifs de quantité du sérum et du caillot, ceux de la matière colorante et de la fibrine, n'ont point encore été examinés avec tout le soin désirable. D'après ce qu'on verra par la suite, il est à présumer qu'ils sont variables suivant une infinité de circonstances. Composition chimique du sang.

La coagulation du sang a été tour à tour attribuée à son refroidissement, au contact de l'air, à l'état de repos, etc.; mais J. Hunter et Hewson ont démontré, par des expériences, qu'on ne pouvait rapporter ce phénomène à aucune de ces Causes de la coagulation du sang.

causes. Hewson prit du sang frais, et le fit geler en l'exposant à une basse température. Il le fit ensuite dégeler : le sang se montra d'abord fluide, et peu après il se coagula comme à l'ordinaire. J. Hunter a fait une expérience analogue, avec un semblable résultat. Ainsi ce n'est point parce-qu'il se refroidit que le sang se coagule. Il paraît même qu'une température un peu élevée est favorable à sa coagulation. L'expérience a aussi constaté que le sang se prend en masse, privé du contact de l'air et agité; cependant, en général, le repos et le contact de l'air favorisent sa coagulation.

Mais, loin de rapporter la coagulation du sang à aucune influence physique, il faut au contraire la considérer comme essentiellement vitale, c'est-à-dire comme donnant une preuve démonstrative que le sang est doué de la vie. Nous verrons bientôt de quelle importance est, dans plusieurs phénomènes de nutrition, la propriété qu'ont le sang et d'autres liquides de se coaguler.

Phénomènes de la coagulation du sang.

Pour prendre une idée plus précise de la coagulation du sang veineux, j'ai placé au foyer d'un microscope composé une goutte de ce fluide. Tant qu'il a été liquide, il s'est montré comme une masse rouge ; mais dès qu'il a commencé à se coaguler, les bords sont devenus transparents et granuleux ; la partie solide, presque opaque, a formé un nombre infini de petites mailles ou cellules, qui contenaient la partie liquide, beaucoup plus transparente : c'est cette disposition qui donnait au bord de la goutte de sang l'aspect granuleux. Peu à peu les mailles se sont agrandies par la rétraction des parties solides ; dans plusieurs endroits elles ont disparu entièrement, et il n'est plus resté, entre la circonférence extérieure de la goutte de sang et le bord du caillot central, que des arborisations tout-à-fait analogues à celles que nous avons décrites dans la lymphe. Leurs divisions communiquaient entre elles à la manière des vaisseaux ou des nervures des feuilles. Ces observations doivent être faites à la lumière diffuse ou artificielle, car la lumière directe du soleil produit un dessèchement sans coagulation.

Dans beaucoup de circonstances le sang se coagule quoique contenu dans les vaisseaux qui lui sont propres ; mais, en général, ce phénomène appartient à l'état de maladie.

Quelques auteurs avaient cru remarquer que le sang en se coagulant devenait plus chaud ; mais J. Hunter, et tout récemment M. J. Davy, ont prouvé qu'il n'y avait point élévation de température.

A l'époque où l'on s'occupait beaucoup en France du galvanisme, on a avancé qu'en prenant une portion de caillot récemment formé, et en le soumettant à un courant galvanique , on le voyait se contracter à la manière des fibres musculaires : j'ai plusieurs fois essayé de produire cet effet, en soumettant des portions de caillot, au moment même de leur formation , à l'action de la pile. Je n'ai jamais rien vu de semblable. J'ai varié ces essais de diverses manières , et je n'ai pas été plus heureux. Tout récemment, j'ai répété cette expérience avec M. Biot : le résultat a été le même.

L'analyse du sang veineux , telle que nous venons de l'indiquer , fait connaître les éléments propres de ce liquide ; mais , comme toutes les matières observées dans le canal intestinal, les membranes séreuses , le tissu cellulaire , etc., se mêlent immédiatement au sang veineux , il en résulte que la composition de ce liquide doit varier à raison des matières absorbées. On y trouvera , dans diverses circonstances , de l'alcool, de l'éther, du camphre , des sels qu'il ne contient pas habituellement, etc. , lorsque ces substances auront été soumises à l'absorption dans une partie quelconque du corps.

La plus ou moins grande promptitude avec laquelle le sang se prend en masse , la solidité du caillot, la séparation du sérum , la formation d'une couche albumineuse à sa surface , la température particulière de ce liquide , soit dans les vaisseaux, soit hors des vaisseaux, etc., sont autant de phénomènes que nous examinerons à l'article du sang artériel.

Appareil du cours du sang veineux.

Cet appareil se compose, 1° des veines ; 2° de l'oreillette et du ventricule droits du cœur ; 3° de l'artère pulmonaire.

Des veines.

La disposition des veines dans le tissu des organes échappe aux sens. Lorsque l'on commence à les apercevoir, elles se présentent sous la forme d'un nombre infini de petits canaux, d'une excessive ténuité, communiquant très fréquemment entre eux, et formant une sorte de lacet à mailles très fines ; bientôt les veines augmentent de volume, tout en conservant la disposition réticulaire. Elles arrivent de cette manière à former des vaisseaux, dont la capacité, la forme et la disposition varient suivant chaque tissu, et même suivant chaque organe.

Quelques organes paraissent presque entièrement formés par des radicules veineuses : tels sont la rate, les corps caverneux de la verge, le clitoris, le mamelon, l'iris, l'urètre, le gland, etc. Quand on pousse une injection dans l'une des veines qui sortent de ces divers tissus, ils se remplissent entièrement de la matière injectée ; ce qui

Des veines.

Origine des veines.

n'arrive point, ou rarement, quand l'injection est poussée par les artères. L'incision des mêmes parties sur l'homme ou sur les animaux vivants en fait sortir un sang qui a toutes les apparences du sang veineux (1).

Les racines des veines sont continues avec les artères et les vaisseaux lymphatiques, l'anatomie ne laisse aucun doute à cet égard ; d'autres radicules, dont la disposition est moins connue, paraissent ouvertes aux différentes surfaces des membranes du tissu cellulaire, et même dans le parenchyme des organes.

M. Ribes ayant poussé du mercure dans l'une des branches de la veine-porte, a vu les villosités de la membrane muqueuse intestinale se remplir de ce métal, et celui-ci se répandre dans la cavité de l'intestin. En poussant de l'air dans les veines des troncs vers les racines, et en forçant la résistance des valvules (ce qui est très facile sur les cadavres qui ont éprouvé un commencement de putréfaction), le même anatomiste a toujours vu l'air s'épancher avec la plus grande facilité dans le tissu cellulaire, quoique aucune rupture sensible des parois veineuses n'ait eu lieu. J'ai fait des remarques semblables en poussant de l'air ou d'autres

(1) La communication du tissu caverneux de la verge avec les veines se fait par des ouvertures de deux ou trois millimètres de diamètre.

fluides dans les veines du cœur. Ces faits, qui sont postérieurs à mes expériences sur l'absorption des veines, dont je parlerai bientôt, s'accordent parfaitement avec elles.

Les veines du cerveau l'environnent de toutes parts, forment en grande partie la pie-mère, pénètrent dans les ventricules, où elles contribuent à former les *plexus choroïdes* et la *toile choroïdienne*. Celles du testicule représentent un lacis très fin, qui recouvre les vaisseaux spermifères ; celles des reins sont courtes et volumineuses, etc.

En abandonnant les organes pour se porter vers le cœur, les veines affectent encore des dispositions très différentes. Au cerveau, elles sont logées entre les lames de la dure-mère, protégées par elles, et portent le nom de *sinus*. Au cordon spermatique, elles sont flexueuses, s'anastomosent fréquemment et forment le corps *pampiniforme*. Autour du vagin, elles constituent le corps *rétiforme*. A l'utérus, elles sont très volumineuses et offrent de fréquentes flexuosités. Dans les membres, à la tête et au cou, on peut les distinguer en *profondes*, qui accompagnent les artères, et en *superficielles*, qui sont placées immédiatement au-dessous de la peau, au milieu des troncs lymphatiques qui s'y trouvent.

A mesure que les veines s'éloignent des organes

et se rapprochent du cœur, elles diminuent de nombre et augmentent de volume, de telle manière que toutes les veines du corps, qui sont innombrables, se terminent à l'oreillette droite du cœur par trois troncs, la veine cave inférieure, la supérieure, et la veine coronaire.

Anastomoses des veines.

J'ai dit que les petites veines communiquent ensemble par des anastomoses fréquentes : cette disposition existe aussi dans les grosses veines et dans les troncs veineux. Les troncs superficiels des membres communiquent avec les veines profondes, les veines de l'extérieur de la tête avec celles de l'intérieur, les jugulaires externes avec les internes, la veine cave supérieure avec l'inférieure, etc. Ces anastomoses sont avantageuses au cours du sang dans ces vaisseaux.

Structure des veines. Valvules des veines.

Beaucoup de veines présentent dans leur cavité des replis de forme parabolique, nommés *valvules*. Elles ont deux faces libres et deux bords, dont l'un est adhérent aux parois de la veine, tandis que l'autre est flottant : le premier est plus éloigné du cœur, l'autre en est plus rapproché.

Le nombre des valvules n'est pas partout le même. En général, elles sont plus multipliées là où le sang marche contre sa propre pesanteur, où les veines sont très extensibles, et n'ont qu'une faible pression à supporter de la part des parties circonvoisines : elles manquent au contraire dans les parties où les veines sont exposées à une pression habituelle qui favorise la circulation du sang , et dans celles qui sont contenues dans des canaux non extensibles ; on en trouve rarement dans les veines qui ont moins d'une ligne de diamètre. Tantôt la largeur des valvules est assez grande pour oblitérer complètement le canal que la veine représente , et d'autres fois elles ont évidemment trop peu d'étendue pour produire cet effet. Tous les anatomistes avaient pensé que cette disposition dépend de l'organisation primitive ; mais Bichat a cru reconnaître qu'elle tient uniquement à l'état de resserrement ou de dilatation des veines au moment de la mort.

J'ai voulu m'assurer par moi-même de l'exactitude de l'idée de Bichat , et j'avoue qu'il m'est impossible de la partager. Je n'ai point vu que la distension des veines influât sur la grandeur des valvules : il m'a semblé au contraire qu'elle reste toujours la même ; mais la forme change par l'état de resserrement ou de dilatation , et c'est probablement ce qui en aura imposé à Bichat.

Trois membranes superposées forment les parois des veines. La plus extérieure est celluleuse , assez dense, et très difficile à rompre. Si l'on en croit les ouvrages d'anatomie , celle qui vient ensuite est formée de fibres disposées parallèlement

Structure
des veines.

2.   16

selon la longueur du vaisseau, et d'autant plus
faciles à apercevoir, que la veine est plus grosse et
plus resserrée sur elle-même. J'ai cherché vaine-
ment à voir les fibres de la membrane moyenne
des veines : j'y ai toujours observé des filaments
excessivement nombreux, entrelacés dans toutes
les directions, mais qui prennent l'apparence de
fibres longitudinales quand la veine est plissée selon
sa longueur, disposition qui se voit souvent dans
les grosses veines.

Les veines sous-cutanées des membres dont les
parois sont très épaisses sont celles où l'on peut
le plus facilement étudier la disposition de cette
membrane.

On ignore la nature chimique de la couche
fibreuse des veines : d'après quelques essais, je
soupçonne qu'elle est fibrineuse. Elle est extensible, assez résistante ; elle ne présente d'ailleurs
aucune propriété, sur l'animal vivant, qui puisse
la faire rapprocher des fibres musculaires. Irritée
avec la pointe d'un scalpel, soumise à un courant
galvanique, etc., elle ne présente point de contraction sensible (1).

(1) Malgré ces faits, que chacun peut aisément vérifier,
certaines personnes soutiennent que les veines ne sont pas
seulement élastiques, mais qu'elles sont encore contractiles
d'une autre manière : cette dernière propriété des veines
me paraît une chimère.

La troisième membrane des veines, ou la tunique interne, est extrêmement mince et fort lisse par la face qui est en contact avec le sang. Elle est très souple, très extensible, et cependant elle présente une résistance considérable; elle supporte, par exemple, sans se rompre, la pression d'une ligature fortement serrée.

Quelques veines, telles que celles des sinus cérébraux, les canaux veineux des os, les veines sushépatiques, ont seulement leurs parois formées par cette membrane, et sont presque entièrement dépourvues des deux autres.

Les trois tuniques réunies forment un tissu très élastique. Quel que soit le sens selon lequel on alonge une veine, elle reprend promptement sa forme première, et je ne sais sur quel fondement Bichat a avancé qu'elles étaient dépourvues d'élasticité : rien n'est plus aisé que de s'assurer qu'elles possèdent cette propriété physique à un degré éminent.

Une autre propriété physique qu'offrent à un haut degré les parois des veines, est celle de l'imbibition : elles se comportent à cet égard, après la mort et durant la vie, comme des éponges à cellules très fines, et se remplissent de tous les liquides mis en contact avec elles.

Un assez grand nombre de petites artères, de veinules, et quelques filaments du grand sympa-

16.

thique , se répandent dans les veines ; aussi sont-elles loin d'être toujours étrangères aux désordres maladifs qui surviennent dans l'économie animale. Quelquefois elles paraissent affectées d'inflammation.

Des cavités droites du cœur.

Le cœur est trop connu pour qu'il soit nécessaire d'insister sur sa forme et sur sa structure, j'en rappellerai seulement les circonstances principales. Dans l'homme, les mammifères et les oiseaux, il est formé de quatre cavités, deux supérieures ou *oreillettes*, et deux inférieures ou *ventricules*. L'oreillette et le ventricule gauches appartiennent à l'appareil du cours du sang artériel ; l'oreillette et le ventricule droits font partie de celui du sang veineux.

Oreillette droite du cœur.

Il serait difficile de dire quelle est la forme de l'oreillette droite : son plus grand diamètre est transversal ; sa cavité présente en arrière l'ouverture des deux veines caves et celle de la veine coronaire : en dedans, elle offre un petit enfoncement nommé *fosse ovale*, qui indique le lieu qu'occupait dans le fœtus le trou Botal. En bas, l'oreillette présente une large ouverture qui conduit dans le ventricule droit. La surface interne de l'oreillette présente ses *colonnes charnues*, c'est-à-dire un nombre infini de prolongements arrondis ou aplatis, entre-croisés dans tous les sens de manière à présenter une sorte de tissu aréolaire ou spongieux, répandu à la face interne de l'oreillette, y formant une couche plus ou moins épaisse.

A l'endroit où la veine cave inférieure se joint à l'oreillette, on observe quelquefois un repli à la membrane interne, appelé *valvule d'Eustache*.

Le ventricule droit a une cavité plus spacieuse et des parois plus épaisses que l'oreillette ; il a la forme d'un prisme triangulaire, dont la base correspond à l'oreillette et à l'artère pulmonaire, et le sommet à la pointe du cœur ; toute sa surface est couverte de saillies alongées et arrondies, qui sont aussi nommées *colonnes charnues :* la disposition en est fort irrégulière. Comme celles de l'oreillette, elles forment un tissu réticulaire ou caverneux dans toute l'étendue du ventricule, et particulièrement vers la pointe.

Les colonnes du ventricule, étant généralement plus grosses que celles de l'oreillette, donnent aussi lieu à un réseau dont les mailles sont moins fines. Quelques unes, nées de la surface des ventricules, se terminent en formant un ou plusieurs tendons, qui vont s'attacher au bord libre de la valvule *tricuspide*, placée à l'ouverture par laquelle l'oreillette et le ventricule communiquent ensemble.

A côté, et un peu à gauche de celle-ci, est l'orifice de l'artère pulmonaire.

Les parois de l'oreillette et du ventricule sont formées de trois couches : l'une, extérieure, de nature séreuse; l'autre, interne, analogue à la membrane interne des veines; et la moyenne, de nature musculaire, essentiellement contractile. Cette couche, peu épaisse à l'oreillette, l'est bien davantage au ventricule.

Les fibres innombrables qui la composent ont un arrangement très difficile à démêler. Beaucoup d'auteurs très recommandables en ont fait l'objet de travaux assidus; mais, malgré leur patience et leur adresse, la disposition de ces fibres est encore peu connue : heureusement qu'il n'est pas nécessaire d'en avoir une idée exacte pour comprendre l'action de l'oreillette et celle du ventricule.

Le cœur a des artères, des veines et des vaisseaux lymphatiques; ses nerfs viennent du grand sympathique, et se répandent, soit dans les parois des artères, soit dans le tissu musculaire.

De l'artère pulmonaire.

Artère
pulmonaire.

Elle naît du ventricule droit et se porte aux poumons. D'abord elle ne forme qu'un seul tronc : bientôt elle se partage en deux branches, dont l'une va au poumon droit, et l'autre au poumon gauche. Chacune de ces branches se divise et se subdivise jusqu'au point de former une multitude infinie de petits vaisseaux, dont la ténuité est telle, qu'ils sont à peu près inaccessibles aux sens.

Les divisions et subdivisions de chacune des branches de l'artère pulmonaire ont ceci de remarquable, qu'elles n'ont point de communication entre elles avant d'être devenues d'une petitesse excessive. Les dernières divisions sont continues immédiatement avec les radicules des veines pulmonaires ; elles commencent ce qu'on nomme les vaisseaux capillaires pulmonaires, qui sont complétés par les racines des veines qui du poumon vont se rendre au cœur. Le calibre de ces vaisseaux suffit à peine pour laisser passer les globules du sang, qui n'ont cependant qu'un cent-cinquantième de millimètre, et paraît dans un rapport intime avec la viscosité naturelle du sang, au point que si celle-ci augmente ou diminue, il en résulte des troubles graves dans le passage du sang à travers les capillaires du poumon.

L'artère pulmonaire est formée de trois tuniques : l'une, extérieure, fort résistante, de nature cellulaire ; l'autre, interne, très polie par sa face interne, et toujours lubrifiée par un fluide ténu ; et une moyenne, à fibres circulaires, très élastique, que l'on a crue long-temps musculaire, mais qui n'a rien moins que ce caractère. Sa nature chimique vient d'être déterminée avec précision par M. Chevreul. Elle est formée par le tissu *jaune élastique*, principe immédiat distinct de tous les autres. C'est à ce tissu que l'artère doit principalement son élasticité ; mais cette propriété ne s'y maintient qu'autant que le tissu est pénétré d'eau ; quand il en est privé pendant quelque temps, il devient friable. Il est donc très probable que la membrane jaune de l'artère pulmonaire s'imbibe continuellement de la partie aqueuse du sang qui la traverse, et qu'elle conserve ainsi la grande élasticité qui la caractérise.

Le tissu des parois de l'artère et des capillaires pulmonaires s'imbibe facilement de toutes les matières avec lesquelles il se trouve en contact. Comme toutes les membranes il se laisse aisément traverser par les gaz.

Cours du sang veineux.

De l'aveu des physiologistes les plus estimés, le cours du sang veineux est encore peu connu. Nous n'en décrirons ici que les phénomènes les plus apparents, nous réservant d'entrer dans les questions délicates lorsqu'il sera question du rapport du cours du sang dans les veines avec celui du même liquide dans les artères. C'est alors que nous parlerons de la cause qui détermine l'entrée du sang dans les radicules veineuses.

Pour prendre une idée générale, mais juste, du cours du sang dans les veines, il faut se rappeler que la somme des petites veines forme une cavité de beaucoup supérieure à celle des veines plus grosses, mais moins nombreuses, dans lesquelles elles vont se rendre ; que celles-ci présentent le même rapport relativement aux troncs où elles se terminent : par conséquent, le sang qui coule dans les veines des racines vers les troncs passe toujours d'une cavité plus spacieuse dans une qui l'est moins. Or le principe d'hydrodynamique suivant peut parfaitement s'appliquer ici : *Lorsqu'un liquide coule à plein tuyau, la quantité de ce liquide qui, dans un instant donné, traverse les différentes sections du tuyau doit être partout la même : ainsi quand le tuyau va en s'élargissant, la vitesse diminue ; elle s'accroît quand le tuyau va en se rétrécissant.*

L'expérience confirme parfaitement l'exactitude du principe et la justesse de son application au cours du sang veineux. Si l'on coupe en travers une très petite veine, le sang n'en sort qu'avec une extrême lenteur; il sort plus vite d'une veine plus grosse, et enfin il s'échappe avec une certaine rapidité d'un tronc veineux ouvert.

Plusieurs veines sont ordinairement chargées de transporter vers les gros troncs le sang qui a traversé un organe. A raison de leurs fréquentes anastomoses, la compression ou la ligature de l'une ou de plusieurs de ces veines n'empêche point et même ne diminue pas la quantité de sang qui retourne vers le cœur; seulement il acquiert une vitesse plus grande dans les veines qui restent libres.

C'est ce qui arrive quand une ligature est appliquée sur le bras pour l'opération de la saignée.

Dans l'état ordinaire, le sang qui est apporté à l'avant-bras et à la main revient vers le cœur par quatre veines profondes, et au moins autant de superficielles; une fois le lien serré, le sang ne passe plus par les veines sous-cutanées, et très difficilement traverse-t-il les profondes. Si alors on ouvre une des veines du pli du bras, il s'échappe en formant un jet continu, qui dure tant que la ligature reste serrée, et qui cesse dès qu'elle est enlevée.

A moins de causes particulières, les veines sont très peu distendues par le sang; cependant celles où ce liquide a plus de vitesse le sont bien davantage : les très petites veines au contraire le sont à peine. Par une raison facile à saisir, toutes les circonstances qui accélèrent la vitesse du sang dans une veine causent aussi une augmentation dans la distension du vaisseau.

L'introduction du sang dans les veines ayant lieu d'une manière continue, toute cause qui met obstacle à son cours produit la distension de la veine et la stagnation d'une quantité plus ou moins considérable de sang au-dessous de l'obstacle dans sa cavité.

Les parois des veines ne paraissent avoir qu'une influence très faible sur le cours du sang ; elles cèdent très facilement quand la quantité de celui-ci augmente, et reviennent sur elles-mêmes quand elle diminue : mais ce resserrement est limité ; il n'est point assez fort pour expulser entièrement le sang de la veine, aussi en contiennent-elles presque constamment dans les cadavres. J'ai plusieurs fois vu des veines vides, sur des animaux vivants, sans qu'elles fussent pour cela contractées; et d'autres fois j'ai observé que la colonne de liquide était loin de remplir entièrement la cavité du vaisseau.

Influence des parois des veines sur le cours du sang.

Un grand nombre de veines, telles que celles des os, des sinus de la dure-mère, du testicule, du foie, etc., dont les parois sont adhérentes par leur superficie à un canal inflexible, ne peuvent avoir évidemment aucune influence sur le mouvement du sang qui parcourt leur cavité.

Toutefois, c'est à l'élasticité des parois des veines, et non à une contraction qui aurait de l'analogie avec celle des muscles, qu'il faut attribuer la faculté qu'elles ont de revenir sur elles-mêmes quand la colonne de sang diminue :

aussi ce retour est-il beaucoup plus marqué dans celles où les parois sont plus épaisses , comme les superficielles.

Si les veines ont par elles-mêmes peu d'influence sur le cours du sang, plusieurs causes accessoires en exercent une des plus manifestes. Toute compression continue ou alternative , portant sur une veine, peut, lorsqu'elle est assez forte pour aplatir la veine , empêcher le passage du sang; si elle est moins considérable , elle s'opposera à la dilatation de la veine par l'effort du sang , et favorisera ainsi le mouvement de celui-ci.

Circonstances qui favorisent le cours du sang veineux.

La pression habituelle que la peau des membres exerce sur les veines qui rampent au - dessous d'elle est une cause qui rend plus facile et plus prompt le cours du sang dans ces vaisseaux; on n'en peut douter, car toutes les circonstances qui diminuent la contractilité du tissu de la peau sont tôt ou tard suivies de la dilatation considérable des veines, et, dans certains cas, de la production des varices ; on sait aussi qu'une compression mécanique, exercée par un bandage approprié, rétablit les veines dans leurs dimensions ordinaires, ainsi que le cours du sang à leur intérieur.

Dans l'abdomen, les veines sont soumises à la pression alternative du diaphragme et des muscles abdominaux, et cette cause est également favorable à la marche du sang veineux de cette partie.

Les veines du cerveau supportent aussi une pression considérable, qui doit avoir le même résultat.

Toutes les fois que le sang veineux coule dans le sens de sa pesanteur, sa marche est d'autant plus facile; c'est l'opposé quand il marche contre sa pesanteur.

Ne négligeons pas de remarquer les rapports de ces causes accessoires avec la disposition des veines. Là où elles sont très marquées, les veines ne présentent point de valvules et leurs parois sont très minces, comme on le voit dans l'abdomen, la poitrine, la cavité du crâne, etc. ; là où elles ont moins d'influence, les veines offrent des valvules, et ont des parois un peu plus épaisses ; enfin, là où elles sont très faibles, comme aux veines sous-cutanées, les valvules sont multipliées, et les parois ont une épaisseur considérable.

Si l'on veut prendre une idée comparative exacte dans ce genre, on n'a qu'à examiner la veine saphène interne, la crurale et le commencement de l'iliaque externe, au niveau de l'ouverture de l'aponévrose fémorale, destinée au passage de la saphène : le contraste pour l'épaisseur des parois sera frappant.

J'ai fait dernièrement cette comparaison sur le

cadavre d'un supplicié très musculeux : les parois
de la saphène étaient aussi épaisses que celles de
l'artère carotide; la crurale, et surtout l'iliaque
externe, avaient des parois beaucoup plus minces.

Prenons garde cependant de confondre parmi
les circonstances favorables au cours du sang dans
les veines des causes qui agissent de toute autre
manière. Par exemple, il est généralement connu
que la contraction des muscles de l'avant-bras et
de la main pendant la saignée détermine l'accélération du mouvement du sang qui s'échappe par
l'ouverture de la veine; les physiologistes disent
que les muscles, en se contractant, compriment
les veines profondes et en expulsent le sang, qui
passe alors dans les veines superficielles. S'il en
était ainsi, l'accélération ne serait qu'instantanée
ou tout au moins de courte durée, tandis qu'elle
dure, en général, autant que la contraction. Nous
verrons plus loin comment on doit se rendre raison de ce phénomène.

Quand les pieds sont plongés quelque temps
dans l'eau chaude, les veines sous-cutanées se
gonflent, ce qui est généralement attribué à la ra-
réfaction du sang. La véritable cause me paraît
être l'augmentation de la quantité du sang qui se
porte aux pieds, mais surtout à la peau, augmentation qui doit naturellement accélérer la vitesse
du mouvement du sang dans les veines, puisque,

dans un temps donné, elles sont traversées par une plus grande quantité de sang.

D'après ce qui précède, on conçoit sans peine que le sang veineux doit être fréquemment arrêté ou gêné dans son cours, soit par une trop forte compression qu'éprouvent les veines dans les positions diverses que prend le corps, soit par celle des corps étrangers qui appuient sur lui, etc. : de là la nécessité des anastomoses nombreuses que nous avons dit exister non seulement entre les petites veines, mais entre les grosses et même entre les plus gros troncs. A raison de ces fréquentes communications, une ou plusieurs veines étant comprimées de manière qu'elles ne puissent pas livrer passage au sang, ce fluide se détourne et arrive au cœur par d'autres routes : un des usages de la veine azygos paraît être d'établir une communication facile entre la veine cave supérieure et l'inférieure. Peut être cependant que sa principale utilité est d'être l'aboutissant commun de la plupart des veines intercostales.

Il n'y a rien d'obscur dans l'action des valvules des veines : ce sont de véritables soupapes qui s'opposent au retour du sang vers les radicules veineuses, et qui remplissent d'autant mieux cet office qu'elles sont plus larges, c'est-à-dire plus favorablement disposées pour fermer entièrement la cavité de la veine.

Le frottement du sang contre les parois des veines , son adhésion à ces mêmes parois , le défaut de fluidité , doivent modifier le mouvement du sang dans les veines , et en général tendre à le ralentir ; mais il est impossible , dans l'état présent de la physiologie et de l'hydrodynamique , d'assigner avec précision l'effet de chacune de ces causes en particulier.

Modifications du cours du sang veineux. Ce qui vient d'être dit sur le cours du sang véineux doit faire pressentir qu'il éprouve de grandes modifications , suivant une infinité de circonstances ; nous aurons occasion de nous en convaincre davantage par la suite lorsque nous envisagerons d'une manière générale le mouvement circulaire du sang , abstraction faite de ses qualités artérielles ou veineuses.

Quoi qu'il en soit , le sang veineux de toutes les parties du corps arrive à l'oreillette droite par les trois troncs que nous avons déjà nommés : savoir, deux très volumineux , les veines caves ; et un fort petit , la veine coronaire.

Il est très probable que le sang marche dans chacune de ces veines avec une vitesse différente : ce qu'il y a de certain , c'est que les trois colonnes du liquide font effort pour pénétrer dans l'oreillette , et que cet effort, dans certains cas , est très considérable.

Absorption exercée par les veines.

Non seulement les radicules veineuses reçoivent immédiatement le sang des dernières ramifications artérielles, mais elles présentent encore un phénomène bien remarquable. Toute espèce de gaz ou de liquide mis en contact avec les diverses parties du corps (la peau exceptée) passe aussitôt dans les petites veines, et arrive bientôt au poumon avec le sang veineux. La même chose a lieu pour toutes les substances solides susceptibles de se laisser dissoudre par le sang ou par les fluides sécrétés. Au bout de très peu de temps, elles s'introduisent dans les veines, et sont transportées au cœur et au poumon. Cette introduction est nommée *absorption veineuse.*

Si l'on veut prendre une idée de cette propriété, commune à toutes les veines, on n'a qu'à introduire une dissolution aqueuse de camphre dans l'une des cavités séreuses ou muqueuses du corps, ou bien enfoncer dans le tissu d'un organe un morceau de camphre solide : peu d'instants après, l'air qui sort du poumon de l'animal a une odeur de camphre très prononcée. Cette observation est facile à faire sur l'homme après l'administration des lavements camphrés ; il est rare qu'après cinq ou six minutes l'haleine ne présente pas une odeur de camphre très forte.

2.   17

Presque toutes les substances odorantes qui ne se combinent pas avec le sang produisent des effets analogues.

Dans les expériences que j'ai faites sur l'absorption des veines, j'ai reconnu que la promptitude de l'absorption varie suivant les divers tissus : elle est, par exemple, beaucoup plus rapide dans les membranes séreuses que dans les muqueuses, plus prompte dans les tissus abondants en vaisseaux sanguins que dans ceux qui en contiennent moins, etc.

La qualité corrosive des liquides ou des solides soumis à l'absorption n'empêche pas celle-ci de s'effectuer ; elle semble, au contraire, être plus prompte que celle des substances qui n'attaquent pas les tissus (1).

Expériences
sur
l'absorption
veineuse. Ce sont les villosités intestinales, formées en partie par les radicules veineuses, qui absorbent dans l'intestin grêle tous les liquides, à l'exception du chyle. Il est facile de s'en convaincre, en intro-

(1) On parle beaucoup, dans les ouvrages modernes de physiologie, de la sensibilité propre aux bouches absorbantes ; elles sont douées, dit-on, d'un tact fin et sûr, par lequel elles discernent les substances utiles et s'en emparent, tandis qu'elles repoussent les substances nuisibles. Ces suppositions ingénieuses, qui ont un charme particulier pour notre esprit avide d'images, sont détruites aussitôt qu'elles sont soumises à l'expérience.

duisant dans cet intestin des substances odorantes ou fortement sapides, susceptibles d'être absorbées. Dès que l'absorption commence, jusqu'à ce qu'elle soit achevée, les propriétés de ces substances se reconnaissent dans le sang des branches de la veine porte, tandis qu'on ne les distingue dans la lymphe qu'assez long-temps après que l'absorption en a commencé. Nous ferons voir ailleurs qu'elles arrivent au canal thoracique, non par la voie de l'absorption des vaisseaux chylifères, mais par les communications des artères avec les lymphatiques.

Chacun sait que toutes les veines des organes digestifs se réunissent en un seul tronc, lequel se divise et se subdivise dans le tissu du foie. Cette disposition mérite d'être remarquée.

A raison de l'étendue considérable de la surface muqueuse, avec laquelle les boissons ou autres liquides sont en contact, et de la rapidité de leur absorption par les veines mésaraïques, une quantité considérable de liquide étranger à l'économie traverse le système veineux abdominal dans un temps donné, et altère la composition du sang. Si ce liquide arrivait de cette manière au poumon, et de là à tous les organes, il pourrait en résulter des inconvénients graves, comme le démontrent les expériences suivantes.

Un gramme de bile poussé brusquement dans

la veine crurale fait ordinairèment périr un animal en peu d'instants. Il en est de même d'une certaine quantité d'air atmosphérique introduit rapidement dans la même veine. L'injection faite de la même manière dans l'une des branches de la veine porte n'aura aucun inconvénient apparent. Pourquoi cette diversité de résultats ? Le passage des liquides étrangers à l'économie à travers les innombrables petits vaisseaux du foie aurait-il pour effet de les mêler plus intimement avec le sang, et de les répartir sur une plus grande quantité de ce fluide, de manière que sa nature chimique en fût peu altérée ? Cela devient d'autant plus probable, que la même quantité de bile ou d'air injectée très lentement dans la veine crurale ne produit pas non plus d'accidents sensibles.

Il se pourrait donc que le passage des veines nées des organes digestifs, à travers le foie, fût nécessaire, afin de mêler intimement avec le sang les matières absorbées dans le canal intestinal. Soit que cet effet ait lieu ou non, il n'est point douteux que les médicaments absorbés dans l'estomac et les intestins ne passent immédiatement à travers le foie, et qu'ils ne doivent avoir sur cet organe une influence qui me paraît mériter l'attention des médecins (1).

(1) Il serait curieux de savoir pourquoi, de tous les vais-

Nous avons dit tout à l'heure que la peau faisait exception à cette loi générale, que les veines absorbent dans toutes les parties du corps. Cette proposition mérite un examen particulier.

Lorsque la peau est privée de l'épiderme, et que les vaisseaux sanguins qui revêtent la face externe du chorion sont à découvert, l'absorption s'y fait comme partout ailleurs. Après l'application d'un vésicatoire, si l'on couvre la surface dépourvue d'épiderme avec une substance dont les effets sur l'économie animale soient faciles à remarquer, quelques minutes suffisent souvent pour qu'ils se manifestent. Des caustiques appliqués sur des surfaces ulcérées ont souvent produit la mort.

Pour que l'inoculation de la petite-vérole ou de la vaccine ait un plein succès, il faut avoir soin de placer la substance au-dessous de l'épiderme, et par conséquent de la mettre en contact avec les vaisseaux sanguins sous-jacents.

seaux du foie, les branches de la veine porte sont les seules qui, par la disposition de leur membrane extérieure (*capsule de Glisson*), puissent revenir sur elles-mêmes quand la quantité de sang qui les parcourt diminue. Peut-être cette disposition est-elle favorable au cours du sang veineux, qui, dans cette portion de la veine porte, marche d'un endroit plus étroit dans un endroit plus large, tandis que partout ailleurs il passe d'un lieu plus large dans un plus étroit.

Les choses se passent bien différemment quand la peau est revêtue de son épiderme. A moins que les substances en contact avec celui-ci ne soient de nature à attaquer sa composition chimique, ou à exciter une irritation dans les vaisseaux sanguins correspondants, il n'y a pas d'absorption sensible. Ce résultat, je le sais, est contraire aux idées généralement admises. On pense, par exemple, que le corps, étant plongé dans un bain, absorbe une partie du liquide qui l'environne : c'est même sur cette idée qu'est fondé l'usage des bains nourrissants de lait, de bouillon, etc.

Expériences
sur
l'absorption
de la peau.

Dans un travail publié récemment, M. Séguin vient de mettre hors de doute, par une série d'expériences rigoureuses, que la peau n'absorbe point l'eau au milieu de laquelle elle est placée. Pour s'assurer s'il en serait de même pour d'autres liquides, M. Séguin a fait des essais sur des personnes affectées de maladies vénériennes. Il leur a fait plonger les pieds et les jambes dans des bains composés de seize livres d'eau et de trois gros de sublimé; chaque bain durait une heure ou deux, et était répété deux fois par jour. Treize malades soumis à ce traitement pendant vingt-huit jours ne présentèrent aucun indice d'absorption; un quatorzième en présenta d'évidents dès le troisième bain, mais il avait des excoriations psoriques aux jambes : deux autres qui étaient dans le même cas offrirent des phénomènes semblables. En général, l'absorption ne s'est manifestée que chez les sujets dont l'épiderme n'était pas entièrement intact ; cependant, à la température de dix-huit degrés, il y a eu quelquefois du sublimé d'absorbé, mais jamais d'eau.

Parmi les expériences de M. Séguin, il en est une qui me paraît jeter un grand jour sur la faculté absorbante de la peau.

Après avoir pesé séparément un gros de mercure doux, un gros de gomme gutte, un gros de scammonée, un gros de sel alembroth, et un gros d'émétique, M. Séguin fit coucher un malade sur le dos, lui lava avec soin la peau de l'abdomen, et appliqua avec précaution sur des endroits écartés les uns des autres les cinq substances désignées ; il les recouvrit chacune avec un verre de montre, et maintint fortement le tout avec une bande de linge. La chaleur de la chambre fut entretenue à quinze degrés ; M. Séguin ne quitta pas le patient, afin de l'empêcher de remuer : l'expérience dura dix heures un quart. Les verres furent alors retirés et les substances recueillies avec le plus grand soin ; elles furent ensuite pesées. Le mercure doux était réduit à soixante-onze grains un tiers ; la scammonée pesait soixante-onze grains trois quarts ; la gomme gutte, un peu plus de soixante-onze grains ; le sel alembroth était réduit à soixante-

deux grains (beaucoup de boutons s'étaient développés sur la place où il avait été appliqué); l'émétique pesait soixante-sept grains. Il est évident que,
dans cette expérience, les substances les plus irritantes et les plus disposées à se combiner avec l'é-
piderme furent en partie absorbées, tandis que
les autres ne le furent pas sensiblement.

Mais ce qui n'arrive point par la simple application survient quand on fait des frictions sur la
peau avec certaines substances. On ne peut douter
que le mercure, l'alcool, l'opium, le camphre, les
vomitifs, les purgatifs, etc., ne pénètrent par ce
moyen dans le système veineux. Il paraît que ces
différents médicaments traversent l'épiderme, soit
en passant par ses pores, soit en s'insinuant dans
les ouvertures par lesquelles sortent les poils ou la
transpiration insensible.

Ainsi, en résumant ce qui a rapport à l'absorption de la peau, on voit que cette membrane ne
diffère des autres surfaces du corps qu'en ce
qu'elle est revêtue par l'épiderme. Tant que cette
couche reste intacte et qu'elle ne se laisse pas traverser par les substances mises en contact avec
la peau, il n'y a point d'absorption; mais, dès
l'instant qu'elle est altérée ou seulement qu'elle
est traversée, l'absorption a lieu comme partout
ailleurs.

Je n'ignore pas que beaucoup de personnes

seront étonnées en voyant que je n'hésite pas à attribuer aux veines la faculté absorbante, tandis que l'opinion générale est que toute espèce d'absorption se fait par les vaisseaux lymphatiques ; mais, d'après les faits rapportés à l'article de l'*absorption de la lymphe*, et quelques autres que je vais ajouter, il m'est impossible de penser autrement. D'ailleurs, l'opinion que je soutiens n'est pas nouvelle ; Ruysch, Boerhaave, Meckel, Swammerdam, l'ont professée ; et Haller l'a soutenue, quoique les travaux anatomiques de J. Hunter ne fussent pas ignorés de lui.

M. Delille et moi, nous séparâmes du corps la cuisse d'un chien assoupi précédemment par l'opium (afin de lui éviter les douleurs inséparables d'une expérience laborieuse) ; nous laissâmes seulement intacts l'artère et la veine crurale, qui conservaient la communication entre la cuisse et le tronc. Ces deux vaisseaux furent disséqués avec le plus grand soin, c'est-à-dire qu'ils furent isolés dans l'étendue de quatre centimètres ; leur tunique cellulaire fut enlevée, dans la crainte qu'elle ne recélât quelques vaisseaux lymphatiques. Deux grains d'un poison très subtil (l'upas tieuté) furent alors enfoncés dans la patte : les effets de ce poison furent tout aussi prompts et aussi intenses que si la cuisse n'eût point été séparée du corps ; en sorte qu'ils se manifestèrent avant la quatrième minute, et que l'animal était mort avant la dixième.

On pouvait objecter que, malgré toutes les précautions prises, les parois de l'artère et de la veine crurale contenaient encore des lymphatiques, et que ces vaisseaux suffisaient pour donner passage au poison.

Pour lever cette difficulté, je répétai sur un autre chien l'expérience précédente, avec cette modification, que j'introduisis dans l'artère crurale un petit tuyau de plume, sur lequel je fixai ce vaisseau par deux ligatures; l'artère fut ensuite coupée circulairement entre les deux ligatures, j'en fis autant pour la veine crurale : par là il n'y eut plus de communication entre la cuisse et le reste du corps, si ce n'est par le sang artériel qui arrivait à la cuisse, et le veineux qui retournait au tronc. Le poison introduit ensuite dans la patte produisit ses effets dans le temps ordinaire, c'est-à-dire au bout d'environ quatre minutes.

Cette expérience ne laisse point douter que le poison n'ait passé de la patte au tronc à travers la veine crurale. Pour rendre le phénomène encore plus évident, il faut presser cette veine entre les doigts au moment où les effets du poison commencent à se développer : ces effets cessent bientôt; ils reparaissent dès qu'on laisse la veine libre, et cessent encore si on la comprime de nouveau. On peut ainsi les graduer à volonté.

Ajoutons à ces faits, qui me paraissent décisifs, des observations intéressantes faites par Flandrin.

Dans le cheval, les matières que contiennent le plus souvent l'intestin grêle et le gros intestin sont mêlées à une grande quantité de liquide, qui est d'autant moins considérable, que l'on s'avance davantage vers le rectum : il est donc absorbé à mesure qu'il parcourt le canal intestinal. Or Flandrin ayant recueilli le liquide contenu dans les vaisseaux chylifères, n'y reconnut aucune odeur analogue à celle du liquide de l'intestin : au contraire, le sang veineux de l'intestin grêle avait une saveur herbacée sensible ; celui du cœcum avait un goût piquant et une saveur urineuse légère ; celui du colon avait les mêmes caractères, à un degré encore plus marqué. Le sang des autres parties du corps n'offrait rien de semblable.

Une demi-livre d'assa-fœtida dissous dans une égale quantité de miel fut donnée à un cheval ; l'animal fut ensuite nourri comme à l'ordinaire, et tué seize heures après. L'odeur d'assa-fœtida fut distinguée dans les veines de l'estomac, de l'intestin grêle et du cœcum ; elle ne fut point remarquée dans le sang artériel, non plus que dans la lymphe.

J'ai parlé, à l'article des *Vaisseaux lympha-tiques*, des expériences que J.. Hunter a faites pour prouver que ces vaisseaux sont les agents exclusifs de l'absorption : cet auteur en a fait aussi pour démontrer que ces veines n'absorbent point ; mais ces dernières ne sont guère plus satisfaisantes ni plus exactes que celles dont il a déjà été fait mention.

« Je pris, dit J. Hunter, une portion de l'intestin d'un mouton, après lui avoir incisé les parois abdominales ; je la liai par les deux extrémités, et la remplis d'eau chaude : le sang qui revenait par la veine de cette partie ne parut nullement plus *délayé* ni plus *léger* que celui des autres veines ; alors je liai l'artère et toutes ses communications, et j'examinai l'état de la veine. Elle ne se gonflait point, son sang ne devenait pas plus aqueux ; elle ne donnait ainsi aucune indication de la présence de l'eau dans sa cavité. Donc les veines n'absorbent point (1). »

Combien d'objections se présentent pour quiconque veut de la précision dans les expériences ! Comment J. Hunter a-t-il pu juger, sur le simple aspect, que, dans les premiers moments, l'eau n'a pas été absorbée et ne s'est point mêlée avec le sang de la veine ? Ensuite, comment cet auteur, d'ailleurs si recommandable. a-t-il pu croire que

(1) *Medical commentaries*, chap. **V.**

la veine continuerait son action, l'artère étant liée? Il aurait dû déterminer d'abord l'effet de la ligature d'une artère sur le cours du sang dans la veine qui y correspond, et c'est ce qu'il n'a point fait.

Dans une autre expérience, le même physiologiste a injecté du lait chaud dans une portion d'intestin; quelques instants ensuite, il a ouvert la veine mésentérique, recueilli le sang qui s'est écoulé; et de ce qu'il n'y a pas reconnu de trace de lait, il en a conclu qu'il n'y a pas eu d'absorption de ce liquide par la veine. Mais, du temps de Hunter, on était loin de pouvoir s'assurer par aucun moyen de l'existence d'une petite quantité de lait dans une certaine quantité de sang; à l'époque actuelle, où la chimie animale est bien plus avancée, on saurait à peine surmonter cette difficulté.

Ces deux expériences ne peuvent porter aucune atteinte à la doctrine de l'absorption veineuse. Les autres, au nombre de six, loin d'être concluantes, sont, au contraire, bien plus défectueuses.

Enfin, s'il était nécessaire de déduire du raisonnement de nouvelles preuves en faveur de la propriété absorbante des veines, je rappellerais que, dans beaucoup d'endroits du corps où l'anatomie la plus exacte n'a jamais pu découvrir que des vaisseaux sanguins et point de vaisseaux lymphatiques, tels que l'œil, le cerveau, le placenta, etc., l'absorption s'y fait avec autant de promptitude que partout ailleurs; j'ajouterais que tous les animaux non vertébrés qui ont du sang ne présentent point de lymphatiques, et que cependant l'absorption y est manifeste. Je dirais, enfin, que le canal thoracique est beaucoup trop petit pour donner aussi promptement passage aux matières absorbées dans toutes les parties du corps, et particulièrement aux boissons (1). Tous ces phénomènes s'entendent sans difficulté, dès que l'absorption des veines est reconnue.

Les faits, les expériences et le raisonnement concourent donc en faveur de l'absorption veineuse (2).

Tel était l'état de la question lorsque j'ai publié la première édition de cet ouvrage ; mais depuis cette époque la science a fait un pas important, elle a

(1) Quelques personnes boivent jusqu'à douze litres et plus d'eau minérale en quelques heures, et les rejettent à peu près dans le même temps en urinant.

(2) Pour résumer tout ce qui a rapport aux organes de l'absorption, considérée en général, on peut dire, 1° qu'il est certain que les vaisseaux chylifères absorbent le chyle ; 2° qu'il est douteux qu'ils absorbent autre chose; 3° qu'il n'est pas démontré que les vaisseaux lymphatiques soient doués de la faculté absorbante, et qu'il est prouvé que les veines jouissent de cette propriété. (1re *édit.*)

perdu un préjugé et acquis un fait général d'un extrême intérêt.

On croyait (il a été un temps où la physiologie était tout entière composée de croyances), on croyait, dis-je, que les tissus vivants, et particulièrement les membranes, les parois des vaisseaux, etc., par cela seul qu'ils étaient vivants, ne pouvaient point s'imbiber des diverses substances par lesquelles ils s'imbibent aisément après la mort; et l'on partait de cette idée pour recourir à un phénomène vital, dès qu'il s'agissait d'expliquer l'absorption. On n'avait pas même songé à y chercher un phénomène physique, et moi-même qui ai travaillé vingt ans sur ce sujet, l'idée ne m'en était pas venue (1).

(1) La répugnance extrême à convenir de notre ignorance, et le penchant à créer des romans pour remplir les vides de la science, sont des phénomènes intellectuels aussi remarquables qu'ils sont nuisibles aux progrès de nos connaissances. On ignorait comment se fait l'absorption : au lieu d'en convenir tout simplement, ce qui aurait excité à faire des recherches, quelqu'un s'est avisé de dire *que les tissus vivants ne se laissaient pas imbiber comme après la mort, qu'il y avait des bouches absorbantes qui prenaient avec discernement certaines substances, et repoussaient les autres.* Cette petite histoire a beaucoup plu aux physiologistes, ils l'ont répétée, y ont cru fermement, et dès lors personne n'a su que le mécanisme de l'absorption n'était point connu, et par conséquent personne n'a même pensé à en faire un

Expériences
sur
l'imbibition
des
tissus vivants.

J'ai prouvé par une série d'expériences que tous les tissus vivants s'imbibent de toutes les matières liquides qui les touchent; le même effet se produit avec les substances solides, pourvu qu'elles soient solubles dans nos humeurs et particulièrement dans le sérum du sang.

Ce fait général étant établi, l'absorption qui a tant occupé les physiologistes, qui a tant exercé leur imagination, produit tant de disputes, devient un phénomène des plus simples et presque entièrement physique. On ne discutera plus si ce sont les veines ou les lymphatiques qui absorbent, puisque tous les tissus sont doués de cette propriété.

Voici toutefois quelques expériences qui mettent, je crois, la question hors de doute. Je les extrais de mon mémoire sur le mécanisme de l'absorption (1).

Dans une leçon publique sur le mode d'action des médicaments, je montrais, sur l'animal vivant, quels sont les effets de l'introduction d'une certaine quantité d'eau à 40° centigr. dans les veines. En faisant cette expérience, il me vint dans l'idée de

objet de recherche. Tel est le mal que font, sans s'en douter, ceux qui, dans les sciences, se livrent à leur imagination; tel est le mal que font à l'humanité les médecins qui tombent dans les mêmes erreurs.

(1) Voyez mon *Journal de physiologie*, tom. I, cahier 1.

voir quelle serait l'influence de la pléthore artificielle que je produisais , sur le phénomène de l'absorption. En conséquence , après avoir injecté près d'un litre d'eau dans les veines d'un chien de taille moyenne, je mis dans sa plèvre une légère dose d'une substance dont les effets m'étaient bien connus. Je fus frappé de voir ces effets ne se montrer que plusieurs minutes après l'époque où ils se montrent ordinairement. Je refis aussitôt l'expérience sur un autre animal, et j'obtins un résultat semblable.

Dans plusieurs autres essais les effets se montrèrent bien à l'époque où ils devaient se développer ; mais ils furent sensiblement plus faibles que ne le comportait la dose de la substance soumise à l'absorption , et ils se prolongèrent de beaucoup au-delà de leur terme ordinaire.

Enfin , dans une autre expérience où j'avais introduit autant d'eau (environ deux litres) que l'animal pouvait en supporter sans cesser de vivre , les effets ne se manifestèrent plus du tout : l'absorption avait probablement été empêchée. Après avoir attendu près d'une demi-heure des effets qui ne demandent qu'environ deux minutes pour se développer, je fis le raisonnement suivant : si la distension des vaisseaux sanguins est ici la cause du défaut d'absorption, la distension cessant, l'absorption doit avoir lieu. Aussitôt je fis faire une large sai-

*Expériences
sur
l'imbibition.*

*Effet de la
pléthore sur
l'absorption.*

gnée à la veine jugulaire de l'animal soumis à mon expérience, et je vis, avec la plus grande satisfaction, les effets se manifester à mesure que le sang s'écoulait.

Je pouvais d'ailleurs faire l'expérience opposée, c'est-à-dire diminuer la quantité du sang et voir si l'absorption serait plus prompte : c'est ce qui arriva exactement comme je l'avais prévu. Un animal fut saigné, et privé ainsi d'une demi-livre de sang environ : des effets qui n'auraient dû arriver qu'après la deuxième minute se montrèrent avant la trentième seconde.

Cependant on pouvait encore soupçonner que c'était moins la distension des vaisseaux sanguins que le changement de nature du sang qui s'était opposé à l'absorption. Pour lever cette difficulté je fis l'expérience suivante : une grande et large saignée fut pratiquée à un chien ; on remplaça le sang qu'il venait de perdre par de l'eau à 40° cent., et on introduisit dans sa plèvre une quantité déterminée de dissolution de noix vomique : les suites en furent aussi promptes et aussi intenses que si la nature du sang n'avait point été changée. C'était donc à la distension des vaisseaux qu'il fallait attribuer le défaut ou la diminution de l'absorption.

Dès lors je devins, pour ainsi dire, maître d'un phénomène qui jusque-là avait été pour moi un mystère impénétrable. Pouvant m'opposer à son développement, le produire, le rendre prompt, tardif, intense, faible, il était difficile que sa nature échappât entièrement à mon investigation.

En réfléchissant sur la constance et la régularité du phénomène, il n'était guère possible de le rapporter à ce que les physiologistes nomment action vitale ; telle que l'action des nerfs, la contraction des muscles, la sécrétion des glandes, etc. Il était beaucoup plus raisonnable de le rapprocher de quelque phénomène physique ; et, parmi les conjectures que l'on pouvait se permettre à cet égard, celle qui ferait dépendre l'absorption de l'attraction capillaire des parois vasculaires, pour les matières absorbées, était sans doute la plus probable : elle réunissait en effet tous les faits observés. Car, en supposant que cette cause préside à l'absorption, les substances solides, non solubles dans nos humeurs, ne pouvant pas traverser les parois des petits vaisseaux, devaient résister à l'absorption ; ce qui est exact. Les solides capables, au contraire, de se combiner avec nos tissus, ou seulement de se dissoudre dans le sang, devaient être aptes à être absorbés ; ce qui est encore conforme aux faits. La plupart des liquides pouvant mouiller ou imbiber avec promptitude les parois vasculaires, quelle que fût d'ailleurs leur nature chimique, devaient éprouver une absorption rapide ; ce que donne l'expérience, même pour les liquides caustiques. Dans la même hypothèse, plus les vaisseaux seraient distendus, et moins leur pouvoir absorbant serait marqué, et il pouvait arriver un moment où ce pouvoir ne serait plus sensible. Plus les vaisseaux seraient nombreux, plus ils seraient ténus, plus l'absorption serait rapide, puisque les surfaces absorbantes seraient plus étendues.

Cette action des parois une fois reconnue, rien n'était plus facile que de comprendre comment les substances absorbées sont transportées vers le cœur, puisque dès qu'elles sont parvenues à la surface intérieure des parois, elles doivent être aussitôt entraînées par le courant sanguin qui existe dans les plus petits vaisseaux.

J'étais d'autant moins éloigné de repousser cette supposition, que je me rappelais clairement qu'en empoisonnant un animal en lui enfonçant une flèche de Java dans l'épaisseur de la cuisse, toutes les parties molles qui environnent la blessure se colorent en jaune brunâtre à plusieurs lignes d'épaisseur, et prennent la saveur amère du poison.

Mais une supposition qui lie le mieux un certain nombre de phénomènes connus n'est au fond qu'une manière plus commode de les exprimer ; elle ne prend le caractère de théorie qu'autant qu'elle est confirmée par des expériences suffisamment variées.

Je dus par conséquent faire de nouvelles recherches pour voir à quel moment ma supposition ne serait plus admissible.

L'affinité des parois vasculaires pour les matières absorbées étant supposée la cause, ou, si l'on veut, l'une des causes de l'absorption, cet effet devait se produire aussi bien après la mort que durant la vie. Ce fait pouvait être facilement constaté pour les vaisseaux d'un certain calibre ; mais en tenant compte de leur diamètre, de l'épaisseur et de la moindre étendue de leurs parois, relativement à la capacité du canal, l'expérience devait donner une absorption faible à la vérité, mais appréciable.

Je pris donc un bout de la veine jugulaire externe d'un chien (cette portion de vaisseau, dans une étendue de plus de trois centimètres, ne recevait aucune branche). Je la dépouillai du tissu cellulaire environnant, j'attachai à chacune de ses extrémités un tube de verre, au moyen duquel j'établis un courant d'eau tiède dans son intérieur. Je plongeai alors la veine dans une liqueur légèrement acide, et je recueillis avec soin le liquide du courant intérieur.

On voit, par la disposition de l'appareil, qu'il ne pouvait y avoir aucune communication entre le courant intérieur d'eau tiède et le liquide acide extérieur.

Les premières minutes, la liqueur que je recueillais ne changea pas de nature ; mais après cinq ou six minutes l'eau devint sensiblement acide. L'absorption avait eu lieu.

Je répétai cette expérience avec des veines prises sur des cadavres humains ; l'effet fut le même.

Le phénomène se montrant sur des veines, rien ne s'opposait à ce qu'il ne se manifestât sur des artères. Je fis donc l'expérience avec une artère carotide d'un petit chien mort la veille, et j'obtins un résultat absolument semblable : en outre je remarquai que plus l'acidité de la liqueur extérieure était grande, plus la température était élevée, et plus le phénomène se produisait promptement (1).

Si l'absorption capillaire était produite sur de gros vaisseaux morts, pourquoi n'aurait-elle pas lieu sur les mêmes vaisseaux vivants ?

Si l'expérience ne donnait pas ce résultat, tous mes raisonnements allaient être confondus et ma supposition détruite. J'étais d'autant moins rassuré sur la réussite de l'expérience, que j'avais présent

(1) Ce résultat n'est exact cependant que dans certaines limites ; car si la température est voisine de celle de l'eau bouillante, si l'acidité devient un peu forte, le vaisseau se racornit, et l'absorption est beaucoup plus lente.

à l'esprit ce qu'on entend dire chaque jour sur les changements que la vie apporte dans les propriétés physiques de nos organes.

Cependant, comme je me suis souvent bien trouvé dans mes recherches de douter des idées généralement reçues, je ne me décourageai point, et fis l'expérience que je vais dire.

Je pris un jeune chien d'environ six semaines ; à cet âge, les parois vasculaires sont minces, et par suite plus propres à la réussite de l'expérience. Je mis à découvert l'une des veines jugulaires, je l'isolai parfaitement dans toute sa longueur ; je la dépouillai avec soin de ce qui la revêtait, et surtout du tissu cellulaire et de quelques petits vaisseaux qui s'y ramifiaient : je la plaçai sur une carte, afin qu'elle n'eût aucun contact avec les parties environnantes. Alors je laissai tomber à sa surface, et vis-à-vis le milieu de la carte, une dissolution aqueuse, épaisse, d'extrait alcoholique de noix vomique, substance dont l'action est très énergique sur les chiens ; j'eus soin qu'aucune parcelle de poison ne pût toucher autre chose que la veine et la carte, et que le cours du sang fût libre à l'intérieur du vaisseau. Avant la quatrième minute les effets que j'attendais se développèrent, d'abord faibles, mais ensuite avec assez d'activité pour que je dusse m'opposer à la mort de l'animal par l'insufflation pulmonaire.

Je devais répéter cette expérience ; mais je ne pus me procurer qu'un animal adulte, beaucoup plus gros que le précédent, et dont, par conséquent, les parois des veines étaient plus épaisses. Les mêmes effets se montrèrent ; mais, comme on devait le présumer, ils furent plus tardifs, et ne se développèrent qu'après la dixième minute.

Satisfait de ce résultat pour les veines, je dus m'assurer que les artères présentaient des propriétés analogues. Cependant les artères ne sont pas sur l'animal vivant dans les mêmes conditions physiques que les veines. Leur tissu est moins spongieux, il est plus consistant ; les parois sont beaucoup plus épaisses à diamètre égal, et, de plus, elles sont incessamment distendues par l'effort du sang poussé par le cœur. Il était donc facile de prévoir que si le phénomène de l'absorption se montrait, il serait plus lent à se développer que dans les veines. C'est ce que l'expérience confirma dans deux gros lapins, dont je dépouillai, avec le plus grand soin, l'une des artères carotides. Il fallut plus d'un quart d'heure avant que la dissolution de noix vomique pût traverser les parois de l'artère.

Bien que j'aie cessé de mouiller le vaisseau aussitôt que je vis les effets se manifester, un des lapins mourut. Alors, pour m'assurer que le poison avait réellement traversé les parois artérielles, et qu'il n'avait point été absorbé par de petites veines qui auraient pu se soustraire à ma dissection , je détachai avec soin le vaisseau qui avait servi à l'expérience , je le fendis dans toute sa longueur , et je fis goûter aux personnes qui m'assistaient le peu de sang qui était resté adhérent à la surface intérieure : elles y reconnurent toutes , et j'y reconnus moimême , l'extrême amertume de l'extrait de noix vomique.

Il était donc bien positif que les parois des gros vaisseaux absorbent , soit pendant la vie , soit après la mort. Il ne s'agissait plus que de donner des preuves directes que les petits vaisseaux jouissent de la même propriété : leur extrême ténuité , leur multiplicité , le peu d'épaisseur et l'étendue considérable de leurs parois, étaient autant de conditions propres à favoriser la production du phénomène.

Pour le développer après la mort, il fallait trouver une membrane dans les vaisseaux de laquelle on pût établir un courant intérieur qui simulât le cours du sang. J'avais d'abord choisi une portion d'intestin ; mais je fus obligé de renoncer à cette entreprise , parcequ'il se faisait une extravasion considérable dans le tissu cellulaire , et que le liquide ne passait que très difficilement de l'artère dans la veine. Je pris le cœur d'un chien mort depuis la veille ; je poussai dans une des artères coronaires de l'eau à 30° centigrades. Cette eau revint facilement, par la veine coronaire, jusque dans l'oreillette droite, d'où elle s'écoulait dans un vase. Je fis verser dans le péricarde une demi-once d'eau légèrement acide. D'abord l'eau injectée ne donna aucun signe d'acidité ; mais il suffit de cinq à six minutes pour qu'elle en présentât des traces non équivoques. Le fait était donc évident pour les petits vaisseaux morts ; quant aux petits vaisseaux vivants, je n'avais pas besoin de recourir à de nouveaux essais , ni de sacrifier de nouveaux animaux. Les expériences que j'ai consignées dans mon Mémoire sur *les organes de l'absorption dans les mammifères* ne laissent aucun doute à cet égard , d'après le jugement de l'académie elle-même.

Une seule objection pouvait encore être offerte : c'est que les membranes, qui sont perméables après la mort, ne paraissent pas l'être durant la vie. Sur le cadavre , la bile transsude dans le péritoine , colore en jaune les parties qui environnent la vésicule du fiel ; ce qui ne paraît point avoir lieu sur le vivant. Le fait de la perméabilité des membranes sur le cadavre est vrai , je l'ai trop souvent vu pour le nier ; mais en conclure que les membranes sont imperméables durant la vie ne me paraît point indispensable ; car, en supposant que les parois de la vésicule vivante se laissent traverser par la bile, le courant sanguin qui existe dans les petits vaisseaux qui forment en grande partie ces parois doit entraîner la bile à mesure qu'elle les imprègne; ce qui n'a pas lieu après la mort, puisque la circulation ne se fait plus, et que rien ne peut enlever la matière qui imbibe les vaisseaux. D'ailleurs j'ai souvent observé que, même sur les animaux vivants, les membranes se pénètrent et se colorent des matières avec lesquelles elles sont en contact. Par exemple, si l'on introduit dans la plèvre d'un jeune chien une certaine quantité d'encre, il faut à peine une heure pour que la plèvre, le péricarde, les muscles intercostaux et la surface du cœur elle-même, soient sensiblement colorés en noir (1).

Il me paraît donc hors de doute que tous les vaisseaux sanguins, artériels et veineux, morts ou vivants, gros ou petits, présentent, dans leurs parois, une propriété physique propre à rendre parfaitement raison des principaux phénomènes de l'absorption. Affirmer que cette propriété est la seule qui les produise, ce serait aller au-delà de ce que commande une saine logique ; mais du moins, dans l'état présent des faits, je n'en connais point qui infirme cette explication : ils vien-

______

(1) On voit encore mieux ce phénomène sur des animaux plus petits, tels que lapins, cochons-d'inde, souris, etc.

nent tous, au contraire, se ranger d'eux-mêmes autour de ce fait principal.

Par exemple, Lavoisier et M. Séguin ont prouvé, par une suite d'expériences intéressantes, que la peau n'absorbe point l'eau, ni aucune autre substance, tant qu'elle est revêtue de son épiderme. Mais l'épiderme n'est point de la même nature que les parois vasculaires ; c'est une sorte de vernis qui ne se laisse point imbiber, ce que chacun peut voir sur lui-même quand il prend un bain : mais aussitôt que l'épiderme est enlevé, la peau absorbe comme toutes les autres parties du corps, parceque les parois de ses vaisseaux sont en contact immédiat avec les matières destinées à être absorbées. De là la nécessité de placer sous l'épiderme les substances que l'on veut faire absorber, dans l'inoculation et la vaccine ; de là aussi la nécessité de longues frictions, et souvent l'emploi des corps gras, pour faire absorber certains médicaments par la peau revêtue de son épiderme; de là encore la préférence que l'on donne pour faire des frictions aux parties de la peau où l'épiderme a le moins d'épaisseur (1).

(1) Cependant avec le temps l'épiderme peut aussi s'imbiber ; cela se voit tous les jours après l'application d'un cataplasme, il devient blanc, opaque, et s'épaissit beaucoup ; l'imbibition s'y fait même assez facilement de la face externe à l'interne. Si vous prenez l'épiderme d'un doigt, et que vous

Je citerai encore pour exemple l'absorption qui se fait dans toutes les parties du corps sur les substances les plus irritantes, et même sur les substances capables d'altérer chimiquement nos tissus. Ce fait est entièrement contraire à l'idée que l'absorption a une action purement vitale, et qu'il y a une sorte de choix exercé par les orifices absorbants ; mais il n'a plus rien de particulier dès l'instant que l'on rapproche l'absorption d'une propriété physique.

Celle-ci aurait besoin d'être étudiée d'une manière spéciale, d'être suivie dans chaque tissu pendant la vie et après la mort, d'être examinée sous le rapport des diverses matières qui s'imbibent. Jusqu'ici les membranes séreuses et le tissu cellulaire m'ont paru, surtout durant la vie, probablement à cause de la température élevée, être les meilleurs agents d'imbibition. Une goutte d'encre, par exemple, mise sur le péritoine, s'y imbibe aussitôt, s'étend en une large plaque arrondie, qui n'occupe, en profondeur, que la membrane le retourniez de manière à ce que la face externe devienne interne, si vous remplissez d'eau la cavité, et que vous fermiez avec un fil l'ouverture, l'eau transsudera promptement à la surface, et s'évaporera en quelques heures ; si, au contraire, vous laissez la face externe en dehors, l'eau ne s'évapore qu'avec une extrême lenteur, et le doigt rempli d'eau et exposé à l'air ne perdra que quelques grains en vingt-quatre heures. (*Voyez* Transpiration cutanée.)

séreuse ; il faut beaucoup plus de temps pour que les tissus sous-jacents se pénètrent des substances absorbées.

Influence du galvanisme sur l'imbibition.

Un fait très important qui a été observé par l'un de mes collaborateurs, M. Fodéra, c'est que le galvanisme accélère singulièrement l'absorption, ou plutôt l'imbibition. Du prussiate de potasse est injecté dans la plèvre, du sulfate de fer est introduit dans l'abdomen d'un animal vivant: dans les conditions ordinaires, il faut cinq ou six minutes avant que les deux substances se soient mises en contact par leur imbibition à travers le diaphragme ; mais le mélange est instantané si l'on soumet le diaphragme à un léger courant galvanique. Le même phénomène s'observe si l'un des liquides est placé dans la vessie urinaire, et l'autre dans l'abdomen ou bien dans le poumon et dans la cavité de la plèvre. (Voyez mon *Journal de physiologie*, tom. 3, page 35.)

La théorie que j'ai exposée sur l'absorption par les veines vient d'être confirmée d'une manière remarquable par les observations pathologiques de M. le docteur Bouillaud. En étudiant avec attention les œdèmes partiels des membres, il a reconnu qu'elles coïncidaient constamment avec l'oblitération plus ou moins complète des veines de la partie infiltrée. Ce sont ordinairement des caillots fibrineux qui obstruent les vaisseaux ; quelquefois

les veines sont comprimées par des tumeurs circonvoisines. D'après quelques observations analogues, M. Bouillaud est porté à supposer que les
hydropisies du péritoine sont dues à la difficulté
du passage du sang à travers le foie ; et en effet ,
il est bien rare que les ascites un peu considérables et anciennes ne soient pas liées avec une
lésion apparente de cet organe (1).

(1) J'ai récemment ouvert, à l'hôpital de la Pitié, le corps
d'un homme qui avait succombé à un cancer du foie ; il y
avait ascite peu considérable, ce qui rentre dans les idées de
M. Bouillaud , et de plus, chose très remarquable , il y avait
une très grande quantité de liquide dans l'intestin grêle ; on
aurait dit qu'il y avait hydropisie en dehors et en dedans de
cet intestin. Je fis introduire un tube dans la veine porte , et
par ce tube je fis pousser une injection d'eau à travers le foie ;
le liquide arriva sans trop de difficulté jusqu'à l'oreillette
droite ; le foie n'était donc pas complètement obstrué : mais
aussi la désorganisation n'était pas très profonde, on recon-
naissait encore le tissu de l'organe ; çà et là se voyaient seulement quelques traces de dégénérescence lardacée ; le reste
du parenchyme était granulé et jaune, le foie était revenu
sur lui-même , et comme racorni. Je ne regarde pas ce fait
comme opposé à l'explication de M. Bouillaud , car il se
peut que le foie , encore perméable à une injection d'eau ,
ait cessé , en tout ou en partie, de l'être au sang; or, d'après
mes expériences sur l'absorption , il suffit d'une simple distension des vaisseaux sanguins pour ralentir et même pour
empêcher l'absorption , ou , en d'autres termes , l'imbibition
de leurs parois : il se peut encore que la force avec laquelle

Passage du sang veineux à travers les cavités droites du cœur.

Action
des cavités
droites
du cœur.

Si le cœur d'un animal vivant est mis à découvert, on reconnaît aisément que l'oreillette et le ventricule droits se resserrent et se dilatent alternativement. Ces mouvements sont tellement combinés que le resserrement de l'oreillette arrive concurremment avec la dilatation du ventricule, et, *vice versâ,* la contraction du ventricule a lieu dans l'instant de la dilatation de l'oreillette. Ni l'une ni l'autre de ces cavités ne peuvent se dilater sans être remplies aussitôt par le sang, et, quand elles se resserrent, elles expulsent nécessairement une partie de celui qu'elles contenaient. Mais tel est le jeu des valvules tricuspides et sygmoïdes, que le sang est obligé de passer successivement de l'oreillette dans le ventricule, et de celui-ci dans l'artère pulmonaire.

l'injection a été poussée à travers le foie ait été de beaucoup supérieure à celle qui faisait marcher le sang dans la veine porte chez le sujet dont il est ici question. Dans tous les cas on ne peut guère se refuser à penser qu'une lésion générale du foie, dans laquelle son tissu est sensiblement modifié, ne soit un obstacle à la circulation du sang à travers ce viscère.

Entrons dans les détails de ce curieux mécanisme.

J'ai dit que le sang des trois veines qui aboutissent
à l'oreillette droite fait un effort assez considérable
pour y pénétrer. Si elle est contractée, cet effort
est sans effet ; mais aussitôt qu'elle se dilate,
le sang se précipite dans sa cavité, la remplit
complètement, et distend les parois ; il péné-
trerait immédiatement dans le ventricule si celui-
ci ne se contractait pas à cet instant. Le sang
se borne donc à remplir exactement la cavité de
l'oreillette ; mais bientôt celle-ci se contracte,
comprime le sang, qui s'échappe dans le lieu où
la pression est moindre ; or, il n'y a que deux
issues : 1° les veines caves, 2° l'ouverture qui
conduit dans le ventricule. Les colonnes sanguines
qui arrivent à l'oreillette opposent une certaine
résistance à son passage dans les veines caves où
il reflue. Il trouve au contraire toute facilité pour
entrer dans le ventricule, puisque celui-ci se dilate
avec une certaine force, tend à produire le vide,
et par conséquent aspire le sang de l'oreillette, loin
de le repousser.

Tout le sang qui sort de l'oreillette ne passe
pas cependant dans le ventricule ; l'observation a
appris depuis long-temps qu'à chaque contraction de l'oreillette, une certaine quantité de liquide reflue dans les veines caves supérieures et

inférieures. L'ondulation produite par cette cause se fait quelquefois sentir jusqu'aux veines iliaques externes, et dans les jugulaires ; elle influe sensiblement, comme on verra, sur le cours du sang dans plusieurs organes, et surtout dans le cerveau.

La quantité de sang qui reflue de cette manière varie suivant la facilité avec laquelle ce liquide pénètre dans le ventricule. Si, à l'instant de sa dilatation, le ventricule contient encore beaucoup de sang qui n'a pu passer par l'artère pulmonaire, il ne pourra recevoir qu'une petite quantité de celui de l'oreillette, et dès lors le reflux sera plus considérable et s'étendra plus loin.

C'est ce qui arrive quand le cours du sang dans l'artère pulmonaire est ralenti, soit par quelques obstacles résidants dans le poumon, soit parceque le ventricule a perdu de la force avec laquelle il se contracte. Le reflux dont nous parlons est la cause du battement qui se voit dans les veines de certains malades, et qui porte le nom de *pouls veineux*.

Il ne peut rien se passer de semblable dans la veine coronaire, car son embouchure est garnie d'une valvule qui s'abaisse dans l'instant de la contraction de l'oreillette.

L'instant où l'oreillette cesse de se resserrer est celui où le ventricule entre en contraction ; le sang qu'il contient est pressé fortement, et

tend à s'échapper de tous côtés : il repasserait
d'autant plus aisément dans l'oreillette, que,
comme nous l'avons déjà dit plusieurs fois,
elle se dilate dans cet instant ; mais la valvule
tricuspide, qui garnit l'ouverture oriculo-ventriculaire, s'oppose à ce reflux. Soulevée par le
liquide placé au-dessous d'elle, et qui tend à
passer dans l'oreillette, elle cède, jusqu'à ce
qu'elle soit devenue perpendiculaire à l'axe du
ventricule ; alors ses trois divisions ferment à peu
près complètement l'ouverture ; et comme les
colonnes charnues tendineuses ne leur permettent point d'aller plus loin, la valvule résiste à
l'effort du sang, et l'empêche ainsi de passer dans
l'oreillette.

Il n'en est pas de même du sang qui, pendant la
dilatation du ventricule, correspondait à la face
oriculaire de la valvule ; il est clair que dans le
mouvement de celle-ci il est soulevé et reporté
dans l'oreillette, où il se mêle avec celui qui vient
des veines caves et coronaires.

Ne pouvant vaincre la résistance à la valvule
tricuspide, le sang du ventricule n'a plus d'autre
issue que l'artère pulmonaire, dans laquelle il
s'engage en soulevant les trois valvules sygmoïdes qui soutenaient la colonne de sang contenu dans l'artère pendant la dilatation du ventricule.

19.

Je viens d'exposer les phénomènes les plus apparents et les plus connus du passage du sang veineux à travers les cavités droites du cœur ; il en est plusieurs autres qui me paraissent mériter une attention particulière.

A. On aurait une idée inexacte si l'on croyait que, dans la contraction du ventricule ou de l'oreillette, ces cavités se vident complètement du sang qu'elles contiennent : en observant le cœur d'un animal vivant, on voit bien dans l'instant la contraction, l'oreillette ou le ventricule diminuer sensiblement de dimension ; mais il est évident qu'à l'instant où la contraction s'arrête, une certaine quantité de sang se trouve encore soit dans l'oreillette, soit dans le ventricule.

Il n'y a donc qu'une partie du sang de l'oreillette qui passe dans le ventricule quand elle se contracte. Il en est de même pour le sang du ventricule, dont une portion seulement passe dans l'artère pulmonaire lorsque le ventricule entre en contraction ; et ces deux cavités sont donc réellement toujours pleines de sang. Comment déterminer la proportion du sang qui se déplace, et celle du sang qui reste ? Elles doivent être variables suivant la force avec laquelle se contracte le ventricule ou l'oreillette, la facilité du passage du sang dans l'artère pulmonaire, la quantité de sang contenu dans l'oreillette ou le ventricule, l'effort des

trois colonnes sanguines qui débouchent dans l'o-
reillette, etc.

L'effort que fait la colonne de sang veineux qui
arrive à l'oreillette est quelquefois si considérable,
que celle-ci ne peut plus se contracter; elle reste
distendue fortement pendant des heures entières;
c'est seulement dans l'instant où le ventricule se
relâche qu'en raison de son élasticité elle revient
un peu sur elle-même. Ce phénomène arrive particulièrement dans les moments de grande distension du système veineux. Il donne une nouvelle
preuve que l'élasticité peut remplacer la contractilité, *et vice versâ*. Dans plusieurs maladies de
l'oreillette, la circulation doit s'y faire de cette
manière.

B. Dès que le sang veineux est arrivé au cœur,
il est continuellement agité, pressé, battu par les
mouvements de cet organe; tantôt il reflue dans les
veines caves, ou se précipite dans l'oreillette ; tantôt il passe avec rapidité dans le ventricule, et en
ressort bientôt pour revenir dans l'oreillette, et
retourner immédiatement dans le ventricule ; tantôt il pénètre dans l'artère pulmonaire, rentre
ensuite dans le ventricule, et éprouve de violentes
secousses à chaque déplacement (1).

(1) Il suffit d'avoir pu toucher une seule fois le cœur d'un
animal vivant, pour avoir une idée de l'énergie de sa contraction.

Agité, pressé de tant de manières et avec tant de force, le sang doit, pendant son séjour dans les cavités du cœur et dans l'artère pulmonaire, éprouver un mélange plus intime dans ses parties constituantes. Le chyle et la lymphe, que reçoivent les veines sous-clavières, doivent se répartir également dans le sang des deux veines caves. Ces deux espèces de sang doivent aussi se confondre et s'unir complètement.

C. Je suis tenté de croire avec Boerhaave que les colonnes charnues des cavités droites, indépendamment de leurs usages dans la contraction de ces cavités, doivent avoir une assez grande part dans cette collision, ce mélange des divers éléments du sang. En effet, le sang qui se trouve dans l'oreillette et le ventricule en occupe non seulement la cavité centrale, mais encore toutes les petites cellules formées par les colonnes ; par conséquent, à chaque contraction il est chassé en partie des cellules, et il est remplacé à chaque dilatation par du nouveau sang. Obligé de se partager ainsi en un grand nombre de petites masses afin de pouvoir occuper les cellules, pour se réunir ensuite lorsqu'il sera expulsé, le sang est agité de manière que les divers éléments éprouvent un mélange plus intime et bien nécessaire dans ce liquide, dont les parties constituantes ont une aussi grande tendance à se séparer. Par la même

Remarques sur l'action des cavités droites du cœur.

raison, le chyle, la lymphe, les boissons, qui sont apportés au cœur par les veines, et qui n'ont pu encore se mêler assez intimement avec le sang, doivent éprouver ce mélange en traversant ces cellules.

Si l'on veut prendre une idée de l'influence du côté droit du cœur sous ce rapport, on n'a qu'à pousser brusquement une certaine quantité d'air dans la veine jugulaire d'un chien, et examiner le cœur quelques instants après; on verra l'air agité battu dans l'oreillette et le ventricule, y former une mousse volumineuse dont les aréoles sont très fines.

J'ai souvent observé ces phénomènes sur les animaux vivants; j'ai pu dernièrement les constater de nouveau sur un cheval, dont le cœur avait été mis à découvert par une incision aux parties latérales du thorax et par la section d'une côte.

Passage du sang veineux à travers l'artère pulmonaire.

Malgré les travaux nombreux des physiologistes sur le mouvement du sang dans les artères, il reste encore beaucoup à faire sur ce sujet.

Ici l'expérience et l'observation sont encore les seuls guides fidèles; les explications doivent être très restreintes, car la science qui pourrait les fournir, l'hydrodynamique, existe à peine dans tout ce qui a rapport au mouvement des fluides dans les canaux flexibles (1).

Je n'adopterai pas, pour la description du mouvement du sang dans l'artère pulmonaire, la marche suivie par les auteurs ; je préfère parler d'abord du mouvement du sang dans cette artère au moment du relâchement du ventricule droit , et voir ensuite ce qui arrive quand ce ventricule se contracte et qu'il pousse du sang dans l'artère. Cette méthode me paraît avoir l'avantage de mettre dans tout son jour un phénomène dont l'importance ne me paraît pas avoir été suffisamment appréciée. .

Supposons l'artère pleine de sang et abandonnée à elle-même, le liquide sera pressé dans toute l'é-

(1) Je ne puis m'empêcher de citer ici les propres expressions de d'Alembert : « Le mécanisme du corps humain, la vitesse du sang, son action sur les vaisseaux, se refusent à la théorie; on ne connaît ni l'action des nerfs, ni l'élasticité des vaisseaux, ni leur capacité variable, ni la ténacité du sang, ni ses divers degrés de chaleur. Quand même chacune de ces choses serait connue, la grande multitude d'éléments qui entreraient dans une pareille théorie nous conduirait vraisemblablement à des calculs impraticables : c'est un des cas les plus composés d'un problème, dont le plus simple serait fort difficile à résoudre. Lorsque les effets de la nature sont trop compliqués, ajoute l'illustre géomètre, pour pouvoir être soumis à nos calculs, l'expérience est la seule voie qui nous reste. »

tendue du vaisseau par les parois, qui tendent à revenir sur elles-mêmes et à effacer la cavité ; le sang, ainsi pressé, cherchera à s'échapper de tous côtés : or il n'a que deux voies pour fuir, l'orifice cardiaque, et les vaisseaux infiniment nombreux et ténus qui terminent l'artère dans le tissu du poumon.

L'orifice de l'artère pulmonaire au cœur étant très large, le sang se précipiterait facilement dans le ventricule s'il n'existait à cet orifice un appareil particulier, destiné à empêcher cet effet : je veux parler des trois valvules sygmoïdes. Appliqués contre les parois de l'artère au moment où le ventricule y pousse une ondée de sang, ces replis deviennent perpendiculaires à son axe ; aussitôt que le sang tend à refluer dans le ventricule, ils se placent de telle façon qu'ils ferment complètement l'orifice de ce vaisseau.

Action de l'artère pulmonaire.

A raison de la forme en cul-de-sac des valvules sygmoïdes, le sang, qui entre dans leur cavité, les gonfle, et tend à donner une figure circulaire à leur fibre. Or, trois portions de cercles adossés laissent nécessairement entre elles un espace.

Resserrement de l'artère pulmonaire.

Il devrait donc rester entre les valvules de l'artère pulmonaire, quand elles sont abaissées par le sang, une ouverture par laquelle ce liquide pourrait refluer dans le ventricule.

Usage des valvules sygmoïdes.

Il est certain que si chaque valvule était seule, elle prendrait la forme demi-circulaire ; mais il y en a trois : poussées par le sang, elles s'appliquent l'une contre l'autre ; et comme elles ne peuvent s'étendre autant que leurs fibres le leur permettraient, elles se pressent l'une l'autre, à cause du petit intervalle où elles sont renfermées, et qui ne leur permet pas de s'étendre. Les valvules prennent donc la figure de trois triangles, dont le sommet est au centre de l'artère et dont les côtés sont juxta-posés de manière à intercepter complètement la cavité de l'artère. Peut-être que les nœuds ou boutons qui se trouvent alors au sommet de chacun des triangles sont destinés à fermer plus exactement l'artère dans son centre (1).

Pour bien voir cet adossement des trois valvules, il faut pousser doucement de la cire ou du suif fondu dans l'artère pulmonaire, en dirigeant l'injection du côté du ventricule ; celle-ci, une fois arrivée aux valvules, les remplit et les applique l'une contre l'autre, et l'orifice du vaisseau se trouve fermée avec assez d'exactitude pour qu'il ne pénètre pas une goutte d'injection dans le ventricule. Quand la cire ou le suif sont solidifiés par le refroidissement, on peut examiner comment les valvules ferment l'ouverture de l'artère.

(1) Senac, *Traité de la structure du cœur,* etc.

Ne pouvant refluer dans le ventricule , le sang passera dans les radicules des veines pulmonaires, avec lesquelles les petites artérioles qui terminent l'altère pulmonaire se continuent ; et ce passage durera tant que les parois de l'artère presseront avec assez de force le sang qu'elles contiennent , effet qui , à l'exception du tronc et des principales branches , a lieu jusqu'à ce que la totalité du sang soit expulsée.

On pourrait croire que la finesse des petits vaisseaux qui terminent l'artère pulmonaire est un obstacle à l'écoulement : cela pourrait être s'ils étaient en petit nombre , et si leur capacité totale était moindre ou même égale à celle du tronc ; mais comme ils sont innombrables , et que leur capacité est beaucoup plus considérable que celle du tronc , l'écoulement s'y fait avec facilité. Il est cependant vrai de dire que l'état de distension ou d'affaissement du poumon rend plus ou moins facile ce passage , comme cela est exposé plus loin.

Pour que cet écoulement puisse s'effectuer avec facilité , il faut que la force de contraction des différentes divisions de l'artère soit partout en rapport avec leur grosseur. Si celle des petites , au contraire , était supérieure à celle des plus grosses , dès que les premières auraient expulsé le sang qui les remplissait , elles ne seraient que peu distendues par le sang provenant des secondes . et l'écoulement du liquide serait très ralenti : or l'expérience est directement contraire à cette supposition. Si l'artère pulmonaire d'un animal vivant est liée immédiatement au-dessus du cœur, presque tout le sang contenu dans l'artère au moment où la ligature sera faite , passera assez promptement dans les veines pulmonaires et arrivera au cœur.

Action de l'artère pulmonaire. Voilà ce qui arrive quand le sang contenu dans l'artère pulmonaire est exposé à la seule action de ce vaisseau ; mais. dans l'état ordinaire, à chaque contraction du ventricule droit, une certaine quantité de sang est poussée avec force dans l'artère; les valvules sont instantanément soulevées ; l'artère et presque toutes ses divisions sont distendues, d'autant plus que le cœur s'est contracté avec plus de force , et qu'il a poussé une plus grande quantité de sang dans l'artère. Immédiatement après sa contraction . le ventricule se dilate, et dès cet instant les parois de l'artère reviennent sur elles-mêmes ; les valvules sygmoïdes s'abaissent et ferment l'artère pulmonaire , jusqu'à ce qu'une nouvelle contraction du ventricule les soulève.

Telle est la seconde cause du mouvement du sang dans l'artère qui va au poumon ; elle est, comme on voit, intermittente : cherchons à en apprécier les effets; pour cela . voyons les phénomènes les plus apparents du cours du sang dans l'artère pulmonaire.

Je viens de dire que dans l'instant où le ventricule pousse du sang dans l'artère, le tronc et toutes les divisions d'un certain calibre éprouvent une dilatation évidente. On nomme ce phénomène la *pulsation* de l'artère. La pulsation est très sensible près du cœur; elle va en s'affaiblissant, à mesure qu'on s'en éloigne; elle cesse quand l'artère, par suite de sa division, est devenue très petite.

Un autre phénomène, qui n'est qu'une suite du précédent, s'observe quand on ouvre l'artère. Si c'est près du cœur et dans un lieu où les battements soient sensibles, le sang sort par un jet saccadé; si l'ouverture est faite loin du cœur, et dans une petite division, le jet est continu et uniforme; enfin, si on ouvre un des vaisseaux infiniment petits qui terminent l'artère, le sang sort, mais sans former de jet : il se répand uniformément en nappe.

Nous voyons d'abord dans ces phénomènes une nouvelle application du principe d'hydrodynamique déjà cité, relatif à l'influence de la largeur du tuyau sur le liquide qui le parcourt : plus le tuyau s'élargit, plus la vitesse se ralentit. La capacité du vaisseau allant croissant à mesure qu'il avance vers le poumon, il est nécessaire que la vitesse du sang diminue.

Quant à la pulsation de l'artère et à la saccade du sang qui s'en échappe quand elle est ouverte, on voit évidemment que les deux effets tiennent à la contraction du ventricule droit et à l'introduction d'une certaine quantité de sang dans l'artère, qui a lieu par cette cause. Pourquoi ces deux effets vont-ils en s'affaiblissant à mesure qu'ils se propagent, et pourquoi cessent-ils tout-à-fait dans les dernières divisions de l'artère? Il n'est pas impossible, je pense, d'en donner une raison mécanique satisfaisante.

En effet, concevons un canal cylindrique d'une longueur quelconque, à parois élastiques, et plein de liquide : si l'on y introduit tout-à-coup une certaine quantité de nouveau liquide, la pression sera répartie également sur tous les points des parois, qui seront également distendues. Supposons maintenant que le canal se divise en deux parties, dont les sections réunies forment une surface égale à celle de la section du canal : la distension produite par l'introduction brusque d'une certaine quantité de liquide se fera moins sentir dans les deux divisions que dans le canal; car la circonférence totale des deux canaux étant plus considérable que celle du canal unique, elle résistera davantage; et si l'on suppose enfin que ces deux premières divisions se divisent et se subdivisent à l'infini, comme la somme des circonférences des petits canaux sera de beaucoup supérieure à celle du canal unique, la même cause qui produira une distension sensible dans le canal et ses principales divisions n'en produira plus d'appréciable dans les dernières divisions, à raison de la résistance plus considérable des parois (1). Le phénomène sera encore plus marqué si la capacité des divisions, au lieu d'être égale, est supérieure à celle du canal.

Cette dernière supposition est réalisée dans l'artère pulmonaire, dont la capacité augmente à mesure qu'elle se divise et se subdivise ; par conséquent il est évident que les effets de l'introduction de la quantité de sang à chaque contraction du ventricule droit doivent diminuer en se propageant, et cesser tout-à-fait dans les dernières divisions du vaisseau.

Ce qu'il ne faut pas omettre, c'est que la contraction du ventricule droit est la cause qui met continuellement en jeu l'élasticité des parois de

(1) Pour bien concevoir ceci, il faut se rappeler que les surfaces des cercles sont proportionnelles aux carrés de leurs circonférences. Ainsi, dans la division du canal en deux autres, que nous avons supposée, si chaque circonférence devenait seulement moitié de la circonférence primitive, les surfaces de chacun des canaux secondaires ne seraient que le quart de la surface du canal primitif ; et ces surfaces réunies ne formeraient que la moitié de celle du canal. Pour que l'égalité ait lieu, il faut donc que les circonférences réunies des deux divisions excèdent la circonférence du canal principal.

l'artère, c'est-à-dire qui les maintient distendues au point qu'en vertu de leur élasticité elles font toujours effort pour revenir sur elles-mêmes et expulser le sang. D'après cela, on voit que des deux causes qui font mouvoir le sang dans l'artère pulmonaire, il n'en existe réellement qu'une seule; c'est la contraction du ventricule, celle de l'artère n'étant que l'effet de la distension qu'elle a éprouvée dans l'instant où une certaine quantité de sang a pénétré dans sa cavité, pressée par le ventricule.

Des auteurs ont cru voir dans le resserrement de l'artère pulmonaire quelque chose d'analogue à la contraction des muscles; mais, soit qu'on l'irrite avec là pointe d'un instrument ou des caustiques, soit qu'on la soumette à un courant galvanique, jamais aucun mouvement analogue à celui des fibres musculaires ne s'y fait apercevoir. Ce resserrement doit donc être considéré comme un effet de l'élasticité des parois du vaisseau.

Utilité de l'élasticité des parois artérielles. Pour faire bien sentir l'importance de l'élasticité des parois de l'artère, supposons un instant qu'avec ses dimensions et sa forme ordinaires elle devienne un canal inflexible : aussitôt le cours du sang est complètement changé; au lieu de traverser le poumon d'une manière continue, il ne passera plus dans les veines pulmonaires que dans l'instant où il sera poussé par le ventricule; encore faut-il supposer que celui-ci enverra toujours assez de sang pour tenir l'artère parfaitement pleine ; s'il en était autrement, le ventricule pourrait se contracter plusieurs fois avant que le sang traversât le poumon. Au lieu de cela, voyons ce qui se passe réellement : que le ventricule cesse, pour quelques instants, d'envoyer du sang dans l'artère, le cours du sang dans le poumon n'en continuera pas moins, car l'artère se refermera à mesure que l'écoulement s'effectuera, et il faudrait qu'elle eût le temps de se vider complètement pour que le cours du sang s'arrêtât tout-à-fait : cette suspension ne peut arriver pendant la vie. Le passage du sang à travers le poumon est nécessairement continu mais inégalement rapide, suivant la quantité de sang que le ventricule envoie dans l'artère pulmonaire à chaque contraction.

A diverses reprises, on a cherché à déterminer la quantité de sang qui entre dans l'artère pulmonaire à chacune des contractions du ventricule ; en général, on a pris pour mesure la capacité de celui-ci, croyant que tout le sang qui s'y trouve passe dans l'artère au moment de la contraction; on l'a estimée assez considérable ; mais ce qui a été dit plus haut fait assez voir combien cette appréciation est inexacte, et puisqu'il n'y a qu'une partie du sang qui entre dans l'artère, et qu'il est impossible de savoir combien passe et combien reste, il est évi-

Quantité de sang qui sort du ventricule à chaque contraction.

dent que tous les calculs ne conduisent pas à la connaissance de la vérité.

Au reste, c'est bien plutôt le mécanisme par lequel le sang passe du ventricule dans l'artère, et celui de son cours dans ce vaisseau, qu'il importe de connaître ; connaîtrait-on avec précision la quantité de sang qui passe dans un temps donné, aucune conséquence importante ne s'en déduirait.

En parcourant les petits vaisseaux qui terminent l'artère et qui commencent les veines pulmonaires, le sang veineux change de nature par l'effet du contact de l'air ; il acquiert les qualités de sang artériel : c'est ce changement dans les propriétés du sang qui constitue essentiellement la respiration.

DE LA RESPIRATION,

OU

TRANSFORMATION DU SANG VEINEUX EN SANG ARTÉRIEL.

Nécessité du contact de l'air et du sang.

L'une des conditions indispensables à notre existence, c'est que le sang soit sans cesse en contact avec l'air par une surface équivalente, pour l'étendue, à la superficie du corps. Dans ce contact l'air enlève au sang quelques uns des éléments qui le compose, et réciproquement le sang s'empare des éléments de l'air. L'échange chimique qui s'établit ainsi entre le sang et l'air, constitue la *res-*

piration ou la *transformation du sang veineux en sang artériel.*

Des auteurs estimés en ont une autre idée; plusieurs la définissent l'entrée et la sortie de l'air du poumon, mais ce double mouvement peut s'effectuer sans qu'il y ait pour cela respiration. D'autres croient qu'elle consiste dans le passage du sang à travers le poumon ; mais il arrive souvent que ce passage se fait quoiqu'il n'y ait pas respiration.

Pour étudier avec fruit cette fonction , il faut avoir une connaissance exacte de la structure du poumon, des notions précises sur les propriétés physiques et chimiques de l'air atmosphérique ; il faut savoir par quel mécanisme cet air peut pénétrer dans la poitrine ou en sortir. Quand nous aurons fait connaître chacun de ces points, nous décrirons le phénomène de la transformation du sang veineux en sang artériel.

Des poumons.

Dans la structure des poumons , la nature a résolu un problème mécanique d'une extrême difficulté : il s'agissait d'établir une immense surface de contact entre le sang et l'air , dans l'espace peu considérable qu'occupent les poumons. L'artifice admirable employé consiste en ce que chacun des petits vaisseaux qui terminent l'artère pul-

Idée
générale
du poumon.

20.

Disposition physique du poumon.

monaire et commencent les veines du même nom, est environné de tous côtés par l'air. Or, en additionnant les parois de tous les capillaires du poumon, on aura une surface extrêmement étendue, où le sang n'est séparé de l'air que par la paroi mince des vaisseaux qui le contiennent. Si cette paroi était imperméable, comme le serait, par exemple, une lame métallique, ce serait en vain que l'air se trouverait si près du sang, il n'y aurait aucune réaction chimique des deux corps l'un sur l'autre ; mais toutes les membranes de l'économie, particulièrement celles qui sont minces, sont facilement perméables aux gaz, et même aux liquides peu visqueux, en sorte que les parois des capillaires pulmonaires, suffisamment épaisses pour retenir toute la partie visqueuse du sang, ne mettent que fort peu d'obstacle au passage des gaz et à celui de la sérosité du sang ; elles se laissent également traverser par les liquides ou vapeurs qui sont accidentellement introduites dans les poumons.

Tous les petits vaisseaux sont aptes à la respiration.

Il ne faudrait pas cependant supposer que le poumon a, relativement à la respiration, des propriétés tout-à-fait spéciales à l'exclusion des autres organes ; car tous les petits vaisseaux qui contiennent du sang veineux, et qui se trouvent accidentellement en contact avec l'air, deviennent le siége du phénomène de la respiration. Le poumon est seulement beaucoup mieux disposé qu'aucun autre organe pour la production du phénomène.

Sous le rapport anatomique, les poumons sont deux organes vasculaires, d'un volume considérable, situés dans les parties latérales de la poitrine. Leur parenchyme est divisé et subdivisé en lobes et en lobules, dont le nombre, la forme et les dimensions sont difficiles à déterminer.

L'examen attentif d'un lobule pulmonaire apprend qu'il est formé par un tissu spongieux, dont les aréoles sont si petites qu'il faut une forte loupe pour les voir distinctement ; ces aréoles communiquent toutes entre elles, et sont ensemble enveloppées par une couche mince de tissu cellulaire, qui les sépare des lobules voisins.

Structure des lobules pulmonaires.

Dans chaque lobule viennent se rendre une des divisions des bronches et une de l'artère pulmonaire ; cette dernière se distribue dans l'épaisseur du lobule ; elle s'y transforme en un nombre infini de radicules des veines pulmonaires. Ce sont ces nombreux petits vaisseaux par lesquels se termine l'artère et commencent les veines pulmonaires, qui, en s'entre-croisant et s'anastomosant de diverses manières, forment les aréoles du tissu des lobules (1) ; la petite division

(1) Cette disposition existe d'une manière on ne peut plus évidente dans les poumons des reptiles.

Structure
des lobules
pulmonaires.

bronchique qui aboutit au lobe ne pénètre pas dans son intérieur, et finit brusquement aussitôt qu'elle est arrivée au parenchyme.

·Cette dernière circonstance me paraît remarquable; car, puisque la bronche ne pénètre pas dans le tissu spongieux du poumon, il est peu probable que la surface des cellules avec lesquelles l'air se trouve en contact soit revêtue par la membrane muqueuse. L'anatomie la plus exacte ne pourrait du moins en démontrer l'existence dans cet endroit.

Une partie du nerf de la huitième paire et des filets du sympathique se répandent dans le poumon, mais sans qu'on sache comment ils s'y comportent. La surface de l'organe est recouverte par la plèvre, membrane séreuse, analogue au péritoine pour la structure et les fonctions.

Glandes
des
poumons.

Autour des bronches, et près du lieu où elles s'enfoncent dans le tissu du poumon, existent un certain nombre de glandes lymphatiques dont la couleur est à peu près noire, et auxquelles viennent se rendre les vaisseaux lymphatiques peu nombreux qui naissent de la surface et de la profondeur du tissu pulmonaire.

L'art des injections fines nous fournit, relativement au poumon, quelques renseignements qu'il ne faut pas laisser échapper.

Si l'on pousse une injection d'eau colorée dans

l'artère pulmonaire , la matière injectée passe aus- Expériences sur le poumon. sitôt dans les veines pulmonaires ; mais en même temps une petite partie pénètre dans les bronches. Si l'injection est faite par une veine pulmonaire , le liquide passe de même en partie dans l'artère, et en partie dans les bronches. Enfin , si l'on introduit l'injection par la trachée , on la voit quelquefois pénétrer dans l'artère et dans les veines pulmonaires , et même dans l'artère et la veine bronchique.

Les poumons remplissent en grande partie la cavité de la poitrine , s'agrandissent et se resserrent avec elle ; formés presque en totalité par des vaisseaux sanguins ou aériens très élastiques , ils sont eux-mêmes doués d'une très grande élasticité ; et comme ils communiquent avec l'air extérieur par la trachée-artère et le larynx , chaque fois que la poitrine s'agrandit , ils sont distendus par l'air , qui est expulsé quand la poitrine reprend ses dimensions premières. Il est donc nécessaire que nous nous arrêtions un instant à l'examen de cette cavité.

La *poitrine* , ou le *thorax* , a la forme d'un co- Du thorax. noïde , dont le sommet est en haut, la base en bas; en arrière, la poitrine est formée par les vertèbres dorsales , en avant par le sternum , et latéralement par les côtes ; ces derniers os sont au nombre de douze de chaque côté : on distingue

Des côtes. les côtes en *vertébro-sternales*, et en *vertébrales*. Il y en a sept des premières et cinq des secondes. Les vertébro-sternales, ou les *vraies* côtes, sont les plus supérieures ; elles s'articulent en arrière avec les vertèbres, comme les vertébrales ; en avant, elles s'articulent avec le sternum, au moyen d'un prolongement appelé *cartilage des côtes*.

C'est la longueur, la disposition, et les mouvements des côtes sur les vertèbres, qui déterminent la forme et les dimensions apparentes de la poitrine.

Le même muscle que nous avons vu former la paroi supérieure de l'abdomen, forme aussi la paroi inférieure du thorax ; il s'attache, par sa circonférence, au contour de la base de la poitrine ; mais son centre s'élève dans la cavité pectorale, et forme, lorsqu'il est relâché, une voûte dont la partie moyenne est de niveau avec l'extrémité inférieure du sternum : en sorte que la cavité du thorax se trouve partagée en deux portions, l'une supérieure *pectorale*, et l'autre inférieure ou *abdominale*. En effet, c'est dans la première seulement que sont logés les organes pectoraux, tels que les poumons, le cœur, etc. La seconde contient le foie, la rate, l'estomac, etc.

Des muscles nombreux s'attachent aux os qui forment la charpente du thorax : de ces muscles,

les uns sont destinés à rendre les côtes moins
obliques sur la colonne vertébrale ou à agrandir
la capacité de la poitrine ; les autres abaissent les
côtes, les rendent plus obliques sur les vertèbres,
et diminuent ainsi la capacité du thorax.

Il importe que nous prenions connaissance du
mécanisme par lequel la poitrine s'agrandit ou se
resserre, plusieurs phénomènes de la respiration
étant liés intimement avec ses variations de capacité.

La poitrine peut se dilater verticalement, transversalement et d'avant en arrière, c'est-à-dire suivant ses principaux diamètres.

Le principal, et pour ainsi dire le seul agent
de la dilatation verticale, c'est le diaphragme,
qui, en se contractant, tend à perdre sa forme
voûtée et à devenir plane, mouvement qui ne peut
s'effectuer sans que la portion pectorale du thorax
s'accroisse, et sans que la portion abdominale
diminue. Les côtés de ce muscle, qui sont char-
nus et correspondent aux poumons, descendent
davantage que le centre, qui, étant aponévrotique,
ne peut faire aucun effort par lui-même, et qui
d'ailleurs est retenu par ses attaches au sternum
et son union avec le péricarde. Dans la plupart
des cas, cet abaissement du diaphragme suffit
pour la dilatation de la poitrine ; mais il arrive
souvent que le sternum et les côtes, en changeant

de rapport entre eux et la colonne vertébrale, produisent une augmentation sensible de la cavité pectorale.

Rien n'est plus simple à concevoir que le mécanisme de ce mouvement, dès que la disposition physique des parties est bien connue ; et cependant il a été l'objet de discussions très vives entre des auteurs estimables, qui ont donné à cette question une importance que peut-être elle ne méritait pas.

Si de semblables disputes conduisaient à la vérité, on regretterait moins le temps que les savants y consacrent ; mais il est fort rare qu'elles aient ce résultat : c'est du moins ce qui n'est pas arrivé relativement au mécanisme de la dilatation du thorax. Après un grand nombre de raisonnements, d'expériences en apparence exactes, Haller est parvenu à faire prévaloir ses idées, qui ne me paraissent rien moins que satisfaisantes.

Je vais m'expliquer sur ce point avec toute la franchise que commande une autorité aussi respectable.

Son explication de la dilatation du thorax, généralement adoptée en ce moment, repose sur des bases que je crois fausses. Il pose en fait que la première côte est presque immobile (1), et que le

______

(1) *Primum par* (*costarum*) *firmissimum* est, indè ut quæque inferiori loco ponitur, ità faciliùs emovetur, doncc

thorax ne peut faire aucun mouvement de totalité,
soit en bas, soit en haut (1). Il est difficile de concevoir comment un observateur aussi habile que
Haller a pu avancer et soutenir une pareille idée ;
car il suffit d'examiner sur soi-même les mouvements de la respiration, pour avoir aussitôt la
preuve que le sternum et la première côte s'élèvent
dans l'inspiration, et s'abaissent dans l'expiration.
L'examen du thorax sur le cadavre donne le
même résultat : on n'a qu'à tirer en haut le sternum, il cède, et toutes les côtes sternales, y
compris la première, se redressent sur la colonne
vertébrale, et le thorax s'agrandit sensiblement.

Après avoir établi que la première côte est presque immobile, il dit que la seconde présente une
mobilité cinq ou six fois plus considérable ; que la
troisième en offre une encore plus grande, et que
la mobilité va croissant jusqu'aux côtes les plus
inférieures.

En n'ayant égard qu'aux vraies côtes, les seules
importantes à considérer ici, je crois que l'observation est directement opposée à ce qu'a avancé
Haller, c'est-à-dire que la première côte est
plus mobile que la seconde, celle-ci plus que

infima mobilissima fluctuet. HALLER, *Elementa physiologiæ*,
tom. III, pag. 39, lib. VIII.

(1) Totum tamen pectus, ut nunquam elevari vidi, itá
nunquam deprimi. HALLER, *loc. cit.*

la troisième, et ainsi de suite, jusqu'à la septième.

Mais pour juger sainement du degré de mobilité des côtes, il ne faut pas se borner à observer le mouvement qu'elles exécutent à leur extrémité; car, comme elles sont d'une longueur très inégale, un léger mouvement dans l'articulation, quand la côte est longue, paraîtra très étendu à l'extrémité; de même un mouvement assez étendu dans l'articulation d'une côte courte pourra paraître peu de chose, examiné à son extrémité. Il faut, au contraire, considérer le mouvement des côtes en leur supposant à toutes une longueur égale, et alors il devient de toute évidence que la mobilité va décroissant depuis la première jusqu'à la septième; cette dernière est même presque immobile (1).

(1) *Mobilité des côtes* est une expression qui peut être entendue différemment, et qui par conséquent est obscure; je l'applique seulement ici aux vraies côtes, en leur supposant une longueur égale à la première. Je mesure l'arc de cercle que peut décrire de bas en haut et de haut en bas l'extrémité libre des côtes ainsi coupées. J'examine ensuite le mouvement de rotation qu'elles peuvent exercer sur elles-mêmes, et je vois que la première côte est beaucoup plus mobile que la septième: la première côte jouit même d'une espèce de mouvement qui ne se rencontre dans aucune autre côte; elle peut être élevée en totalité en haut, dans une étendue de près d'un centimètre, à raison du défaut de

La disposition anatomique des articulations postérieures donne la raison de cette différence de mobilité.

La première côte n'a qu'une seule facette articulaire à sa tête, et ne s'articule qu'avec une seule vertèbre; elle n'a point de ligament interne, ni de ligament costo-transversaire. Le ligament postérieur de l'articulation avec l'apophyse transverse est horizontal, et ne peut empêcher ni l'élévation ni l'abaissement de la côte.

Aucune de ces dispositions favorables au mouvement n'existe dans les autres vraies côtes ; elles ont deux facettes articulaires à leur tête, et s'articulent avec deux vertèbres. Il y a un ligament interne dans l'articulation, qui ne permet qu'un glissement très limité; un ligament costo-transversaire, fixé à l'apophyse transverse supérieure, empêche la côte de descendre; un ligament postérieur, dirigé de bas en haut, se voit derrière l'articulation de la tubérosité, et empêche la côte de monter. Cependant des nuances particulières dans la disposition de ces divers ligaments permettent

ligament interne dans son articulation vertébrale. Maintenant, si l'on voulait appeler mobilité des côtes le léger mouvement qui peut avoir lieu dans leur articulation sternale, ou bien celui que permet l'élasticité de leur cartilage, il est évident que la première côte serait moins mobile que les autres.

les divers degrés de mobilité dont nous avons parlé.

Du reste, il est évident que la mobilité moindre se trouvant dans les côtes les plus longues, il y a compensation, et, par cette raison, elles peuvent exécuter des mouvements aussi étendus que la première, quoique moins mobiles; par la même cause, il serait possible qu'elles offrissent un mouvement plus étendu.

Cette compensation présente des avantages; car les vraies côtes, leurs cartilages, le sternum, ne se meuvent guère qu'ensemble, et le mouvement de l'une de ces pièces entraîne presque toujours celui de toutes les autres; il s'ensuit donc que, si les côtes inférieures étaient plus mobiles, elles ne pourraient faire un mouvement plus étendu que celui dont elles sont susceptibles, et la solidité du thorax se trouverait diminuée, sans que sa mobilité y gagnât.

Dans la plupart des sujets, et souvent jusqu'à l'âge le plus avancé, le sternum est composé de deux pièces (1) articulées par symphise mobile au niveau du cartilage de la deuxième côte. Cette disposition, permettant à l'extrémité supérieure de la pièce inférieure de se porter un peu en avant, concourt à l'agrandissement de la poitrine d'une

(1) Ce fait anatomique est indiqué dans l'anatomie de M. H. Cloquet.

manière qui, je crois, n'avait pas encore été remarquée.

Mais quels sont les muscles qui élèvent le ster- Muscles qui
élèvent
les côtes et le
sternum.
num et les côtes, et qui par conséquent dilatent
la poitrine? Si l'on en croit Haller, les inter-costaux sont les principaux agents de cette élévation.
Les premiers inter-costaux, dit-il, trouvent un
point fixe sur la première côte qui est immobile,
et élèvent la seconde côte; et successivement tous
les autres inter-costaux prennent leur point fixe
sur la côte supérieure et élèvent l'inférieure.

Nous venons de voir tout à l'heure que la première côte est loin d'être immobile; l'explication
de Haller tombe donc par cela même, et je ne
pense pas que les inter-costaux internes ou externes
puissent seuls, quoi qu'on en ait dit, produire
l'élévation des côtes. Les muscles qui me paraissent
destinés à cet usage sont ceux qui, ayant une extrémité fixée médiatement ou immédiatement sur la
colonne vertébrale, la tête ou les membres supérieurs, peuvent agir par l'autre directement ou in-
directement sur le thorax, de manière à l'élever.
Parmi ces muscles, je citerai les scalènes antérieurs
et les postérieurs, les sur-costaux, les muscles du
cou qui s'attachent au sternum, etc. J'y ajouterai
un muscle auquel on n'a point jusqu'ici attribué Usage du
diaphragme
pour
l'élévation
du thorax.
cet usage; je veux dire le diaphragme. En effet, ce
muscle s'attache par sa circonférence à l'extrémité

inférieure du sternum, à la septième vraie côte et à toutes les fausses; quand il se contracte, il refoule en bas les viscères; mais, pour cela, le sternum et les côtes doivent présenter une résistance suffisante à l'effort qu'il fait pour les tirer en haut. Or, la résistance ne peut être qu'imparfaite, puisque toutes ces parties sont mobiles; c'est pourquoi chaque fois que le diaphragme se contracte, il doit toujours élever plus ou moins le thorax. En général, l'étendue de l'élévation sera en raison directe de la résistance des viscères abdominaux et de la mobilité des côtes.

Influence de la pression atmosphérique sur la dilatation du thorax.

Il est une autre cause de la dilatation du thorax à laquelle on a donné jusqu'ici peu d'attention, et qui me paraît cependant très importante, je veux parler de la pression atmosphérique qui s'exerce dans toute la surface intérieure de la cavité par l'intermédiaire des poumons. Cette pression a une telle influence, que, si par une cause quelconque elle cesse d'avoir lieu, la poitrine ne se dilate plus : en vain les muscles élévateurs des côtes agissent sur ces os, en vain le diaphragme se contracte; la partie du thorax qui n'est pas pressée intérieurement par l'air atmosphérique ne se dilate pas. Ce phénomène est très marqué dans les affections de la poitrine, les pneumonies, les œdèmes, les emphysèmes des poumons, et les divers épanchements; tantôt il se voit dans

tout un côté du thorax et dans une partie du côté
opposé, d'autres fois il ne s'observe que dans une
étendue de trois ou quatre côtes d'un seul côté.
les autres côtes du même côté continuant à se
mouvoir. Il est si vrai que la pression atmosphérique
est pour beaucoup dans la dilatation du thorax.
que si elle cesse d'agir pendant un certain temps,
le côté qui en est privé se resserre. et finit par
s'oblitérer, non sans qu'il en résulte un grand
changement dans la taille et dans la conformation
générale du thorax. Une autre preuve que l'on
peut ajouter se voit dans la facilité avec laquelle
on dilate la poitrine d'un cadavre en soufflant par
la trachée, et dans la difficulté qu'on éprouve en
cherchant à la dilater en soulevant les côtes et le
sternum.

Il n'est pas indispensable que cette pression
s'exerce par l'intermédiaire des poumons, comme
le prouve l'expérience suivante : fermez par une
ligature la trachée-artère à un animal. aussitôt il
se consumera en efforts impuissants pour dilater la
cavité de la poitrine ; faites une ouverture dans
un espace intercostal, aussitôt l'air se précipitera
dans le côté de la poitrine ouvert, et ce côté s'a-
grandira facilement à chaque inspiration ; faites
une ouverture du côté opposé, et vous oberverez
le même effet. On peut même remarquer que l'é-
lévation des côtes est plus complète et plus facile

que dans la respiration ordinaire ; on en conçoit aisément la raison.

Changements de forme du thorax lors de son élévation.Dans l'élévation générale du thorax, la forme de cette cavité change nécessairement, ainsi que les rapports des os qui la composent ; c'est particulièrement pour se prêter à ces changements que paraissent destinés les cartilages des côtes : dès qu'ils sont ossifiés, et qu'ils perdent par conséquent leur souplesse. la poitrine devient presque immobile.

Pendant que le sternum est porté en haut, son extrémité inférieure est dirigée un peu en avant ; il éprouve ainsi un léger mouvement de bascule ; les côtes deviennent moins obliques sur la colonne vertébrale ; elles s'écartent tant soit peu l'une de l'autre, et leur bord inférieur est dirigé en **dehors**, en raison d'une petite torsion qu'éprouve le cartilage. Tous ces phénomènes ne sont bien apparents que dans les côtes supérieures, ils le sont à peine dans les inférieures.

Pour bien juger du mécanisme de l'inspiration. il faut l'étudier sur un individu maigre, et âgé de moins de trente ans ; tous les phénomènes que je viens de décrire seront visibles, mais ils deviendront bien plus apparents si l'individu est atteint d'une difficulté de respirer. C'est alors que paraîtra dans tout son jour le jeu des puissances qui élèvent le thorax, que les scalènes se gonfleront à chaque inspiration (1), et se relâcheront à chaque expiration ; quant aux muscles intercostaux, dans les respirations laborieuses, tantôt ils se contractent dans l'instant de l'inspiration, et tantôt, au contraire, ils se relâchent, et alors il se produit un enfoncement remarquable dans chaque espace intercostal.

Il résulte de l'élévation du thorax un agrandissement général de cette cavité, soit d'avant en arrière, soit transversalement, soit même de haut en bas.

Cet agrandissement est nommé *inspiration* ; il offre trois degrés bien marqués : 1° l'inspiration *ordinaire*, qui se fait par l'abaissement du diaphragme et une élévation presque insensible du thorax ; 2° l'inspiration *grande*, dans laquelle il y a élévation évidente du thorax, en même temps qu'il y a abaissement du diaphragme ; 3° enfin, l'inspiration *forcée*, dans laquelle les dimensions du thorax sont augmentées dans tous les sens, autant que le permet la disposition physique de cette cavité.

Trois degrés de l'inspiration.

À la dilatation du thorax succède l'*expiration*, c'est-à-dire le retour du thorax en sa position et à ses dimensions ordinaires. Le mécanisme de ce mouvement est justement l'inverse de celui que

(1) J'appelle cette contraction des scalènes *le pouls respiratoire* ; et en effet, le doigt appliqué sur l'un des scalènes donne une idée de l'effort que fait le malade pour respirer.

nous venons de décrire. Il est produit par l'élasticité des cartilages et des ligaments des côtes, qui tendent à revenir sur eux-mêmes, par le relâchement des muscles qui avaient élevé le thorax, et enfin par la contraction d'un grand nombre de muscles disposés de façon qu'ils abaissent le thorax, et le rétrécissent. Parmi ces muscles, qui sont très nombreux et très forts, il faut distinguer les muscles larges de l'abdomen, le dentelé postérieur et inférieur, le grand dorsal, le sacro-lombaire, etc.

Trois degrés
de
l'expiration.

Le resserrement du thorax, ou l'expiration, présente aussi trois degrés : 1° l'*expiration ordinaire* ; 2° l'*expiration grande* ; 3° et l'*expiration forcée.*

Dans l'expiration ordinaire, le relâchement du diaphragme, refoulé par les viscères abdominaux, pressés eux-mêmes par les muscles antérieurs de cette cavité, produit la diminution du diamètre vertical. Le relâchement des muscles inspirateurs et une contraction légère des expirateurs, permettant aux côtes et au sternum de reprendre leurs rapports ordinaires avec la colonne vertébrale, produisent l'expiration grande.

Mais le rétrécissement de la poitrine peut aller au-delà. Si les muscles abdominaux et les autres muscles expirateurs se contractent avec force, il en résulte un refoulement plus marqué du diaphragme, un abaissement plus grand des côtes

et un rétrécissement de la base de la poitrine, et
par conséquent une diminution plus considérable
de la capacité thoracique. C'est ce qu'on nomme
expiration forcée.

Pour faire comprendre comment le poumon se
dilate et se resserre avec le thorax, Mayow com-
parait le poumon à une vessie placée à l'intérieur
d'un soufflet, et qui communiquerait avec l'air extérieur par le tuyau de l'instrument. Cette comparaison, juste sous plusieurs rapports, est inexacte
sous un point de vue très important : la vessie est
une membrane inerte qui se laisse distendre par la
pression de l'air, et qui ne revient sur elle-même que
par la compression des parois du soufflet. Le poumon est dans une condition bien différente : il tend
continuellement à revenir sur lui-même, à occuper un espace moindre que la capacité de la cavité
qu'il remplit; il exerce donc une traction sur tous les
points des parois thoraciques. Cette traction a peu
d'effet sur les côtes, qui ne peuvent céder, mais elle
a une grande influence sur le diaphragme ; par elle
ce muscle est toujours tendu, et tiré en haut de
manière à prendre la forme de voûte ; quand le
muscle s'abaisse en se contractant, il est obligé
d'entraîner les poumons vers la base de la poitrine :
ces organes se trouvent aussi de plus en plus distendus, et, en vertu de leur élasticité, ils tendent
avec d'autant plus d'énergie à revenir sur eux-

mêmes, et à ramener le diaphragme en haut. Le diaphragme serait en effet brusquement rétabli dans la forme voûtée dès qu'il cesse de se contracter, par un mouvement particulier de la glotte, dont nous parlerons plus bas, et qui oppose quelques difficultés à la sortie de l'air de la poitrine. L'ascension du diaphragme, dans l'expiration, est en outre favorisée par l'élasticité, ou même la contraction des muscles de l'abdomen, qui ont été distendus par le refoulement des viscères au moment de la contraction du diaphragme.

Expérience sur le jeu du diaphragme.

Pour juger de cette action réciproque du diaphragme et du poumon, il faut, sur un jeune animal, mettre à découvert les muscles intercostaux d'un des côtés de la poitrine, et alors on voit à travers ces muscles le poumon et le diaphragme monter et descendre de concert, et sans qu'il existe aucun intervalle entre ces deux organes ; on voit aussi que le poumon est toujours appliqué contre les parois du thorax, et qu'il glisse sur ces parois dans ses divers mouvements. Il est encore facile de remarquer que, durant l'expiration, une assez grande étendue de la face supérieure du diaphragme s'applique contre les parois du thorax, et occupe l'espace que le poumon remplissait pendant l'inspiration.

Ici se présente une question importante : nous voyons bien que le diaphragme, en s'abaissant, tire en bas le poumon, mais il le tire encore après l'expiration ; car si, à cet instant, les parois du thorax sont ouvertes, et que l'air extérieur ait accès direct sur le poumon, celui-ci s'affaisse beaucoup. Le diaphragme s'opposait donc à cet affaissement avant l'ouverture ; en effet, le relâchement du diaphragme n'est jamais complet durant la vie, et je le prouve par l'expérience que voici : rendez visibles les mouvements du poumon sur un jeune lapin ; remarquez le point où s'arrête l'ascension du diaphragme dans les expirations les plus complètes ; dans l'instant d'une expiration de ce genre, coupez la moelle épinière au cou ; au moment de la section, vous verrez le diaphragme remonter d'un ou même deux intervalles intercostaux. Il y a donc, durant la vie, dans le moment où le diaphragme semble relâché autant que possible, une certaine force qui ne lui permet pas de céder à la tendance qu'ont les poumons à revenir sur eux-mêmes, et cette force paraît soumise à l'influence nerveuse.

Mais la question n'est qu'en partie résolue : après la mort même, l'antagonisme du diaphragme et du poumon est loin d'être détruit ; le diaphragme est voûté, le poumon est distendu, et la preuve est à la portée de chacun : une ouverture faite aux parois thoraciques a pour effet d'affaisser les poumons, et de les confiner (quand ils sont sains) sur les côtés de la colonne verté-

brale, et de rendre le diaphragme flasque et flottant, dès qu'il n'est plus soutenu par les viscères
abdominaux. Voilà ce qui existe chez l'individu
qui a respiré, voilà ce qui n'existe pas chez le
fœtus qui n'a point exécuté la respiration. Comment le double effort du diaphragme sur le poumon et du poumon sur le diaphragme s'est-il établi ? J'avoue que je l'ignore. Ce serait un sujet de
recherches curieuses.

De l'air.

Propriétés physiques de l'air.

De toutes parts, et jusqu'à 15 ou 16 lieues de
hauteur, la terre est environnée d'un fluide rare
et transparent que l'on nomme *air*, et dont la
masse totale forme l'*atmosphère*.

L'air est un *fluide élastique*, c'est-à-dire qui
par lui-même a la propriété d'exercer une pression sur les corps qu'il entoure et sur les parois
des vases qui le contiennent. Cette propriété suppose dans les particules dont l'air se compose une
tendance continuelle à se repousser les unes les
autres.

Une autre propriété de l'air est la *compressi-
bilité*, c'est-à-dire que son volume change avec
la pression qu'il supporte. L'expérience apprend
qu'une même masse d'air, soumise successivement
à des pressions différentes, occupe des espaces ou
des volumes qui sont en raison inverse des pres-

sions ; en sorte que la pression devenant double, triple, quadruple, ce volume se réduit à la moitié, au tiers, au quart.

Dans l'atmosphère, la pression que supporte une masse quelconque d'air provient du poids des couches qui sont au-dessus d'elle ; le poids diminuant à mesure qu'on s'élève, l'air doit être de plus en plus dilaté, ou, en d'autres termes, sa densité doit diminuer à mesure que l'élévation augmente. A la surface de la terre, la pression de l'air est le résultat du poids total de l'atmosphère. Cette pression est capable de soutenir une colonne de mercure de 28 pouces ou 76 centimètres de hauteur : l'instrument employé pour fournir cette mesure se nomme *baromètre*.

Différentes circonstances physiques font légèrement varier la pression atmosphérique ; elle est, par exemple, moins forte sur le sommet des montagnes que dans les vallées ; plus forte quand l'air est sec que quand il est chargé d'humidité. Ces variations sont exactement appréciées au moyen du baromètre.

Comme tous les autres corps, l'air se dilate par la chaleur ; son volume augmente de 1/266 pour un échauffement d'un degré du thermomètre centigrade.

L'air est pesant ; c'est ce dont on s'est assuré en pesant d'abord un ballon plein d'air, et en pesant ensuite le même ballon, dans lequel on a fait le vide au moyen de la machine pneumatique. On a trouvé ainsi qu'à la température o, et lorsque le baromètre est élevé de 76 centimètres, un litre d'air, c'est-à-dire un décimètre cube d'air, pèse 1 gramme et 3/10; un même volume d'eau pèserait 1 kilogramme. L'eau est donc 770 fois plus pesante que l'air.

L'air est plus ou moins chargé d'humidité. Cette humidité provient de l'évaporation continuelle des eaux qui recouvrent la surface de la terre. En effet, l'expérience nous prouve qu'à toutes les températures l'eau forme des vapeurs d'autant plus abondantes que la température est plus élevée. De plus, pour chaque température, l'air ne peut contenir qu'une certaine quantité de vapeur. Lorsqu'il en est *saturé*, l'humidité est extrême. Plus il approche de l'être, plus l'humidité est grande. C'est là ce qu'indiquent les hygromètres. Enfin, quand, par l'effet d'un refroidissement ou de toute autre cause, l'air se trouve contenir plus de vapeur qu'il n'en peut renfermer à la température où il se trouve, l'excédant de cette vapeur se rassemble d'abord sous forme de brouillards et de nuages, et se précipite ensuite à l'état de pluie, de neige, etc.

La vapeur d'eau étant plus légère que l'air, et l'obligeant d'ailleurs à se dilater quand elle se mêle à lui , il en résulte que l'air humide est plus léger que l'air sec.

Malgré sa rareté et sa transparence, l'air réfracte, intercepte et réfléchit la lumière. En petite masse , il nous renvoie trop peu de rayons pour que sa couleur produise sur nos yeux une impression sensible ; en grande masse , cette couleur est d'un bleu très visible. Aussi l'interposition de l'air colore-t-elle d'une teinte bleuâtre les objets éloignés.

L'air joue un grand rôle dans les phénomènes chimiques ; regardé long-temps comme un élément , sa composition , soupçonnée par Jean Rey dans le 17ᵉ siècle , fut clairement établie par Lavoisier.

L'air est composé de deux gaz très différents par leurs propriétés.

Composition chimique de l'air.

1° L'oxigène : gaz un peu plus pesant que l'air dans le rapport de 11 à 10, se combinant avec tous les corps simples ; élément de l'eau , des matières végétales et animales , et du plus grand nombre des corps connus; nécessaire à la combustion et à la respiration.

2° L'azote : gaz un peu plus léger que l'air ; élément de l'ammoniaque et des substances animales ; éteignant les corps en combustion.

Les proportions d'oxigène et d'azote qui entrent dans la composition de l'air se déterminent à l'aide d'instruments qu'on nomme *eudiomètres.*

Dans ces instruments, on produit la combinaison de l'oxigène avec quelque corps combustible, tel que l'hydrogène ou le phosphore, et le résultat de cette combinaison fait connaître la quantité d'oxigène que l'air renfermait. On a trouvé ainsi que 100 parties d'air, en poids, contenaient 21 parties d'oxigène et 79 d'azote. Ces proportions sont les mêmes dans tous les lieux et à toutes les hauteurs, et n'ont point changé sensiblement depuis environ quinze ans, que la chimie est parvenue à les établir d'une manière positive.

L'air contient, outre l'oxigène et l'azote, de la vapeur d'eau en quantité variable, comme nous l'avons déjà dit, et une *très petite* quantité d'acide carbonique, dont la proportion varie suivant diverses circonstances.

Presque tous les corps combustibles décomposent l'air à une température particulière pour chacun d'eux. Dans cette décomposition ils se combinent avec l'oxigène, et laissent l'azote libre.

Inspiration et expiration.

Entrée de l'air dans les poumons. Les poumons sont toujours remplis par l'air, mais ce fluide s'y altère promptement par l'acte même de la respiration; il est donc nécessaire qu'il s'y renouvelle à des époques assez rapprochées. Ce renouvellement s'effectue par les deux phénomènes de l'inspiration et de l'expiration : dans le premier l'air arrive dans les poumons, les distend, et pénètre jusqu'aux cellules aériennes ; durant le second, une partie de l'air contenu dans le poumon est chassée au dehors.

Dans ces deux actes physiques la pression atmosphérique et la contraction musculaire jouent les principaux rôles.

Si nous examinons la poitrine après une expiration ordinaire, nous voyons que l'air qui presse sur la surface extérieure de cette cavité fait exactement équilibre à celui qui presse sur la surface intérieure du poumon. La pression de ce dernier s'exerce par l'intermédiaire de la colonne qui se trouve dans la cavité de la bouche ou du nez, du pharynx, du larynx de la trachée et des bronches. Le moindre effort des puissances qui dilatent le thorax, ou de celles qui le resserrent, suffit pour faire pénétrer l'air dans le poumon ou pour l'en faire sortir. Il est donc bien facile de comprendre le mécanisme de l'inspiration : dès que les muscles dilatateurs du thorax agissent, aussitôt l'air extérieur se précipite dans la glotte, la trachée et les poumons, va remplir les vésicules pulmonaires, où le vide tendait à se produire par le fait de l'agrandissement du thorax.

Nous pouvons ici nous rendre raison de la dureté et de l'élasticité des parois du canal que l'air parcourt pour arriver jusqu'au poumon : supposons pour un moment que la trachée ou le larynx eussent eu des parois membraneuses au lieu des cartilages qui les forment, alors, dans le moment de la dilatation du thorax, l'air, qui presse également sur tous les points à la surface du corps, aurait affaissé les conduits aériens au cou, et l'air n'aurait pu pénétrer dans la poitrine. Rien de cela ne peut arriver dans la réalité ; les anneaux de la trachée, les parois du larynx, celles du nez et de la bouche, résistent à la pression de l'air, qui n'agit que sur la face intérieure de ces canaux.

Il existe un tel rapport entre la pression de l'atmosphère et les cartilages des conduits aériens, que là où la pression ne peut s'exercer, les cartilages ne se rencontrent plus, comme on le voit à la face postérieure de la trachée, et dans les petites divisions bronchiques.

Si l'on se rappelle la disposition des lobules pulmonaires, l'extensibilité de leur tissu, leur communication avec l'air extérieur par le moyen des bronches, de la trachée-artère et du larynx, on concevra aisément que, chaque fois que la poitrine se dilate, l'air se précipite aussitôt dans ce tissu pulmonaire, en quantité proportionnée au degré de dilatation. Quand la poitrine se resserre, une partie de l'air qu'elle contient est expulsée et ressort par la glotte.

Pour arriver à la glotte dans l'inspiration , ou pour se porter au dehors dans l'expiration , l'air traverse tantôt les fosses nasales et tantôt la bouche : la position que prend le voile du palais dans ces deux cas mérite d'être connue. Quand l'air traverse les fosses nasales et le pharynx pour entrer dans le larynx ou pour en sortir, le voile du palais est vertical et appliqué par sa face antérieure sur la partie postérieure de la base de la langue , de manière que la bouche n'a aucune communication avec le pharynx. Lorsque l'air traverse la bouche dans l'inspiration ou l'expiration , le voile du palais est horizontal , son bord postérieur est embrassé par la face concave du pharynx, et toute communication est interdite entre la partie inférieure du pharynx et la partie supérieure de ce canal , ainsi qu'avec les fosses nasales. De là la nécessité de faire respirer les malades par la bouche , si l'on veut faire l'inspection des tonsilles et du pharynx.

Ces deux voies, par lesquelles l'air peut arriver à la glotte , ont l'avantage de pouvoir se suppléer mutuellement : quand la bouche est remplie d'aliments , la respiration se fait par le nez ; elle se fait par la bouche quand les fosses nasales sont obstruées par du mucus , un léger gonflement de la pituitaire ou toute autre cause.

La glotte est loin d'être inactive dans les mouvements d'expiration et d'inspiration, elle s'ouvre et se ferme alternativement. Sa dilatation, qui coïncide avec l'inspiration, favorise l'entrée de l'air dans les organes respiratoires ; le mouvement par lequel elle se ferme arrive dès que l'expiration commence, de sorte qu'elle met toujours un certain obstacle à la sortie de l'air des poumons, et que ses bords sont toujours plus ou moins agités par la colonne expirée. Nous pouvons même, en la fermant complètement, empêcher toute issue de l'air, quels que soient les efforts des puissances expiratrices. Dans ce cas, les petits muscles constricteurs de la glotte luttent seuls avec avantage contre les immenses puissances qui servent à l'expiration (1).

(1) Il y a des maladies qui semblent principalement consister dans le défaut de dilatation de la glotte durant l'inspiration ; il en résulte une gêne extrême dans la respiration, et des efforts inouïs pour attirer l'air dans les poumons. J'en ai eu la preuve dans un enfant sur lequel j'ai fait l'opération de la laryngotomie. Je croyais que la suffocation qu'il éprouvait tenait à une fausse membrane qui bouchait la glotte : l'opération faite, l'air arriva au poumon par la plaie, et la suffocation cessa aussitôt ; ce qui prouve que l'obstacle était bien à la glotte, cependant celle-ci était parfaitement libre. J'essayai de fermer la plaie, et de faire respirer l'enfant par le larynx, la suffocation reprit aussitôt, et je fus obligé de faire tenir les bords de l'incision ouverts pendant vingt-quatre heures par un aide.

pendant deux heures, trouva une diminution d'un litre.

En traversant successivement la bouche ou les cavités nasales, le pharynx, le larynx, la trachée-artère et les bronches, l'air inspiré prend une température analogue à celle du corps. Dans la plupart des cas, il s'échauffe, et par conséquent se raréfie, de sorte que la même quantité d'air en poids occupe dans le poumon un espace beaucoup plus considérable que celui qu'elle occupait avant d'être introduite dans ce viscère. Outre ce changement de volume, l'air inspiré se charge de la vapeur qui s'élève continuellement de la membrane muqueuse des voies aériennes, et c'est ainsi que, chaud et humide, il arrive aux lobules pulmonaires ; enfin la portion d'air dont nous parlons se mêle à celle que contenaient les poumons.

Mais l'expiration succède bientôt à l'inspiration : il ne s'écoule guère ordinairement entre elles plus de quelques secondes ; l'air que contient le poumon, pressé par les puissances expiratrices, s'échappe en parcourant, en sens inverse de l'air inspiré, le canal respiratoire.

Il faut remarquer ici que la portion d'air expirée n'est pas précisément celle qui avait été inspirée précédemment, mais une partie de la masse que contenait le poumon après l'inspiration ; et si l'on

22.

compare le volume d'air que contiennent habituellement les poumons, avec celui qui est inspiré et expiré à chaque mouvement de respiration, on supposera avec raison que l'inspiration et l'expiration ont pour but de renouveler en partie la masse considérable d'air renfermé dans les poumons. Ce renouvellement sera d'autant plus considérable, que la quantité d'air expiré sera plus forte, et que l'inspiration qui suivra sera plus complète.

Propriétés physiques et chimiques de l'air qui sort des poumons.

Propriétés physiques et chimiques de l'air des poumons.

A sa sortie du poumon, l'air a une température voisine de celle du corps ; avec lui s'échappe de la poitrine une certaine quantité de vapeur nommée *transpiration pulmonaire;* en outre sa composition chimique est différente de celle de l'air inspiré.

Quantité d'oxigène absorbé.

Au lieu de 0,21 d'oxigène et d'une trace d'acide carbonique que présente l'air atmosphérique, l'air expiré offre 0,18 ou 0,19 d'oxigène; de 0,2 à 0,3 centièmes d'acide carbonique. En général, la quantité d'acide carbonique est inférieure à celle de l'oxigène disparu : d'après les dernières expériences de MM. Dulong et Despretz, cette différence pourrait aller jusqu'au tiers pour les animaux carnivores, et seulement au dixième, terme moyen, pour les animaux herbivores.

Pour évaluer la quantité d'oxigène consumé par un homme adulte en 24 heures, il ne faut que se rappeler la quantité d'air respiré pendant cet intervalle. D'après Lavoisier et H. Davy, 512 centimètres cubes sont consumés en une minute, ce qui, pour 24 heures, donne 745 décimètres cubes.

Il n'est pas plus difficile d'apprécier la quantité d'acide carbonique qui sort du poumon dans le même temps, puisqu'elle représente au moins les deux tiers de l'oxigène disparu. M. Thomson l'évalue à 655 c. c., quoiqu'elle soit, dit-il, probablement peu moindre : or, cette quantité d'acide carbonique représente environ 340 grammes de carbone.

Quantité d'acide carbonique formé.

Quelques chimistes disent qu'il y a disparition d'une petite quantité d'azote pendant la respiration ; ce fait ne s'est pas vérifié dans les recherches récentes. D'autres pensent, au contraire, que la quantité de ce gaz est sensiblement augmentée ; ce dernier résultat vient d'être mis hors de doute par les travaux de MM. Edwards, Dulong et Despretz, qui ont toujours trouvé un accroissement sensible de l'azote dans l'air où des animaux avaient respiré un certain temps.

Exhalation de l'azote par le poumon.

Nous sommes avertis du degré d'altération que subit l'air dans nos poumons par un sentiment qui nous porte à le renouveler : à peine sensible

Instinct qui nous porte à respirer.

dans la respiration ordinaire, parceque nous nous hâtons d'y obéir, il devient douloureux s'il n'est pas assez promptement satisfait; à ce degré, il est accompagné d'anxiété et d'effroi, avertissement instinctif de l'importance de la respiration.

Tandis que l'air contenu dans les poumons est ainsi modifié dans ses propriétés physiques et chimiques, le sang veineux traverse les ramifications de l'artère pulmonaire, qui forment en partie le tissu des lobules du poumon; il passe dans les radicules des veines pulmonaires, et bientôt parcourt ces veines elles-mêmes; mais, en passant des unes dans les autres, il change de nature, et de veineux il devient artériel.

Examinons les phénomènes de cette transformation.

Changement du sang veineux en sang artériel.

Transformation du sang veineux en sang artériel. Au moment où le sang veineux traverse dans les petits vaisseaux des lobules pulmonaires, il prend une couleur écarlate, son odeur devient plus forte, sa saveur plus prononcée; sa température s'élève d'environ un degré; une partie de son sérum s'échappe sous la forme de vapeur dans le tissu des lobules, et se mêle à l'air. Sa tendance pour se coaguler augmente sensiblement, fait exprimé généralement en disant que sa *plas-*

ticité devient plus forte ; sa pesanteur spécifique diminue, ainsi que sa capacité pour le calorique. Le sang veineux ayant acquis ces caractères est du sang artériel.

Afin de rendre plus évidentes les différences du sang veineux et du sang artériel, nous les opposons dans le tableau suivant :

Différences principales du sang veineux et du sang artériel.

	SANG VEINEUX.	SANG ARTÉRIEL.
Couleur.	rouge brun.	rouge vermeil.
Odeur.	faible.	forte.
Température.	31° R.	près de 32° R.
Capacité pour le calorique.	852 (1).	839.
Pesanteur spécifique.	1051 (2)	1049.
Coagulation, probablement	moins prompte.	plus prompte.
Sérum, probablement.	plus abondant.	moins abondant.

J'ai décrit plus haut les changements que l'air éprouve dans les poumons, je viens de dire ceux qui arrivent au sang veineux en traversant ces organes : voyons maintenant quelle liaison peut être établie entre ces deux ordres de phénomènes.

La coloration du sang dépend bien évidemment de son contact médiat avec l'oxigène ; car, si tout autre gaz se trouve dans le poumon, ou seulement si l'air atmosphérique n'est pas convenablement

Coloration du sang.

(1) L'eau étant 1000. J. DAVY, *Trans. philos.* 1813
(2) L'eau étant 1000. *Loc. cit.*

renouvelé, le changement de couleur n'a plus lieu. Il se manifeste de nouveau aussitôt qu'on permet l'introduction de l'oxigène dans les lobules pulmonaires.

Il est facile de voir le phénomène de la coloration du sang veineux, même sur le cadavre. Souvent, aux approches de la mort, le sang veineux s'accumule dans les vaisseaux du poumon ; les lobules bronchiques étant dépourvus d'air, il conserve les propriétés veineuses long-temps après la mort. De l'air atmosphérique poussé dans la trachée, de manière à distendre le tissu du poumon, fait aussitôt changer la couleur rouge brun du sang accumulé en rouge vermeil.

Le même phénomène arrive toutes les fois que le sang veineux est en contact avec l'oxigène ou l'air atmosphérique. Du sang tiré d'une veine et exposé à l'air rougit d'abord à sa surface, et ensuite la couleur rouge gagne peu à peu toute la masse, le contact immédiat n'est pas même nécessaire ; contenu dans une vessie, et plongé dans du gaz oxigène, le sang devient écarlate. Ainsi, la paroi vasculaire très mince qui, dans le poumon, est placée entre l'air atmosphérique et le sang ne peut être considérée comme un obstacle à la coloration de celui-ci.

Mais comment le gaz oxigène produit-il le changement de couleur du sang veineux ? Les chimistes ne sont pas d'accord sur ce point. Les uns pensent que le gaz se combine directement avec le sang ; les autres croient que c'est en enlevant au sang une certaine quantité de carbone ; et quelques uns ne sont pas éloignés de croire que ces deux effets ont lieu en même temps ; mais aucune de ces explications ne rend raison du changement de couleur.

Plusieurs chimistes ont attribué la coloration du sang au fer. Cette opinion est rejetée maintenant, comme très douteuse ; cependant elle serait d'autant moins invraisemblable, que, si l'on sépare ce métal de la partie colorante du sang, cette substance, dont la couleur est rouge, vineuse, perd la propriété de devenir écarlate par le gaz oxigène (1).

On conçoit plus aisément la déperdition de sérum qu'éprouve le sang dans la respiration : cela tient très probablement à ce qu'une certaine quantité de sérum s'échappe des dernières divisions de l'artère pulmonaire, et vient se vaporiser dans l'air que contiennent les lobules. Cette vapeur sort ensuite avec l'air expiré, sous le nom de *transpiration pulmonaire*.

Transpiration pulmonaire.

(1) Il ne faut pas confondre la matière colorante du sang, décrite par MM. Brande et Vauquelin, avec l'*hématine*, qui est la matière colorante du bois de campêche, et qui a été découverte par M. Chevreul.

Il ne faut pas croire cependant que toute la vapeur qui sort dans l'expiration provienne du sang de l'artère pulmonaire ; je ferai voir plus tard qu'une partie assez considérable de cette vapeur est formée aux dépens du sang artériel qui est distribué à la membrane muqueuse des voies aériennes.

Expériences sur la transpiration pulmonaire.

Dans ses premières recherches sur la respiration, Lavoisier avait cru qu'il pouvait y avoir combustion d'hydrogène dans les poumons, et formation d'une certaine quantité d'eau. Cette eau aurait formé une partie de la transpiration pulmonaire. Mais cette idée n'est plus admise aujourd'hui, et la transpiration du poumon est considérée, ainsi qu'il vient d'être dit, comme le résultat du passage dans les vésicules bronchiques d'une partie du liquide qui parcourt l'artère pulmonaire.

L'anatomie met sur la voie de ce phénomène. Une injection d'eau poussée dans l'artère pulmonaire passe sous la forme d'une innombrable quantité de gouttelettes presque imperceptibles dans les cellules aériennes, et se mêle à l'air qu'elles contiennent.

Expériences sur la transpiration pulmonaire.

Sur les animaux vivants, on augmente à volonté la quantité de la transpiration pulmonaire, en injectant de l'eau distillée, à une température voisine de celle du corps, dans le système veineux, comme le prouve l'expérience suivante : prenez un chien de petite taille, injectez à diverses reprises un volume considérable d'eau : l'animal sera d'abord dans un état de véritable pléthore, ses vaisseaux seront même tellement distendus, qu'il aura peine à se mouvoir ; mais, au bout de quelques instants, les mouvements respiratoires s'accéléreront sensiblement, et de tous les points de la gueule coulera en abondance un liquide dont la source est évidemment la transpiration du poumon, considérablement augmentée.

Ce n'est pas seulement la partie aqueuse du sang qui s'échappe par la transpiration pulmonaire : j'ai montré, par des expériences particulières, que plusieurs substances, introduites dans les veines par l'absorption ou par une injection directe, ne tardent pas à sortir par le poumon. De l'alcool faible, une dissolution de camphre, de l'éther, ou autres substances odorantes, introduites dans la cavité du péritoine ou ailleurs, sont bientôt absorbées par les veines, transportées au poumon ; elles passent dans les vésicules bronchiques, et se font reconnaître par leur odeur dans l'air expiré.

Le phosphore se comporte de même ; non seulement son odeur est sensible dans l'air expiré, mais sa présence est facile à constater d'une manière encore plus positive.

Injectez dans la veine crurale d'un chien une

demi-once d'huile dans laquelle du phosphore aura été dissous : à peine aurez-vous fait l'injection, que l'animal rendra par les narines des flots d'une vapeur épaisse et blanche, qui n'est autre chose que de l'acide phosphoreux. Si vous faites l'expérience dans l'obscurité, ce sont des flots de lumière qui s'échappent avec l'air expiré (1).

Il résulte d'expériences intéressantes faites par M. le docteur Nysten, que les gaz se comportent à peu près de la même manière, c'est-à-dire qu'après avoir été injectés dans les veines, ils sortent avec l'air expiré.

Quantité de la transpiration pulmonaire. Quelques tentatives ont été faites pour déterminer la quantité de vapeur qui s'échappe du poumon d'un homme adulte en vingt-quatre heures. Les dernières, qui sont dues à M. Thomson, la mettent à environ 590 grammes ; Lavoisier et Séguin l'avaient estimée autrefois à 560 grammes : il est probable qu'elle doit être très variable, suivant une multitude de circonstances.

Formation de l'acide carbonique. On n'est pas d'accord sur la manière dont se forme l'acide carbonique que contient l'air expiré. Ceux-ci croient qu'il existait tout formé dans le sang veineux, et qu'il est exhalé au moment du

(1) L'idée de faire cette expérience dans l'obscurité appartient à M. Armand de Montgarny, jeune médecin de beaucoup de mérite, que la mort vient de frapper au milieu de ses premiers travaux.

passage à travers le poumon ; ceux-là pensent qu'il résulte de la combustion directe du carbone du sang veineux par l'oxigène : ni l'une ni l'autre de ces deux opinions ne sont suffisamment démontrées ; peut-être les deux effets ont-ils lieu en même temps. Par la raison qu'on n'est pas instruit sur le mode de formation de l'acide carbonique, on manque de données sur le rôle que joue l'oxigène dans la respiration. Les uns disent qu'il est employé à brûler le carbone du sang veineux ; les autres veulent qu'il passe dans les veines pulmonaires, et d'autres enfin pensent qu'il remplit à la fois les deux offices.

Toute cette partie de la chimie animale demande de nouvelles recherches.

Tant qu'on n'aura pas des notions plus positives sur la formation de l'acide carbonique, et sur la disparition de l'oxigène, il sera difficile de se rendre raison de l'élévation de température qu'éprouve le sang en traversant ces organes. Cependant, comme il est très probable que l'oxigène se combine avec le carbone du sang, et comme toute formation de ce genre est accompagnée d'un dégagement considérable de calorique, il devient probable aussi que c'est là la source de la chaleur plus grande du sang artériel. En supposant même que l'oxigène soit absorbé et passe dans les veines pulmonaires, et qu'il se combine ensuite directement avec le sang, on pourrait encore concevoir l'élévation de température du sang ; car toute combinaison de l'oxigène avec un corps combustible est accompagnée de dégagement de chaleur (1).

La diminution légère dans la pesanteur spécifique et la capacité pour le calorique tiennent probablement à la perte d'eau qui s'est effectuée à la surface des vésicules pulmonaires.

Quant aux autres propriétés qu'acquiert le sang veineux en traversant le poumon, telles que la plasticité, l'odeur, et la saveur plus forte, pour arriver à des notions satisfaisantes sur ce point, il faudrait qu'une analyse exacte et comparative du sang veineux et du sang artériel en eût fait connaître très exactement les différences : or la physiologie attend encore ce service de la chimie.

Respiration des gaz autres que l'air atmosphérique.

On ne s'est point contenté d'étudier les effets de la respiration de l'air atmosphérique, on a voulu savoir quels seraient les résultats de la respiration des autres gaz. Des animaux y ont été plongés, des hommes en ont volontairement ou involontairement respiré, et il a été bientôt reconnu que l'air atmosphérique seul peut servir

(1) Voyez l'article *Chaleur animale.*

à la respiration ; tous les autres gaz font périr plus ou moins promptement les animaux ; l'oxigène lui-même, quand il est pur, est mortel ; et son mélange avec l'azote, mais dans des proportions différentes de celles de l'air, finit tôt ou tard par produire la mort des animaux qui le respirent.

En faisant ces diverses expériences, on est arrivé à distinguer les gaz, sous le rapport de la respiration, en deux classes : 1° les gaz *non respirables*, 2° les gaz *délétères*.

Les premiers, auxquels il faut rapporter l'azote, le protoxide d'azote, l'hydrogène, etc., font périr les animaux seulement parceque leur action ne peut remplacer celle de l'oxigène ; parmi ces gaz, il en est un, le protoxide d'azote, qui produit des effets singuliers, qui peut-être devraient le faire rapporter à la seconde classe.

M. Davy est le premier qui ait osé en étudier les effets sur lui-même : après avoir expiré l'air de ses poumons il respira environ quatre litres de gaz protoxide d'azote. Les premiers sentiments qu'il éprouva, furent ceux du vertige et du tournoiement ; mais, au bout d'une demi-minute, continuant toujours de respirer, ces effets diminuèrent par degrés, et furent remplacés par une sensation analogue à une douce pression sur tous les muscles, accompagnée de frémissements très agréables, particulièrement dans la poitrine et les extrémités. Les objets environnants lui parurent éblouissants, et son ouïe devint plus fine; vers les dernières respirations l'agitation augmenta, sa force musculaire devint plus grande, et il acquit une propension irrésistible au mouvement. Ces effets cessèrent dès que M. Davy eut discontinué de respirer le gaz, et dans dix minutes il se retrouva dans son état naturel.

Ces effets ne sont cependant pas constamment les mêmes. MM. Vauquelin et Thenard, qui ont aussi respiré ce gaz, n'ont pas ressenti tous les phénomènes décrits par M. Davy, mais d'autres phénomènes analogues.

Gaz délétères.

Les gaz délétères sont ceux qui, non seulement ne peuvent entretenir la respiration, mais tuent avec plus ou moins de promptitude l'homme ou les animaux qui les respirent purs, ou même mêlés en certaines proportions à l'air atmosphérique. De ce nombre sont tous les gaz acides, le gaz ammoniac, l'hydrogène sulfuré, l'hydrogène arseniqué, le gaz deutoxide d'azote, etc.

Influence des nerfs de la huitième paire sur la respiration.

Influence des nerfs de la huitième paire sur la respiration.

Les nerfs de la huitième paire étant les seuls nerfs cérébraux qui envoient des filets dans le tissu des poumons, il a dû se présenter à l'esprit des physiologistes d'en faire la section, afin d'examiner les effets qui en résulteraient. Cette expérience facile a été faite plusieurs fois par les anciens, et il est peu de physiologistes modernes qui ne l'aient répétée.

Tout animal auquel on coupe simultanément les deux nerfs dont il est question, périt plus ou moins promptement, quelquefois même immédiatement après la section. Jamais il ne survit au-delà de trois ou quatre jours. La mort avait été attribuée tour à tour à la cessation des mouvements du cœur, au défaut de digestion, à l'inflammation des poumons, etc. On doit aux travaux de plusieurs physiologistes, et en dernier lieu à ceux de MM. Wilson Philipp et Breschet, etc., des éclaircissements précieux sur ce sujet. Je vais donner un résumé général de leurs recherches et des miennes.

La section des nerfs de la huitième paire au cou, à la hauteur de la glande thyroïde ou même plus bas, influe, 1° sur le larynx, 2° sur les poumons. Ces deux genres d'effets doivent être distingués.

En traitant de la voix, nous avons dit que la section des nerfs récurrents produit subitement l'aphonie : le même phénomène a lieu par la section de la huitième paire, ce qui est aisé à concevoir, puisque les récurrents ne sont que des divisions de ces nerfs. Mais, outre l'abolition de la

Influence de la section des nerfs de la huitième paire sur le larynx.

voix, il n'est pas rare que la section des nerfs de la huitième paire détermine un rapprochement tel des bords de la glotte, que l'air ne puisse plus pénétrer dans le larynx, et que la mort arrive aussitôt, comme cela a lieu toutes les fois qu'un animal ne peut renouveler l'air de son poumon.

Dans les cas ordinaires, le rapprochement est assez inexact pour que l'air s'introduise dans le larynx pour entretenir la respiration ; mais comme la glotte a perdu ses mouvements propres, l'entrée et la sortie de l'air de la poitrine sont toujours plus ou moins gênées.

Influence des nerfs de la huitième paire sur le larynx.

A l'époque où ces observations ont été faites, il n'était guère possible de se rendre rigoureusement raison de ces divers phénomènes ; mais, depuis que j'ai fait connaître la manière dont les nerfs récurrents et laryngés se distribuent aux muscles du larynx, cela ne présente plus de difficulté. Par la section de la huitième paire à la partie inférieure du cou, les muscles dilatateurs de la glotte sont paralysés ; cette ouverture ne s'élargit plus dans l'instant de l'inspiration, tandis que les constricteurs, qui reçoivent leurs nerfs des laryngés supérieurs, conservent toute leur action, et ferment plus ou moins complètement la glotte.

Quand la section de la huitième paire ne détermine point un resserrement tel de la glotte que la mort arrive immédiatement, d'autres phénomènes se développent, et la mort ne vient le plus souvent qu'au bout de trois ou quatre jours.

La respiration est d'abord gênée, les mouvements d'inspiration sont plus étendus, plus rapprochés, et l'animal paraît y donner une attention particulière; les mouvements de locomotion sont peu fréquents, ils fatiguent évidemment; souvent même les animaux gardent un repos parfait : toutefois la formation du sang artériel n'est point empêchée dans les premiers moments; mais bientôt, le second jour par exemple, la gêne de la respiration augmente, les efforts d'inspiration deviennent de plus en plus considérables. Alors le sang artériel n'a plus tout-à-fait la teinte vermeille qui lui est propre; il est un peu plus foncé, sa température baisse; enfin, tous les symptômes s'accroissent, la respiration ne se fait qu'avec le secours de toutes les puissances inspiratoires; le sang artériel est d'un rouge sombre, et presque semblable au sang veineux, les artères en contiennent peu ; le refroidissement est manifeste, et l'animal ne tarde pas à périr. A l'ouverture de la poitrine, on trouve les cellules bronchiques, les bronches, et souvent la trachée elle-même, remplies par un liquide écumeux, quelquefois sanguinolent ; le tissu du poumon est engorgé,

23.

Influence de la section des nerfs de la huitième paire sur la respiration.

volumineux; les divisions et même le tronc de l'artère pulmonaire sont fortement distendus par un sang très foncé et presque noir : il s'est fait des épanchements considérables de sérosité ou même de sang dans le parenchyme du poumon. D'un autre côté, les expériences ont appris qu'à mesure que cette série d'accidents se montre, les animaux consomment de moins en moins d'oxigène, et qu'ils forment de moins en moins d'acide carbonique.

On a conclu avec raison que, dans ce cas, les animaux périssent parceque la respiration ne peut plus s'effectuer, le poumon étant tellement altéré que l'air inspiré ne peut arriver jusqu'aux lobules bronchiques. Je crois que l'on doit ajouter à cette cause, la difficulté du passage du sang de l'artère dans les veines pulmonaires, difficulté qui me paraît être la cause de la distension du système veineux après la mort, et de la petite quantité de sang que contient le système artériel quelque temps avant qu'elle ait lieu.

Effet de la section d'un seul nerf de la huitième paire.

La section d'un seul nerf de la huitième paire, ne produisant ces divers effets que sur un poumon, et la vie pouvant continuer par l'action d'un seul de ces organes, ne fait point périr les animaux.

Plusieurs auteurs dignes de confiance ont avancé, sur la section de ces nerfs, des faits que je n'ai jamais pu vérifier. Laisse-t-on, disent-ils, un mois ou deux d'intervalle entre la section d'un nerf et la section du second, les animaux survivent, il s'est formé une réunion entre les bouts divisés, et cette cicatrice transmet, comme le nerf lui-même, l'influence nerveuse. Coupez cette cicatrice, divisez une seconde fois le nerf, et au même instant les effets de la section simultanée des deux nerfs se manifesteront. Je ne prétends pas nier ces résultats, mais j'ai cherché à les voir par moi-même sans pouvoir y réussir. J'ai coupé à des chiens la huitième paire d'un côté, trois mois après j'ai coupé celle du côté opposé ; les animaux sont morts trois ou quatre jours après cette dernière section. A l'ouverture j'ai trouvé le poumon auquel appartenait le premier nerf coupé dans un état d'altération tel qu'il ne pouvait servir à la respiration. Comment la section du second nerf n'aurait-elle pas produit la mort?

Selon quelques physiologistes, la simple section de la huitième paire diffère beaucoup, quant à ses résultats, d'une section où une certaine longueur du nerf est retranchée, et un intervalle plus ou moins considérable laissé entre les bouts divisés. En général, disent-ils, les effets sont beaucoup plus prononcés, et les animaux meurent plus vite. Il en est de même si, sans retrancher une portion du bout inférieur du nerf, on se contente de la renverser, afin de l'éloigner du bout supérieur. Enfin, ici comme pour la digestion, on assure qu'un courant galvanique remplace l'influence nerveuse. Mes expériences ne s'accordent point avec ces divers résultats.

De la respiration artificielle.

Respiration artificielle.

Les mouvements du thorax ont pour principal objet d'attirer l'air dans les poumons, et de l'expulser ensuite de ces organes. Toutes les fois que ces mouvements s'arrêtent, l'air du poumon n'étant pas renouvelé, la respiration ne se fait plus, et la mort ne tarde point à arriver. Mais on peut suppléer pour un certain temps à l'action du thorax, en introduisant artificiellement de l'air dans les poumons. Plusieurs fois les anatomistes anciens et modernes ont mis ce moyen en pratique. L'air a été tour à tour introduit avec un soufflet, une vessie, etc. Maintenant on se sert d'une seringue percée d'un petit trou sur les côtés de son canon. L'extrémité du canon est d'abord introduite dans la trachée artère, et fixée par une ligature ; ensuite on tire le piston, afin de remplir d'air la seringue, puis on applique un doigt sur le petit trou, pour empêcher l'air de sortir ; le piston est alors poussé, et l'air de la seringue passe dans le poumon ; on retire bientôt le piston, et l'air du poumon vient remplir la seringue. On lève le doigt placé sur le trou, et on pousse le piston pour chasser en dehors l'air qui a servi à la respiration ; on le retire immédiatement afin de remplir l'instrument d'air pur, et on bouche le trou, etc.

En répétant convenablement ces mouvements, on parvient à entretenir vivant un animal dont le thorax est devenu immobile, soit parcequ'on a coupé la moelle épinière derrière l'occipital, soit parcequ'on a tout-à-fait retranché la tête ; mais il ne remplace cependant qu'imparfaitement la respiration naturelle, et ne peut être prolongé au-delà de quelques heures. Le plus souvent les poumons s'engorgent par le sang, ou bien ils sont déchirés par l'air ; ce fluide s'introduit dans les veines pulmonaires, et s'épanche dans le tissu cellulaire de manière à empêcher la dilatation des lobules.

COURS DU SANG ARTÉRIEL.

Cette fonction a pour but de transporter le sang artériel du poumon à toutes les parties du corps.

Du sang artériel.

Le sang artériel est le liquide le plus essentiel à l'entretien des fonctions. Un physiologiste célèbre y attachait une telle importance, qu'il avait défini la vie , *le contact du sang artériel avec les organes* , et particulièrement avec le cerveau.

Nous n'avons rien à ajouter ici à ce que nous avons dit du sang artériel à l'article respiration. Je citerai seulement plusieurs faits importants relatifs au sang en général, et qui complèteront l'histoire de ce liquide.

Notre savant professeur Vauquelin a trouvé récemment dans ce fluide une assez grande quantité d'une matière grasse d'une consistance molle , et qui d'abord a été regardée comme de la graisse ; mais M. Chevreul , par une suite d'expériences très ingénieuses, vient de faire l'importante découverte que cette matière est celle du cerveau et des nerfs. Sa composition chimique est très remarquable, c'est un corps *gras azoté* , opposé en cela à tous les autres corps de cette espèce qui ne renferment point d'azote.

MM. Prevost et Dumas viennent aussi de démontrer, dans le sang des animaux auxquels les reins sont soustraits , la présence de l'urée.

Ainsi , à mesure que les analyses du sang se multiplient, à mesure que les procédés d'examen se perfectionnent , on arrive à trouver dans le sang tous les éléments des organes , aujourd'hui on y peut signaler avec confiance la fibrine comme la même matière que la fibre musculaire; l'albumine, qui forme un si grand nombre de membranes et de tissus ; la matière grasse dont je viens de parler, et qui, réunie à l'osmazome et à l'albumine, forme le système nerveux ; les phosphates de chaux et de magnésie, qui constituent une grande partie des os ; l'urée, l'un des éléments excrémentitiels de l'urine les plus remarquables, la matière jaune de la bile et de l'urine, la même qui s'étend par imbibition dans le tissu cellulaire, autour des contusions, etc.

Quand, à l'aide d'une forte loupe ou d'un microscope, on observe les parties transparentes des animaux à sang froid, on voit dans les vaisseaux sanguins une multitude innombrable de petites molécules arrondies qui nagent dans le sérum, et roulent les unes sur les autres, en parcourant les artères et les veines. Ce sont les *globules du sang*.

Globules du sang.

La découverte inattendue de ces globules doit être rapportée à Malpighi, qui le premier en a signalé l'existence. Leewenhoeck vint peu de temps après à s'en occuper de son côté, et très probablement il les reconnut sans avoir fait grande attention à la notion vague que Malpighi en avait publiée. Il en décrivit un grand nombre, et laissa des travaux très précis sur ce sujet. Depuis lors une foule d'auteurs ont entrepris leur examen ; mais il n'existe que trois écrits détaillés et comparables par le soin avec lequel ils ont été exécutés, et l'habitude connue de leurs auteurs

Découverte des globules du sang.

relativement à l'emploi du microscope. Ce sont d'a-
bord les observations de Leewenhoeck lui-même,
celles de Hewson, et celles que viennent de publier
MM. Prevost et Dumas. Comme elles s'accordent
dans les faits principaux, et que les derniers ont
pu faire usage des faits indiqués par les autres,
nous nous bornerons à offrir leurs résultats.

Les globules existent dans tous les animaux.

Ils ont trouvé des globules dans le sang de tous
les animaux. Pour s'en assurer il suffit de placer
une petite gouttelette de sang sur une lame de verre,
en ayant soin de l'étendre légèrement sans l'écraser.
Sur les bords on trouvera toujours des globules isolés, faciles à voir et à mesurer.

Avec les lentilles faibles on n'aperçoit d'abord
que des points noirs ; ceux-ci prennent ensuite
l'apparence d'un cercle blanc, au milieu duquel
on voit une tache noire, lorsqu'on augmente encore le pouvoir amplifiant ; enfin, cette dernière
prend d'elle-même l'aspect d'une tache lumineuse,
lorsqu'on atteint trois à quatre cents fois le diamètre. Quand l'œil s'est familiarisé avec cette image,
il en conserve la perception avec des grossissements
plus faibles. Ainsi le sang humain, vu de prime
abord avec le n° 175, offre l'apparence (*voyez* la
planche 1), tandis qu'en l'examinant avec des
verres supérieurs, et descendant graduellement à
celui-ci, on conserve sans difficulté la possibilité
de saisir la tache lumineuse centrale n° 2 ; ce fait

donne la clef de la plupart des opinions émises à ce sujet, et sert à les concilier.

Lorsque le sang circule dans les vaisseaux, les particules qu'il renferme n'ont d'autre mouvement que celui qui leur est imprimé par le liquide ; mais dès qu'on vient à en ouvrir un, elles s'agitent vivement, et la gouttelette présente alors un frémissement particulier qui cesse au bout de quelques secondes. M. E. Home a émis sur ce point une opinion particulière : il suppose que le sang contient des globules qui sont renfermés à l'état sain dans une couche de matière colorante dont ils seraient comme le noyau ; au bout de trente secondes à dater de sa sortie du vaisseau, cette matière extérieure se rassemble, et forme une espèce de collerette autour du globe central. MM. Prevost et Dumas diffèrent essentiellement de lui sur ce point, en ce qu'ils considèrent comme l'état habituel ce qu'il a envisagé comme un effet de la mort. Leurs preuves semblent irréfragables, puisqu'elles reposent sur l'observation de la circulation dans l'aile de la chauve-souris, la patte de la grenouille, le mésentère de quelques poissons, la queue du têtard, et le poumon de la salamandre.

Ils ont pu s'assurer par de nombreuses observations que l'apparence et le diamètre des globules étaient les mêmes au dedans et au dehors des vaisseaux. Ils ont vu qu'ils n'étaient pas doués d'un mouvement de rotation sur leur centre, comme l'avaient pensé quelques auteurs, mais qu'ils suivaient tout simplement la direction du sang. On aperçoit, avec une grande facilité, dans la patte de la grenouille et la queue du têtard, les diverses phases des globules, et il est facile de s'assurer ainsi de leur aplatissement. Tantôt on les voit de champ, tantôt d'une manière plus ou moins oblique, tantôt enfin c'est leur tranchant qui se présente à l'observateur; ils se balancent dans le liquide qui les charrie, et quelquefois on peut les voir tourner lentement sur eux-mêmes, ce qui permet d'apprécier leur forme avec exactitude.

Passage du sang des artères dans les veines.

Bien plus, on peut voir le passage des artères aux veines s'effectuer sans aucun intermédiaire quelconque; et le sang arrive d'un côté et retourne de l'autre, après avoir parcouru quelques anses vasculaires. C'est ce que MM. Prevost et Dumas ont essayé d'exprimer dans la figure (planche 1) qui représente la circulation dans la queue du têtard. On voit dans cette figure en même temps toutes ces variétés de positions qui rendent si claire la véritable forme des globules du sang. Cette disposition des vaisseaux permet de concevoir cette alternative qu'on remarque quelquefois dans le cours du sang, et ce mouvement rétrograde de la circulation mourante sur lequel Spallanzani et Haller ont tant insisté.

Ces diverses observations suffisent pour démontrer que les globules du sang sont les mêmes pendant la vie et quelques instants après la sortie du vaisseau, elles établissent aussi qu'ils sont aplatis dans l'un et l'autre cas ; mais elles laissent encore en doute s'ils sont doués d'élasticité, et s'ils consistent, comme le croyait Hewson, et comme l'avaient établi MM. Prevost et Dumas, en un globule renfermé dans un sac membraneux.

Depuis la publication de leur mémoire, ces derniers ont examiné le poumon de la salamandre avec un grossissement de trois cents diamètres, et le spectacle qui s'est offert à leurs yeux peut difficilement être compris du lecteur, même avec le secours du dessin dans lequel ils ont essayé d'en donner une idée (planche 1). Les globules sanguins se meuvent avec une vélocité telle, lorsqu'on commence l'expérience, que l'observateur en éprouve d'abord une espèce de vertige: mais bientôt la circulation se ralentit, les vaisseaux capillaires n'offrent plus qu'un cours tranquille, et l'on voit les globules se traîner avec effort dans le liquide qui les charrie ; ils rampent dans les petites ramifications vasculaires, s'alongent si l'espace est trop étroit pour eux, et restent souvent engagés dans ces couloirs, jusqu'au moment où les efforts successifs de ceux qui les suivent soient parvenus à leur faire franchir l'obstacle. Quelquefois il leur arrive de rencontrer une arête vive de l'espace compacte qui sépare deux vaisseaux ; on croirait voir alors une outre flottante très flexible, qui vient heurter par son centre de gravité un obstacle quelconque qui s'oppose à son cours. Comme elle, le globule s'arrête et se moule sur le corps qui lui ferme le passage ; le courant du liquide continue à le pousser dans le même sens, mais il oscille pendant long-temps, incertain s'il se dirigera dans le vaisseau qui est à sa droite ou dans celui qui se trouve à sa gauche. On le voit souvent rester dans cette situation pendant plusieurs minutes ; et il est probable que son séjour se prolongerait davantage encore si de nouveaux globules, qui suivent le même chemin, ne faisaient pencher la balance en faveur de l'une ou l'autre des issues. Ces mouvements variés ne peuvent laisser aucun doute sur la vraie conformation des globules du sang : ce sont des sacs, comme ils l'avaient avancé ; et, quoique à l'époque où ils avaient écrit leur mémoire sur ce sujet, ils fussent bien éloignés d'avoir à cet égard des preuves aussi décisives que celles-ci, nous voyons avec plaisir qu'il n'y a rien à changer dans les conclusions auxquelles ils avaient été conduits.

Nous sommes donc persuadés maintenant qu'en prenant du sang extrait fraîchement d'un animal quelconque, et l'étendant par couches minces, on peut procéder à des déterminations applicables à l'état de ce même sang pendant la vie. C'est précisément la méthode employée par MM. Prevost et Dumas ; ils ont décrit dans leur mémoire la manière dont ils ont procédé à la mesure des globules : elle offre quelque difficulté, sans doute ; cependant il est permis d'espérer qu'un long usage du microscope les a mis en mesure de l'exécuter avec une certaine précision. On peut voir dans Haller ses propres tentatives et celles des auteurs qui l'avaient précédé (1). Voici quelques unes de celles que nous connaissons relativement au sang humain.

Jurin.	$\frac{1}{3000}$ de pouce anglais	$=\frac{1}{119}$ de millimètre.	Diamètre des globules du sang humain.
Id. d'après de nouvelles expériences, qui furent revues et approuvées par Leewenhoeck..	$\frac{1}{1940}$ *id.*	$=\frac{1}{76}$ *id.*	
Young.	$\frac{1}{6000}$ *id.*	$=\frac{1}{231}$ *id.*	
Wollaston.	$\frac{1}{5000}$ *id.*	$=\frac{1}{187}$ *id.*	
Bawer.	$\frac{1}{1700}$ *id.*	$=\frac{1}{66}$ *id.*	
Kater.	$\frac{1}{6000}$ *id.*	$=\frac{1}{231}$ *id.*	
Id.	$\frac{1}{4000}$ *id.*	$=\frac{1}{157}$ *id.*	

MM. Prevost et Dumas ont constamment trouvé un cent cinquantième de millimètre. Ils ont examiné une vingtaine de sangs sains et une quantité bien plus considérable de sangs malades. Jusqu'à présent il leur a été impossible de percevoir quelque dif-

(1) *Élém. physiolog.*, t. II, p. 55.

férence due à l'âge, au sexe, ou à l'état morbide; il est probable qu'il en existe, et les dernières recherches de M. Bawer peuvent mettre sur la voie pour la découvrir. Toutes les personnes qui ont eu la curiosité de s'assurer de leurs principaux résultats n'ont pas hésité à donner deux millimètres de diamètre aux globules du sang humain, dans les circonstances où ils les avaient mesurés. L'erreur ne pourrait donc provenir que de la valeur adoptée pour exprimer le pouvoir amplifiant de leur microscope. Quant à l'inégalité des particules dans le même sang, ils ne peuvent pas croire qu'elle soit réelle, au moins dans celui qu'on tire des parties du corps très excentriques. Rien n'est plus régulier que le sang humain sous ce point de vue : il faut chercher avec beaucoup de soin pour rencontrer des molécules qui s'écartent du diamètre ordinaire; et ils ont presque toujours trouvé en définitive qu'une illusion d'optique, une différence dans le foyer, ou une altération mécanique du globule, causaient cette variation.

On voit donc que la méthode adoptée par MM. Prevost et Dumas nous offre des résultats au moins très comparables, si l'on veut se refuser à les envisager comme absolus. C'est là tout ce que réclament pour le moment les besoins de la science, et sous ce rapport il est utile de présenter ici le tableau qu'ils ont tracé d'après leurs expériences.

Animaux à globules circulaires.

NOM DE L'ANIMAL.	DIAMÈTRE appar. avec un gros. de 500 fois le diamèt. (mm)	DIAMÈTRE réel en fractions vulgaires. (mm)	DIAMÈTRE réel en fractions décimales. (mm)
Callitriche d'Afrique.	2,5	$\frac{1}{120}$	0,00833.
Homme, chien, lapin, cochon, hérisson, cabiais, muscardin...	2	$\frac{1}{150}$	0,00666.
Ane.	1,85	$\frac{1}{167}$	0,00617.
Chat, souris grise et blanche, surmulot..	1,75	$\frac{1}{171}$	0,00583.
Mouton, oreillard, cheval, mulet, bœuf.	1,50	$\frac{1}{200}$	0,00500.
Chamois, Cerf.	1,37	$\frac{1}{218}$	0,00456.
Chèvre.	1	$\frac{1}{288}$	0,00386.

Animaux qui ont les globules du sang circulaires.

Animaux à globules alongés.

NOM DE L'ANIMAL.	appar. avec un gros. de 500 fois le diamèt. grand. (mm)	petit. (mm)	réels en fractions vulgaires. grand. (mm)	petit. (mm)	réels en fractions décimales. grand. (mm)	petit. (mm)
Orfraie, pigeon.	4,00	2,0)	$\frac{1}{75}$	$\frac{1}{150}$	0,01333	0,00666
Dinde, canard.	3,84	id.	$\frac{1}{79}$	—	0,01266	—
Poulet.	3,67	—	$\frac{1}{81}$	—	0,01223	—
Paon.	3,52	—	$\frac{1}{85}$	—	0,01173	—
Oie, chardonneret, corbeau, moineau.	3,47	—	$\frac{1}{86}$	—	0,01156	—
Mésange.	3,00	—	$\frac{1}{100}$	—	0,01000	—
Tortue terrestre.	6,15	3,85	$\frac{1}{48}$	$\frac{1}{77}$	0,0205	0,0128
Vipère.	4,97	3,00	$\frac{1}{61}$	$\frac{1}{100}$	0,0165	0,0100
Orvet.	4,50	2,60	$\frac{1}{66}$	$\frac{1}{115}$	0,0150	0,0866
Couleuvre de Razomousky.	5,80	3,00	$\frac{1}{51}$	$\frac{1}{100}$	0,0193	0,0100
Lézard gris.	4,55	2,71	$\frac{1}{66}$	$\frac{1}{111}$	0,0151	0,0090
Salamandre ceinturée. Id. à crête.	8,50	5,28	$\frac{1}{35}$	$\frac{1}{56}$	0,0283	0,0176
Crapaud commun, Grenouille commune, Id. à tempes rousses.	6,80	4, »	$\frac{1}{45}$	$\frac{1}{75}$	0,0228	0,0133
Lotte, véron, dormille. Anguille.	4, »	2,44	$\frac{1}{5}$	$\frac{1}{35}$	0,0133	0,0815

Animaux qui ont les globules du sang alongés.

Il est à remarquer que MM. Prevost et Dumas sont parvenus à déterminer avec assez de précision la nature de la courbe dans ces derniers, et qu'ils ont pu s'assurer qu'elle devait être rapportée à l'ellipse.

Leurs observations comprennent aussi quelques mollusques et quelques insectes. Ils se proposent de les publier, et ils ont toujours rencontré dans ces classes des globules circulaires, mais quelquefois très irréguliers.

D'ailleurs les résultats que nous venons de parcourir parlent d'eux-mêmes, et montrent que les globules du sang sont très nettement dessinés et circulaires dans les mammifères, elliptiques au contraire dans les oiseaux et les animaux à sang froid. On voit aussi qu'ils sont aplatis dans tous les animaux, et composés d'un noyau central renfermé dans un sac membraneux.

Appareil du cours du sang artériel.

Il se compose, 1° des veines pulmonaires, 2° des cavités gauches du cœur, 3° des artères.

Veines pulmonaires.

Elles naissent, à la manière des veines proprement dites, dans le tissu du poumon, c'est-à-dire qu'elles forment d'abord un nombre infini de radicules qui sont la continuation immédiate de l'artère pulmonaire. Ces radicules se réunissent pour former des racines plus grosses, puis plus grosses encore ; enfin, elles se terminent toutes en quatre vaisseaux, lesquels viennent, après un trajet très court, s'ouvrir dans l'oreillette gauche. Les veines pulmonaires diffèrent des autres veines en ce qu'elles ne s'anastomosent plus entre elles dès qu'elles ont acquis une certaine grosseur : on a vu une disposition analogue dans les divisions de l'artère qui se distribue au poumon. Les veines pulmonaires n'ont point de valvules, et leur structure est semblable à celle des autres veines ; leur membrane moyenne est cependant un peu plus épaisse, et paraît jouir d'une élasticité plus marquée

Cavités gauches du cœur.

La forme, la grandeur de l'oreillette gauche diffèrent peu de la droite ; seulement sa surface est lisse et ne présente aucune colonne charnue, si ce n'est dans l'appendice nommé *oricule*. Elle communique par une ouverture ovalaire avec le ventricule gauche, que l'épaisseur plus grande de ses parois, le nombre, le volume et la disposition de ses colonnes charnues, distinguent du droit : l'ouverture par laquelle l'oreillette et le ventricule communiquent est garnie d'une valvule nommée *mitrale,* très analogue à la tricuspide. Le ventricule donne naissance à l'artère *aorte,* dont l'orifice pré-

Oreillette et ventricule gauches.

24.

sente trois valvules semblables aux sygmoïdes de l'artère pulmonaire.

Des artères.

De l'aorte et de ses divisions.

L'aorte est au ventricule gauche ce que l'artère pulmonaire est au ventricule droit, mais elle en diffère sous plusieurs rapports importants : sa capacité et son étendue sont de beaucoup plus considérables; presque toutes ses divisions sont considérées comme des artères, et ont reçu des noms particuliers; ses branches s'anastomosent entre elles de diverses manières, plusieurs présentent des flexuosités nombreuses et très prononcées; elle se distribue à toutes les parties du corps, et affecte dans chacune une disposition particulière; enfin, elle se termine en communiquant avec les veines et les vaisseaux lymphatiques. Du reste, la structure de l'aorte est fort analogue à celle de l'artère pulmonaire, seulement sa membrane moyenne est beaucoup plus épaisse et élastique. Dans presque toute son étendue, l'aorte est accompagnée par des filaments provenants des ganglions du grand sympathique : ces filaments paraissent se répandre dans ses parois.

Cours du sang artériel dans les veines pulmonaires.

Passage

Nous avons fait voir, en traitant du cours du

sang dans l'artère pulmonaire, comment ce liquide arrive jusqu'aux dernières divisions de ce vaisseau ; le sang ne s'arrête pas là, il passe dans les radicules des veines pulmonaires, et bientôt parvient jusqu'au tronc de ces veines elles-mêmes ; dans ce trajet, il présente un mouvement graduellement accéléré, à mesure qu'il passe des petites veines dans les plus grosses ; du reste son cours n'est point saccadé, et paraît à peu près également rapide dans les quatre veines pulmonaires.

Mais quelle cause détermine la progression du sang dans ces veines ? Celle qui se présente naturellement à l'esprit est la contraction du ventricule droit et le resserrement des parois de l'artère pulmonaire ; en effet, après avoir poussé le sang jusqu'aux dernières divisions de l'artère du poumon, on ne voit pas pourquoi ces deux causes ne continueraient pas à le faire mouvoir jusque dans les veines pulmonaires.

Telle était l'opinion d'Harvey qui, le premier, démontra le véritable cours du sang ; mais les physiologistes plus modernes l'ont, à ce qu'il paraît, trouvée trop simple ; et il est généralement admis aujourd'hui qu'une fois arrivé dans les dernières divisions de l'artère pulmonaire et dans les premières radicules des veines, ou, selon le langage adopté, dans les *capillaires* du poumon, le sang ne se meut plus sous l'influence du cœur , mais bien par l'action propre aux petits vaisseaux qu'il traverse.

Cette idée de l'action des vaisseaux capillaires sur le sang est capitale dans la physiologie actuelle; elle fascine assez l'esprit pour qu'à son aide les phénomènes les plus obscurs et les plus inexplicables paraissent s'expliquer facilement.

Examinons-la donc avec attention; et d'abord, cette action des capillaires a-t-elle été vue par quelques observateurs? tombe-t-elle sous les sens? Non, personne ne l'a jamais vue; on la suppose (1).

Mais admettons pour un instant cette action des capillaires : en quoi la fait-on consister? Est-ce une contraction plus ou moins forte, par laquelle ils chassent le sang qui les remplit? En se resserrant, ils chasseront, je veux le croire, le sang; mais il n'y a aucune raison pour qu'ils le dirigent plutôt du côté des artères que du côté des veines. Ensuite, une fois le petit vaisseau vidé, comment se remplira-t-il de nouveau? Ce ne peut être qu'au-

---

(1) Cette action des vaisseaux est même directement contraire à l'observation. Dans le poumon des reptiles, à l'aide d'une simple loupe, on voit le sang passer des artères dans les veines sans jamais apercevoir aucun mouvement des vaisseaux. Cependant le moindre changement de dimension serait très apparent; il en est de même dans les animaux à sang chaud, où l'on peut voir le sang traverser les capillaires.

tant que le cœur y poussera de nouveau sang, ou bien qu'en se dilatant il attirera le liquide placé dans les vaisseaux voisins : dans cette supposition, il attirera tout aussi bien celui des veines que celui des artères. Ainsi, en admettant, ce qui assurément est une supposition bien gratuite, que les vaisseaux capillaires se contractent et se resserrent alternativement, on n'aurait pas encore une explication de la fonction qu'on leur attribue. Pour qu'ils puissent avoir cet usage, il faudrait que chaque capillaire fût disposé d'une manière analogue au cœur; qu'il fût composé de deux parties, dont l'une se dilaterait tandis que l'autre se contracterait, et qu'entre elles il y eût une valvule pareille ou analogue à la mitrale; encore, avec cette disposition, ne pourrait-on pas se rendre raison du cours uniforme qu'a le sang dans ces vaisseaux et dans les veines pulmonaires. Il en est de même d'un prétendu mouvement péristaltique que l'on s'est plu à supposer.

De quelque côté qu'on envisage cette action des capillaires, on n'y voit que vague et contradiction; d'ailleurs, dans les reptiles, où, à l'aide du microscope, il est facile de voir le sang de l'artère pulmonaire passer dans les veines, on n'aperçoit aucun mouvement dans le lieu où l'artère se transforme en veine; et cependant le cours du sang y est très manifeste et même assez rapide.

Concluons donc que l'action des capillaires pulmonaires sur le mouvement du sang dans les veines pulmonaires est une supposition gratuite, un jeu d'esprit, en un mot une chimère, et que la véritable cause du passage du sang de l'artère dans les veines pulmonaires est la contraction du ventricule droit.

Je suis loin de penser que les petits vaisseaux se prêtent toujours également bien au passage du sang ; nous avons la preuve du contraire à chaque inspiration ou expiration. Quand le poumon est distendu par l'air, le passage est facile ; la poitrine est-elle resserrée, le poumon contient-il peu d'air, il devient plus difficile. Il est en outre extrêmement probable qu'ils sont dilatés ou resserrés suivant la quantité de sang qui traverse le poumon, et probablement par plusieurs autres circonstances. J'admets très volontiers que, suivant qu'ils sont distendus ou contractés, ils doivent influencer la marche du liquide qui les traverse ; mais il y a loin de les croire susceptibles de modifier le cours du sang, à les considérer comme les seuls agents de son mouvement.

Influence de la huitième paire sur le cours du sang dans les poumons. Toutefois la huitième paire paraît avoir une grande influence sur le passage du sang à travers les poumons. Il est très probable qu'elle modifie la disposition des capillaires de ces organes.

Sur les cadavres, lorsqu'on pousse une injection

d'eau dans l'artère pulmonaire, elle passe aussitôt dans les veines ; il s'en échappe cependant une partie qui passe dans les cellules bronchiques, où elle se mêle à l'air, et forme avec ce fluide une mousse peu considérable ; et si l'injection est répétée un certain nombre de fois, une autre portion s'épanche et s'infiltre dans le tissu cellulaire du poumon.

Au bout d'un certain temps, quand cette infiltration est devenue un peu considérable, il devient impossible de faire passer l'injection dans les veines pulmonaires ; des effets analogues arrivent quand, au lieu d'eau, c'est du sang qui est injecté dans l'artère pulmonaire. Ces phénomènes, comme on voit, ont beaucoup d'analogie avec ceux que produit la section de la huitième paire sur les animaux vivants (1).

C'est en ayant égard à l'extrême étroitesse du

(1) Dans les maladies où il y a altération du tissu pulmonaire, les pneumonies, les hépatisations grises, etc., je me suis assuré que le passage d'une injection aqueuse est impossible ou très difficile de l'artère pulmonaire aux veines ; dans certains cas où il existait, avant la mort, une expectoration abondante, l'injection passait dans les bronches. Enfin j'ai de fortes raisons pour soupçonner que la plupart des lésions organiques du poumon consistent dans un empêchement plus ou moins grand du passage du sang, à travers les capillaires pulmonaires, et par suite dans un épanchement des divers éléments du sang dans le parenchyme des poumons.

calibre des capillaires des poumons qu'il est possible de comprendre l'utilité des globules du sang et la ténuité de leur volume. Si la partie solide et non soluble du sang n'avait pas été partagée en masses aussi petites, elle n'aurait pas pu traverser les vaisseaux qui joignent les artères et les veines. L'expérience le prouve : j'ai injecté dans les veines d'un animal de la poudre impalpable de soufre et de charbon, suspendue dans un peu d'eau gommée ; les animaux sont morts très promptement, et à l'ouverture de leur corps j'ai trouvé les capillaires pulmonaires bouchés par la poudre injectée, et qui s'était trouvée trop grossière pour les traverser.

Si même le sang est trop visqueux, et que ses particules se séparent avec une certaine difficulté, la circulation s'arrête, parceque le sang ne traverse plus le poumon; il s'y engorge et s'y épanche. Plusieurs maladies graves doivent peut-être leur origine à cette cause ; on fait du moins périr presque immédiatement des animaux en introduisant des liquides plus visqueux que le sang dans la circulation ; tels sont l'huile, le mucilage, et même le mercure métallique, comme l'a observé M. Gaspard. (Voyez mon *Journal de Physiologie*, tome 1.)

Absorption des veines pulmonaires.

De même que les autres veines, les pulmonaires absorbent, et transportent au cœur les substances qui se sont trouvées en contact avec le tissu spongieux des lobules du poumon.

Absorption
des veines
pulmonaires.

Il suffit d'inspirer une seule fois de l'air chargé de particules odorantes, pour que les effets s'en manifestent dans l'économie animale.

Les gaz délétères, les substances médicamenteuses répandues dans l'air, les miasmes putrides, certains poisons ou médicaments appliqués sur la langue, produisent de cette manière des effets qui nous étonnent par leur promptitude.

La manière dont s'exécute cette absorption, long-temps inconnue, et objet d'une multitude de suppositions et d'hypothèses, est extrèmement simple ; tout dépend des propriétés physiques des parois vasculaires : si un gaz ou une vapeur pénètre dans le poumon, ces corps traversent les membranes qui forment les parois des petits vaisseaux, et se mêlent au sang ; si c'est un liquide, il s'imbibe dans les mêmes parois, arrive jusque dans la cavité des vaisseaux, il y est bientôt entraîné par le sang qui s'y meut, et comme ces parois sont très minces, le passage ou, ce qui est la même chose, l'absorption se fait très rapidement.

Dans les cas d'épidémies, de fièvres dites contagieuses il est d'une haute importance de rechercher les matières qui, sous forme de vapeur, gaz, miasme, etc., peuvent se répandre dans l'air et arriver dans le poumon. Le médecin qui visite des malades atteints de maladies graves où il y a des émanations fétides, fait toujours bien d'éviter de les respirer.

Passage du sang artériel à travers les cavités gauches du cœur.

Action de l'oreillette et du ventricule gauches.

Le mécanisme par lequel le sang traverse l'oreillette et le ventricule gauches est le même que celui par lequel le sang veineux traverse les cavités droites. Quand l'oreillette gauche se dilate, le sang des quatre veines pulmonaires s'y précipite et la remplit; quand elle vient ensuite à se contracter, une partie du sang passe dans le ventricule, une autre partie reflue dans les veines pulmonaires; quand le ventricule se dilate, il reçoit le sang qui vient de l'oreillette, et une petite quantité de celui de l'aorte; quand il se contracte, la valvule mitrale est soulevée, elle ferme l'ouverture *oriculo-ventriculaire*, et le sang ne peut retourner dans l'oreillette, il s'engage dans l'aorte en soulevant les trois valvules sygmoïdes, qui avaient été abaissées pendant la dilatation du ventricule.

Il faut remarquer cependant que les colonnes charnues, n'existant pas dans l'oreillette gauche, ne peuvent avoir sur le sang l'influence dont nous avons parlé pour la droite, et que le ventricule artériel étant beaucoup plus épais que le veineux, comprime le sang avec une force bien plus grande que le droit, ce qui était indispensable, à raison du trajet qu'il doit faire parcourir à ce liquide.

Cours du sang dans l'aorte et ses divisions.

Malgré les différences qui existent entre cette artère et la pulmonaire, les phénomènes du cours du sang y sont à peu près les mêmes : ainsi une ligature étant appliquée sur ce vaisseau près du cœur, sur un animal vivant, il se resserre dans toute son étendue, et le sang, à l'exception d'une certaine quantité qui reste dans les principales artères, passe dans les veines en peu d'instants.

Quelques auteurs mettent en doute le fait du resserrement des artères ; pour les convaincre, faites l'expérience suivante : Mettez à découvert l'artère carotide d'un animal vivant, dans une étendue de plusieurs pouces ; prenez avec un compas la dimension transversale du vaisseau, liez-le en même temps à deux points différents, vous aurez ainsi une longueur quelconque d'artère pleine de sang ; faites aux parois de cette portion d'artère une petite ouverture, aussitôt vous verrez le sang sortir presque en totalité, et même être lancé à une certaine distance. Mesurez ensuite la largeur avec le compas, et vous ne douterez pas que l'artère ne se soit de beaucoup resserrée, si l'expulsion prompte du sang ne vous avait déjà convaincu. Cette expérience prouve aussi, contre l'opinion de Bichat, que la force avec laquelle les artères reviennent sur elles-mêmes est suffisante pour expulser le sang qu'elles contiennent; j'en donnerai tout à l'heure d'autres preuves.

Pendant la vie, cette expulsion presque totale ne peut arriver, parceque le ventricule gauche envoie à chaque instant de nouveau sang dans l'aorte, et que ce sang remplace celui qui passe continuellement dans les veines.

Chaque fois que le ventricule pousse du sang dans l'aorte, elle est distendue, ainsi que ses divisions d'un certain calibre; mais la dilatation va en s'affaiblissant à mesure que les artères deviennent plus petites; elle cesse tout-à-fait dans celles qui sont très peu volumineuses. Ces phénomènes sont, comme on voit, les mêmes que nous avons décrits en parlant de l'artère pulmonaire; l'explication que nous en avons donnée doit être reproduite ici.

Le poli de la surface intérieure des artères doit être très favorable au mouvement du sang : on sait du moins que s'il diminue, comme cela arrive dans certaines maladies, le cours du liquide est plus ou moins gêné, et peut même cesser entièrement.

C'est probablement aussi la raison pour laquelle le sang ne coule pas long-temps à travers un tube où l'on a introduit l'extrémité d'une artère ouverte. Il est très probable que le frottement du sang contre les parois des artères, son adhésion à ces parois, sa viscosité, etc., doivent avoir aussi une grande influence sur son mouvement ; mais il est impossible d'apprécier ces diverses causes réunies ou séparées.

Indépendamment de ces phénomènes communs aux deux artères, il en est quelques uns de particuliers à l'aorte, et qui dépendent des anastomoses existantes entre ses branches, et des courbures multipliées qu'offrent la plupart d'entre elles.

Effets des courbures des artères.

Partout où une artère présente une courbure, il y a, chaque fois que le ventricule se contracte, une tendance au redressement ou même un redressement véritable du vaisseau, tendance qui se manifeste par un mouvement apparent, nommé par quelques auteurs *locomotion de l'artère*, et qui a été regardé comme la cause principale du pouls. Ce mouvement est d'autant plus marqué, qu'on l'observe plus près du cœur et dans une plus grosse artère. La crosse de l'aorte est le lieu où il est le plus apparent : il est facile de s'en rendre raison.

Une conséquence à déduire de ce fait, c'est qu'il est mécaniquement impossible que les courbures des artères, particulièrement quand elles sont anguleuses, ne ralentissent pas le cours du sang. Bichat s'est entièrement trompé à cet égard, quand il assure que les courbures artérielles ne peuvent en rien l'influencer. Cela ne pourrait arriver, dit-il, qu'autant que les artères seraient vides quand le cœur y envoie du sang; et comme elles sont constamment pleines, cet effet ne peut avoir lieu. Mais, puisque chaque courbure entraîne une dépense de force employée à redresser le vaisseau, ou seulement à tendre à le redresser, il y a nécessairement moins de force pour le mouvement du liquide, et par conséquent ralentissement de son mouvement.

Effets des anastomoses.

Il est beaucoup plus difficile d'expliquer l'influence des diverses anastomoses; on voit bien qu'elles sont utiles, et que, par leur secours, les artères se suppléent mutuellement dans la distribution du sang aux organes; mais on ne saurait dire avec exactitude quelles modifications elles impriment à la marche du sang.

Si les dimensions, les courbures, et probablement les anastomoses des artères, ont une aussi grande influence sur le cours du sang, il est impossible que tous les organes, où chacune de ces choses présente une disposition différente, reçoivent du sang avec la même vitesse, et par conséquent avec la même force. Le cerveau, par exemple,

a. quatre artères volumineuses pour lui seul ; mais ces artères font de nombreux circuits, présentent même plusieurs courbures anguleuses avant de pénétrer dans le crâne, et quand elles y sont parvenues, elles s'anastomosent très fréquemment ; et enfin, elles n'entrent dans le tissu de l'organe que lorsqu'elles sont devenues d'une petitesse extrême : le sang ne doit donc s'y répandre que lentement. L'expérience le prouve : lorsqu'on enlève une tranche de substance cérébrale ; il n'y a presque point d'écoulement de sang.

Le rein, au contraire, a une seule artère courte et volumineuse, qui s'enfonce dans son parenchyme alors que ses divisions sont encore très grosses : le sang doit donc le traverser avec rapidité, aussi ce liquide coule-t-il en abondance de la plus légère blessure faite au rein.

Ainsi, par le concours des circonstances qui modifient le cours du sang artériel, se trouve résolu un problème d'hydraulique très compliqué, savoir, *la distribution continue, et très variée pour la quantité et la vitesse, d'un même fluide contenu dans un seul système de tuyaux dont les parties sont très inégales pour la longueur et pour la capacité, et au moyen d'un seul agent alternatif d'impulsion.*

Au nombre des phénomènes du cours du sang artériel, nous avons placé la dilatation et le resserrement des artères.

Bichat n'admet pas l'existence de ces phénomènes. Cet auteur ne veut pas que les artères se dilatent dans l'instant où le ventricule se contracte, et il nie formellement qu'elles se resserrent pour pousser le sang dans toutes les parties ; je crois cependant qu'avec un peu d'attention il est possible de voir distinctement sur une artère mise à nu ces deux phénomènes. Ils sont, par exemple, évidents dans les grosses artères, telles que l'aorte pectorale ou abdominale, surtout dans les grands animaux ; mais, pour les rendre apparents sur des artères plus petites, il faut faire l'expérience suivante.

Mettez à découvert sur un chien l'artère et la veine crurale dans une certaine étendue, passez ensuite derrière ces deux vaisseaux une ligature dont vous nouerez fortement les extrémités à la partie postérieure de la cuisse ; de cette manière le sang artériel n'arrivera au membre que par l'artère crurale, et ne retournera au cœur que par la veine ; mesurez avec un compas le diamètre de l'artère, puis pressez-la entre les doigts, pour y intercepter le cours du sang, et vous la verrez peu à peu diminuer de volume au-dessous de l'endroit comprimé, et se vider du sang qu'elle contenait. Laissez ensuite le sang y pénétrer de nouveau en cessant de la comprimer, vous la verrez bientôt se distendre à chaque contraction du ventricule , et reprendre les dimensions qu'elle avait précédemment.

Mais , tout en considérant comme certaines la contraction et la dilatation des artères , je suis loin de penser , avec quelques auteurs du siècle dernier , qu'elles se dilatent d'elles-mêmes , et qu'elles se contractent à la manière des fibres musculaires ; je suis certain , au contraire , qu'elles sont passives dans les deux cas , c'est-à-dire que leur 'dilatation et leur resserrement ne sont qu'un simple effet de l'élasticité de leurs parois , mise en jeu par le sang que le cœur pousse continuellement dans leur cavité.

Dilatation et resserrement des artères.

Il n'y a , sous ce rapport , aucune différence entre les grosses et les petites artères. J'ai constaté , par des expériences directes , que dans aucun point les artères ne présentent d'indices d'irritabilité , c'est-à-dire qu'elles restent immobiles sous l'action des instruments piquants , des caustiques et du courant galvanique (1).

Expériences sur les artères.

Ne reconnaissant point la contractilité des parois

Opinion

(1) Le docteur Hastings , d'Édimbourg , ne trouve pas moins de quatre espèces de contractions dans les grosses artères , 1° l'*annulaire*; 2° la *rampante*; 3° la *crispation*, et une quatrième , caractérisée par une *contraction* et une *dilatation alternative*. Enfin , selon le même auteur , le cœur n'aurait point ou peu d'influence sur la circulation. Il est difficile de s'abuser plus complètement.

25.

artérielles, Bichat a dû nécessairement rejeter le phénomène important qui en est l'effet. Il ne croyait donc pas que le sang *coulât* ou se mût d'une manière continue dans ces vaisseaux; il pensait que la masse entière du liquide était déplacée dans l'instant où le ventricule se contracte, et immobile dans l'instant de son relâchement, comme il arriverait si les parois des artères étaient inflexibles.

Cette opinion vient d'être soutenue tout récemment par un médecin anglais, M. le docteur Johnson ; il a même fait construire une machine qui, selon lui, rend la chose évidente : mais il suffit d'ouvrir une artère sur un animal vivant pour voir que le sang sort par un jet *continu-saccadé*, si l'artère est grosse, et *continu-uniforme*, si l'artère est petite. Or, l'action du cœur étant intermittente, elle ne peut produire un écoulement continu. Il est donc impossible que les artères n'agissent pas sur le sang.

L'élasticité des parois artérielles représente celle du réservoir d'air dans certaines pompes à jeu alternatif, et qui pourtant fournissent le liquide d'une manière continue ; et en général on sait, en mécanique, *que tout mouvement intermittent peut être transformé en mouvement continu, en employant la force qui le produit à comprimer un ressort qui réagit ensuite avec continuité.*

Passage du sang des artères dans les veines.

Quand une injection est poussée, sur le cadavre, dans une artère, elle revient promptement par la veine correspondante : la même chose a lieu, et encore plus facilement, si l'injection se fait dans l'artère d'un animal vivant. Sur les animaux à sang froid, et même sur des animaux à sang chaud, on voit, à l'aide du microscope, le sang passer des artères dans les veines ; la communication entre ces vaisseaux est donc directe et extrêmement facile ; il est naturel de penser que le cœur, après avoir poussé le sang jusqu'aux dernières artérioles, continue de le faire mouvoir dans les radicules veineuses, et jusque dans les veines. Harvey et un grand nombre d'anatomistes célèbres le pensaient ainsi. Bichat, dans ces derniers temps, s'est élevé avec force contre cette doctrine ; il a donné des limites à l'influence du cœur ; il veut qu'elle cesse tout-à-fait à l'endroit où le sang artériel se transforme en sang veineux, c'est-à-dire dans les innombrables petits vaisseaux qui terminent les artères et commencent les veines. Selon lui, à cet endroit, *l'action seule des petits vaisseaux* est la cause du mouvement du sang.

Nous avons déjà combattu cette erreur en parlant du cours du sang dans le poumon : les

Passage du sang des artères dans les veines.

mêmes raisonnements s'appliquent parfaitement ici. Bichat dit que cette action des capillaires consiste dans une *espèce d'oscillation, de vibration insensible des parois vasculaires.* Or, je demande comment une oscillation, ou une vibration insensible des parois peut déterminer le mouvement d'un liquide contenu dans un canal? ensuite, si cette vibration est insensible, qui en a révélé l'existence? Ne compliquons donc pas une question simple, par des suppositions vagues et dénuées de preuves, et admettons l'explication qui se présente naturellement à l'esprit; savoir, que la cause principale qui fait passer le sang des artères dans les veines est la contraction du cœur (1).

(1) Voici comment s'exprime sur ce sujet l'auteur de l'article le plus récent sur la circulation :

« Nous croyons donc que les artères agissent dans la cir-
» culation, non par une action d'irritabilité du genre de celle
» qu'on observe dans le cœur, non par une simple élas-
» ticité, mais par *une action de contraction qui est en quel-*
» *que chose organique et vitale.* Cette action de contraction
» est plus grande dans les petites artères que dans les grosses,
» *qui semblent davantage ne développer qu'une pure élasti-*
» *cité,* et elle fonde une seconde cause de la circulation arté-
» rielle. Sans contredit le cœur est la principale, puisque
» c'est lui qui imprime la première impulsion au liquide, et
» que de plus, en dilatant l'artère, il met en jeu *sa force*
» *d'élasticité et de contractilité ; mais enfin cette dernière doit*

Voici d'ailleurs quelques expériences qui me paraissent rendre le phénomène évident.

Après avoir passé une ligature autour de la cuisse d'un chien, comme je l'ai indiqué tout à l'heure, c'est-à-dire sans comprendre ni l'artère ni la veine crurales, appliquez une ligature séparément sur la veine près de l'aine, et faites ensuite une légère ouverture à ce vaisseau : aussitôt le sang s'échappera en formant un jet assez élevé. Pressez ensuite l'artère entre les doigts pour empêcher le sang artériel d'arriver au membre, le jet de sang veineux ne s'arrêtera pas pour cela, il continuera quelques instants ; mais il ira en diminuant, et l'écoulement finira par s'arrêter, quoique la veine soit pleine dans toute sa longueur. Si pendant la production de ces phénomènes on examine l'artère, on verra qu'elle se resserre peu à peu, et qu'elle finit par se vider complètement ; c'est alors que le sang de la veine s'arrête : à cette époque de l'expérience, cessez de comprimer l'artère, le sang poussé par le cœur s'y précipitera, et aussitôt qu'il sera arrivé dans les dernières divisions, le sang recommencera à couler par l'ouverture de la veine, et petit à petit

Expérience sur le passage du sang des artères dans les veines.

» *aussi entrer en ligne de compte..* » (*Nouveau Dict. de médecine*, tom. v, pag. 520.)

Ce langage peut-il être celui de la vérité ?

le jet se rétablira comme auparavant. Maintenant comprimez de nouveau l'artère jusqu'à ce qu'elle se soit vidée , ensuite n'y laissez pénétrer que lentement le sang artériel : dans ce cas, l'écoulement du sang par la veine se fera , mais il n'y aura pas de jet, tandis qu'il se développera dès que l'artère sera entièrement libre. On obtiendra des résultats analogues en poussant une injection d'eau tiède dans l'artère , au lieu d'y laisser le sang pénétrer ; plus l'injection sera poussée avec force , et plus le liquide sortira avec promptitude par la veine.

Communication entre les artères et les vaisseaux lymphatiques.

J'ai dit , en parlant des vaisseaux lymphatiques, qu'ils communiquent avec les artères , et que les injections passent aisément des unes dans les autres ; cette communication devient encore plus évidente quand on injecte quelques substances salines ou colorantes dans les veines d'un animal vivant. Je me suis assuré plusieurs fois que ces substances passent dans les lymphatiques en moins de deux ou trois minutes, et que leur présence est facile à démontrer dans la lymphe qu'on extrait de ces vaisseaux.

Gonflement de quelques organes par l'accumulation du sang.

Tant que les veines qui sortent des organes sont libres , le sang qui y arrive par les artères traverse leur parenchyme , et ne s'y accumule point ; mais si les veines sont comprimées , ou ne peuvent se vider du sang qu'elles contiennent , le sang arrivant toujours par les artères , et ne trouvant plus à s'échapper dans les veines , s'accumule dans le tissu de l'organe , en distend les vaisseaux sanguins , et augmente plus ou moins son volume, surtout si ses propriétés physiques peuvent se prêter à ces changements. Ce phénomène peut être observé sur beaucoup d'organes ; mais comme il est plus apparent au cerveau , il y a été plus souvent remarqué.

Ce gonflement du cerveau par la gêne de la circulation arrive chaque fois que le cours du sang est plus difficile dans le poumon , et, comme cela a lieu en général dans l'expiration , le cerveau se gonfle dans cet instant , d'autant plus que l'expiration est plus complète et plus prolongée. Dans les jeunes animaux , où le cerveau reçoit proportionnellement plus de sang artériel , le gonflement est plus marqué. (Voyez *De l'influence des muscles inspirateurs et des expirateurs sur le mouvement du sang.*)

Remarques sur les mouvements du cœur.

A. L'oreillette et le ventricule droits , l'oreillette et le ventricule gauches , dont nous avons étudié séparément l'action , ne forment réellement qu'un même organe , qui est le *cœur.*

Les oreillettes se contractent et se dilatent ensemble ; il en est de même des ventricules, dont les mouvements sont simultanés. Quand on parle de la contraction du cœur, c'est celle des ventricules que l'on désigne ; leur resserrement est aussi nommé *systole* ; leur dilatation, *diastole.*

La contraction des oreillettes est généralement rapide et brusque, souvent elle a lieu deux fois pour une seule contraction des ventricules. Leur dilatation est plus lente, parcequ'elle dépend de l'abord du sang des veines caves ou pulmonaires; mais si ces veines sont pleines, le sang s'y précipite, et les distend avec promptitude. L'effort des colonnes sanguines qui cherchent à s'introduire dans les oreillettes est quelquefois si considérable, que toute contraction cesse dans les parois oriculaires, et qu'il n'y a plus que leur élasticité de mise en jeu. J'ai vu souvent ce phénomène chez des animaux, et je me suis plusieurs fois assuré qu'il arrive aussi chez l'homme. Ici, comme dans maintes autres circonstances, l'élasticité remplace avec avantage la contractilité.

B. Chaque fois que les ventricules se contractent, la totalité du cœur est brusquement portée en avant, et la pointe de cet organe vient frapper la paroi latérale gauche de la poitrine, vis-à-vis l'intervalle des sixième et septième vraies côtes.

Ce déplacement en avant du cœur dans la systole a donné lieu à une longue et vive controverse ; les uns prétendaient que le cœur se raccour-

cissait en se contractant ; les autres soutenaient
qu'il s'alongeait, et qu'il devait nécessairement
le faire : car sans cela il n'aurait pas pu frapper
la paroi du thorax, puisqu'il en est éloigné de
plus d'un pouce dans la diastole. Un grand nombre
d'animaux furent inutilement sacrifiés pour étudier le mouvement du cœur ; dans le même instant
ceux-ci voyaient le cœur se raccourcir, et ceux-là
le voyaient s'alonger. Ce que les expériences ne
purent faire, un raisonnement très simple le fit.
Bassuel intervint dans la dispute, et montra que,
si le cœur s'alongeait dans la systole, les valvules
mitrales et tricuspides, retenues abaissées par les
colonnes charnues, ne pourraient fermer les ouvertures oriculo-ventriculaires. Les partisans de l'a-
longement ne persistèrent plus ; mais il restait à
démontrer comment, les ventricules se racourcis-
sant, le cœur se porte en avant.

Senac fit voir que cela dépendait de trois causes,
1° la dilatation des oreillettes qui se fait pendant
la contraction du ventricule ; 2° la dilatation de
l'aorte et de l'artère pulmonaire, par suite de l'introduction du sang que les ventricules y ont poussé ;
3° le redressement de la crosse de l'aorte par l'effet
de la contraction du ventricule gauche.

C. Le nombre des battements du cœur est considérable, il est en général d'autant plus grand
qu'on est plus jeune.

Nombre des
mouvements
du cœur en
une minute.

A la naissance, il est de. .	130	à 140	par minute.
A 1 an.	120	130	
A 2 ans.	100	110	
A 3 ans.	90	100	
A 7 ans.	85	90	
A 14 ans.	80	85	
A l'âge adulte.	75	80	
A la première vieillesse. .	65	75	
A la vieillesse confirmée.	60	65	

Mais ces nombres varient suivant une infinité de circonstances, le sexe, le tempérament, la disposition individuelle, etc.

Les affections de l'âme ont une grande influence sur la rapidité des contractions du cœur; chacun sait qu'une émotion, même légère, modifie aussitôt les contractions, et le plus souvent les accélère. Les maladies apportent aussi de grands changements à cet égard.

Force avec laquelle les ventricules se contractent.

D. Beaucoup de recherches ont été faites pour savoir quelle est la force avec laquelle les ventricules se contractent. Pour apprécier celle du ventricule gauche, on a fait une expérience qui consiste à croiser les jambes, en posant sur un genou le jarret de l'autre jambe, et à suspendre au bout du pied de cette dernière un poids de 25 kilogr. Ce poids considérable, quoique placé à l'extrémité d'un aussi long levier, est soulevé à chaque contraction du ventricule, à raison du redressement qui tend à s'opérer dans la courbure accidentelle qu'éprouve l'artère poplitée quand les jambes sont croisées de cette manière.

Cette expérience montre que la force de contraction du cœur est assez grande; mais elle ne peut donner cependant aucune évaluation exacte. Les physiologistes mécaniciens ont fait de grands efforts pour l'exprimer en nombre : Borelli compare la force qui entretient la circulation à celle qui serait nécessaire pour soulever un poids de 180,000 liv.; Hales le croit de 51 liv. 5 onces; et Keil le réduit de 5 à 8 onces. Où trouver la vérité dans ces contradictions?

Il paraît impossible de savoir au juste la force que le cœur développe en se contractant ; car elle doit varier suivant une multitude de causes, telles que l'âge, le volume de l'organe, la taille de l'individu , sa disposition particulière , la quantité de sang, l'état du système nerveux , l'action des organes, l'état de santé ou de maladie, etc.

Tout ce qui a été dit sur la force du cœur n'a rapport qu'à sa contraction; sa dilatation a été regardée comme un phénomène actif, et j'ai moi-même professé cette opinion. Je ne la partage plus aujourd'hui; en étudiant de nouveau avec soin la dilatation du cœur, il m'a semblé que la contrac-

Dilatation du cœur.

tion comprime les fibres de cet organe, que leur élasticité est mise en jeu sous cette influence, et qu'aussitôt qu'elle cesse, les fibres reprennent leur longueur naturelle avec d'autant plus d'énergie qu'elles ont été plus comprimées : il se développe, comme on a vu, un phénomène de ce genre immédiatement après la contraction d'un faisceau de fibre musculaire par l'effet du courant galvanique. A cette cause physique de la dilatation des cavités du cœur, il faut joindre, pour les oreillettes, l'effort de la colonne de sang qui tend à s'introduire dans leur cavité, et qui est sans contredit la raison la plus puissante de l'écartement de leurs parois. Pour les ventricules, il faut tenir compte de la contraction des oreillettes, qui poussent avec plus ou moins de force le sang dans leur cavité. La contraction du ventricule droit est donc, par l'intermédiaire de l'artère et des veines pulmonaires, l'une des causes de la dilatation de l'oreillette gauche. La contraction du ventricule gauche agit de même pour la dilatation de l'oreillette droite, par l'intermédiaire du sang qui remplit les artères et les veines. Enfin la contraction de chaque oreillette contribue à élargir le ventricule auquel elle aboutit.

B. Depuis les premiers jours de l'existence de l'embryon jusqu'à l'instant de la mort par décrépitude, le cœur se meut. Pourquoi se meut-il?

Telle est la question que se sont faite les philosophes et les physiologistes anciens et modernes. Le pourquoi des phénomènes n'est pas facile à donner en physiologie ; presque toujours ce que l'on prend pour tel n'est que l'expression des phénomènes en d'autres termes ; et c'est une chose remarquable que la facilité avec laquelle nous nous laissons abuser sous ce rapport : les diverses explications du mouvement du cœur en sont une des preuves les plus palpables.

Les anciens disaient qu'il y avait dans le cœur une *vertu pulsifique, un feu concentré* qui donnait le mouvement à cet organe. Descartes imagina qu'il se faisait dans les ventricules une *explosion aussi subite que celle de la poudre à canon.* Le mouvement du cœur fut ensuite attribué *aux esprits animaux, au fluide nerveux, à l'âme, au* président *du système nerveux* (1), *à l'archée :* Haller le considéra comme un effet de l'irritabilité. Tout récemment M. Legallois a cherché à prouver, par des expériences, que le principe ou la cause du mouvement du cœur avait son siége dans la moelle épinière.

Ces expériences de M. Legallois consistent à détruire successivement, sur des animaux vivants, la moelle épinière par l'introduction d'une tige métallique dans le canal vertébral. Le résultat est que

(1) WEPFER, *Præses systematis nervosi.*

la force avec laquelle le ventricule gauche se contracte diminue à mesure que la destruction de la moelle est plus considérable, et, quand elle est complète, le cœur n'a plus assez de force pour entretenir la circulation, et pousser le sang jusqu'aux extrémités des membres.

De ces expériences, qui ont été multipliées et variées d'une manière très ingénieuse, M. Legallois conclut que la cause du mouvement du cœur est dans la moelle épinière ; et, comme on lui faisait remarquer que cet organe se contracte encore long-temps après la destruction complète de la moelle, que même ses mouvements continuent régulièrement après qu'il a été tout-à-fait séparé du corps, M. Legallois répondait que ces mouvements n'étaient plus la contraction véritable du cœur, qu'ils n'étaient qu'un simple effet de l'irritabilité de l'organe.

Pour faire admettre cette explication, M. Legallois aurait dû montrer, par des expériences, en quoi diffère l'irritabilité des fibres musculaires de leur contraction : cette distinction importante n'ayant pas été établie, on ne peut, selon moi, conclure du beau travail de M. Legallois autre chose, sinon que la moelle épinière influe sur la force avec laquelle le cœur se contracte ; mais on ne peut en déduire qu'elle est la cause du mouvement du cœur.

Les organes qui transmettent au cœur l'influence de la moelle épinière et du cerveau sont des filaments nerveux, provenants de la huitième paire, et peut-être un grand nombre de filets des ganglions cervicaux du grand sympathique.

J'ai, à diverses reprises, cherché à déterminer par l'extraction des ganglions cervicaux, et même du premier thoracique, si réellement ces organes avaient une action sur le mouvement du cœur, mais je n'ai rien obtenu de satisfaisant; les animaux sont presque tous morts des suites de la plaie inévitable pour une opération aussi laborieuse. Je n'ai jamais remarqué aucune influence directe sur le cœur.

Expériences sur les ganglions du grand sympahique.

Remarques sur le mouvement circulaire du sang ou la circulation.

Nous connaissons maintenant tous les anneaux de la chaîne circulaire que le système sanguin représente; nous savons comment le sang est porté du poumon vers toutes les autres parties du corps, et comment de ces parties il revient au poumon. Examinons ces phénomènes d'une manière générale, afin de faire ressortir les plus importants.

A. La quantité de sang contenu dans le système sanguin est très considérable. Plusieurs auteurs l'ont estimée de vingt-quatre à trente livres. Il ne

Quantité du sang.

Volume du corps en rapport avec la quantité du sang.

peut y avoir rien d'exact dans cette évaluation, car la quantité du sang varie suivant un grand nombre de causes. La jeunesse et l'enfance doivent avoir plus de sang que l'âge avancé; il est plus que probable que les individus replets, dont le corps est bien développé et la vie active, ont plus de sang que les personnes débiles, dont le corps est maigre; de même les personnes que l'on nomme pléthoriques, sujettes à des saignements de nez ou à des flux hémorroïdaux, doivent aussi, selon toutes ces apparences, avoir une dose de sang plus considérable que les personnes qui ne présentent pas les mêmes dispositions.

Des expériences que j'ai faites sur des animaux m'ont donné des résultats fort analogues à ces conjectures relatives à l'homme. Un chien de taille moyenne ne fournit, par une hémorragie rapide qui le fait périr, qu'environ une livre de sang, s'il est maigre et faible ; s'il est vigoureux et en bon état, il peut en fournir plus du double.

On a quelques données sur le rapport de la masse du sang artériel et celle du veineux. Ce dernier, contenu dans des vaisseaux dont la capacité totale est supérieure à celle des artères, est nécessairement plus abondant, sans qu'on puisse dire au juste de combien sa masse est plus considérable que celle du sang artériel.

B. Le volume des organes, et même celui de tout le corps, est généralement en rapport avec la quantité du liquide qui circule. Les hommes remarquables par les dimensions considérables du corps offrent une énorme quantité de sang, comme il est facile de, s'en assurer par les nombreuses saignées qu'ils supportent dans certaines maladies, et par l'examen de leurs vaisseaux sanguins après leur mort. Chez ce genre de personnes, l'aorte et ses divisions, le système veineux sont quelquefois deux ou trois fois plus spacieux que les mêmes organes dans une personne de même taille, mais d'une corpulence médiocre.

Sur les animaux vivants, les dimensions de plusieurs organes peuvent être augmentées à volonté. Prenez, par exemple, les trois dimensions de la rate d'un chien, puis, l'abdomen étant ouvert, injectez une pinte de sang d'un autre chien dans ses veines, vous verrez la rate grandir graduellement, et avoir acquis, à la fin de l'injection, un tiers ou une moitié en sus de ses dimensions premières.

Faites l'expérience opposée : après avoir mesuré la grandeur de la rate d'un animal, saignez-le jusqu'à défaillance, et vous verrez la rate diminuer sensiblement de volume à mesure que le sang s'écoulera. Des observations analogues peuvent être faites sur le foie, mais comme le tissu de cet organe

26.

est moins extensible que celui de la rate, les changements de volume sont moins marqués.

Rapport du canal digestif avec le volume du sang.

Il est facile de s'assurer que la longueur du canal intestinal et l'épaisseur de ses parois sont aussi en proportion du sang qui circule. Chez les individus forts et vigoureux, pléthoriques, où l'abdomen est très développé, les intestins ont des parois fort épaisses, une cavité large, et une longueur qui peut dépasser douze mètres ; chez les hommes maigres, dont le ventre est creux au lieu de faire saillie, et chez lesquels le sang est fort peu abondant, les parois du canal digestif sont minces, la cavité est très étroite, et la longueur totale du canal n'excède quelquefois pas cinq mètres. On peut faire aisément des observations analogues sur la peau.

C. Ce qui vient d'être dit sur les dimensions de la rate, par rapport au volume du sang, est de nature à jeter quelques lumières sur les fonctions de ce singulier organe. D'après ce que nous avons dit, la rate est un véritable réservoir à parois élastiques, qui presse incessamment sur le sang qu'il contient, et qui tend à le faire passer dans le système de la veine porte. Le peu d'épaisseur et d'élasticité des parois de cette veine, l'absence des valvules à son intérieur, doivent permettre facilement au sang pressé par la rate d'y pénétrer. La rate doit d'autant plus facilement expulser le sang qu'elle

Influence e la rate sur la rcu ation.

contient, que non seulement elle est très élastique, et tend ainsi physiquement à revenir sur elle-même, mais qu'en outre elle est douée d'une force contractile d'un genre particulier, et qui se met en évidence sous l'influence de certaines substances, la noix vomique, par exemple.

D. Le cercle circulatoire du sang étant continu, et la capacité du canal étant très variable, la vitesse de ce fluide doit être très différente ; car la même quantité doit passer par tous les points dans un temps donné : c'est ce que l'observation confirme. La vitesse est grande dans le tronc et les principales divisions des artères aorte et pulmonaires ; elle diminue beaucoup dans les divisions secondaires ; elle diminue encore au moment du passage des artères dans les veines ; elle va ensuite en augmentant à mesure que, des racines des veines, le sang passe dans des racines plus grosses. et enfin dans les grosses veines ; mais jamais la vitesse ne peut être aussi grande dans les veines caves que dans l'aorte.

Dans les troncs et les principales divisions artérielles, le cours du sang est, non seulement continu sous l'influence du resserrement des artères, mais il est en outre saccadé par l'effet de la contraction des ventricules. Cette saccade se manifeste dans les artères, par une dilatation simple dans celles qui sont droites, et par une dilatation et un mouvement de redressement dans celles qui sont flexueuses.

Du pouls. Le premier phénomène, auquel se joint quelquefois le second, forme le *pouls.* Il n'est facile de l'étudier sur l'homme ou les animaux qu'aux endroits où les artères sont accolées à un os, parcequ'alors elles ne fuient point le doigt qui s'applique dessus, comme le font celles qui flottent entre les parties molles.

Le plus souvent, le pouls fait connaître les modifications principales de la contraction du ventricule gauche, sa promptitude, son intensité, sa faiblesse, sa régularité ou son irrégularité. On connaît aussi, par le pouls, la quantité du sang. Si elle est grande, l'artère est ronde, grosse et résistante ; si le sang est peu abondant, l'artère est petite et se laisse facilement déprimer. Certaines dispositions dans les artères influent aussi sur le pouls, et peuvent le rendre différent dans les principales artères.

Influence présumée du battement des artères sur l'action des organes. Le battement des artères se fait nécessairement sentir aux organes qui les avoisinent, et d'autant plus que les artères sont plus volumineuses, et que les organes cèdent moins facilement. La secousse qu'ils en éprouvent est généralement considérée comme favorisant leur action, quoiqu'il n'en existe aucune preuve positive.

Sous ce rapport, aucun organe ne doit être influencé davantage que le cerveau. Les quatre artères cérébrales se réunissent en cercles à la base du crâne, et soulèvent le cerveau à chaque contraction du ventricule, comme il est facile de s'en convaincre en mettant à nu le cerveau d'un animal, ou en observant cet organe dans les plaies de tête. C'est probablement pour modérer cette secousse que sont utiles les nombreuses courbures anguleuses des artères carotides internes et des vertébrales, avant leur entrée dans le crâne; courbures qui doivent aussi nécessairement ralentir le cours du sang dans ces vaisseaux.

Quand les artères pénètrent encore volumineuses dans le parenchyme des organes, comme au foie, au rein, etc., l'organe doit aussi recevoir une secousse à chaque contraction du cœur. Les organes où les vaisseaux ne pénètrent qu'après s'être divisés et subdivisés ne doivent éprouver rien de semblable.

E. Depuis le poumon jusqu'à l'oreillette gauche, le sang est de même nature; cependant il arrive quelquefois qu'il n'est pas semblable dans les quatre veines pulmonaires (1). Si, par exemple, un poumon est altéré au point que l'air ne puisse pénétrer dans ses lobules, le sang qui le traverse ne sera pas changé de veineux en artériel; il arrivera

(1) Voyez les expériences de Legallois.

au cœur sans avoir subi cette transformation ; mais, par son passage à travers les cavités gauches , il se mélangera intimement avec celui du poumon opposé. Du ventricule gauche jusqu'aux dernières divisions de l'aorte, le sang est nécessairement homogène ; mais, arrivé à ces petits vaisseaux , ses éléments se partagent : il existe du moins un grand nombre de parties, telles que les membranes séreuses , le tissu cellulaire , les tendons , les aponévroses , les membranes fibreuses , etc. , où l'on ne voit jamais pénétrer la partie rouge du sang , et où les capillaires ne contiennent que du sérum.

Ce partage des éléments du sang ne se fait cependant que dans l'état de santé ; quand les parties que je viens de nommer deviennent malades , il arrive souvent que leurs petits vaisseaux se remplissent de sang avec tous ses éléments.

On a cherché à expliquer cette analyse particulière du sang par les petits vaisseaux. Boerhaave , qui admettait dans le sang plusieurs espèces de globules de grosseur différente , disait que les globules d'une certaine grosseur ne pouvaient passer que dans des vaisseaux d'un calibre approprié : nous avons vu que les globules , tels que Boerhaave les admettait , n'existent point.

Bichat croyait qu'il existait dans les petits vaisseaux une *sensibilité particulière* par laquelle ils ne se laissaient pénétrer que par la partie du sang en rapport avec elle. Nous avons déjà combattu plusieurs fois des idées de ce genre ; elles ne sont pas plus admissibles ici, car les liquides les plus irritants, introduits dans les artères, passent aussitôt dans les veines sans que les capillaires s'opposent à leur passage.

F. L'une des idées les plus singulières qu'ait enfantées l'imagination des physiologistes, est que les corps vivants ne sont point soumis aux *lois physiques*, que *la vie est en opposition constante* avec ces lois ; comme si une telle opposition était possible, comme si un phénomène pouvait être opposé à un phénomène.

Pour cette raison, que le simple bon sens repousse, l'influence de la pesanteur, et par conséquent celle des diverses positions du corps sur la circulation, a été peu étudiée ; cependant nul doute que cette influence n'existe, et qu'elle ne soit très puissante. L'empirisme médical ou chirurgical est forcé de la reconnaître. Dans une foule de cas il est de toute évidence que le sang se meut plus difficilement quand il marche contre sa propre pesanteur, tandis que ce liquide arrive et séjourne plus facilement dans les parties où il est porté par son propre poids.

Durant le sommeil et dans la position horizontale, le sang se dirige vers la tête en quantité plus considérable. Un jeune médecin, M. Bourdon, a remarqué sur lui-même qu'étant couché sur un côté, le sang s'accumulait dans les parties les plus déclives de la tête, gonflait la pituitaire de ce côté, et interceptait le passage de l'air par la narine correspondante ; qu'en se retournant sur le côté opposé, la narine précédemment obstruée redevenait libre, tandis que celle qui était devenue la plus déclive offrait les phénomènes énoncés.

Ainsi les puissances qui font circuler le sang ont souvent à surmonter les effets de la pesanteur de ce liquide, ainsi la gravitation universelle exerce une influence remarquable sur la circulation. Ce fait mérite toute l'attention des médecins, car, pour peu que les fonctions se dérangent, les effets des lois physiques s'y font plus manifestement sentir.

G. En traversant les petits vaisseaux, le sang se dépouille de ses éléments ; tantôt c'est le sérum qui s'échappe et se répand à la surface d'une membrane, tantôt c'est la matière grasse qui se dépose dans des cellules ; ici c'est le mucus, là c'est la fibrine ; ailleurs ce sont les substances étrangères qui avaient été accidentellement mêlées au sang artériel. En perdant ces divers éléments, le sang prend les qualités de sang veineux.

En même temps que le sang artériel fournit à ces pertes, les petites veines absorbent les substances avec lesquelles elles sont en contact. Par exemple, dans le canal intestinal elles s'emparent des boissons ; d'un autre côté, les troncs lymphatiques versent la lymphe et le chyle dans le système veineux ; il est donc certain que le sang veineux ne peut être homogène, et que sa composition doit varier dans les différentes veines ; mais arrivés au cœur, par les mouvements de l'oreillette et du ventricule droits, et la disposition des colonnes charnues, tous les éléments se mêlent, et, lorsqu'ils sont intimement mélangés, ils passent dans l'artère pulmonaire.

H. C'est une loi générale de l'économie, qu'aucun organe ne peut continuer d'agir s'il ne reçoit du sang artériel ; il en résulte que la circulation tient sous sa dépendance toutes les autres fonctions ; mais, à son tour, la circulation ne peut continuer sans la respiration, qui forme le sang artériel, et sans l'action du système nerveux, qui a la plus grande influence sur la vitesse du cours du sang et sur sa répartition dans les organes. En effet, sous l'action du système nerveux, les mouvements du cœur se précipitent ou se ralentissent, et par conséquent la vitesse générale du cours du sang ; ensuite, quand les organes agissent volontairement ou involontairement, l'observation apprend qu'ils reçoivent une plus grande quantité de sang, sans qu'il y ait pour cela accélération du mouvement de la circulation générale ; et si leur action devient prédominante, les artères qui s'y portent prennent un accroissement considérable ; si, au contraire, l'action diminue ou cesse entièrement, les artères se rétrécissent, et ne laissent plus parvenir à l'organe qu'une petite quantité de sang. Ces phénomènes sont manifestes pour les muscles : la circulation y devient plus rapide quand ils se contractent ; s'ils sont souvent en contraction, leurs artères croissent en volume ; s'ils sont paralysés, les artères deviennent très petites et le pouls s'y fait à peine sentir.

Influence du système nerveux sur le mouvement du sang. Le système nerveux peut donc influencer la circulation de trois manières : 1° en modifiant les mouvements du cœur; 2° en modifiant les capillaires des organes, de manière à y accélérer ou ralentir le cours du sang; 3° enfin en produisant les mêmes effets dans le poumon, c'est-à-dire en rendant plus ou moins facile le cours du sang à travers cet organe.

Sentiments instinctifs qui avertissent des modifications de la circulation. L'accélération des mouvements du cœur devient sensible pour nous par la manière dont la pointe de cet organe vient frapper les parois pectorales ; la gêne de la circulation capillaire se fait reconnaître par un sentiment d'engourdissement, de fourmillement particulier ; et enfin, quand la circulation pulmonaire est difficile, nous en sommes avertis par une oppression, une suffocation plus ou moins forte.

Il est probable que la distribution des filets du grand sympathique dans les parois des artères a quelque usage important ; mais on ignore complètement cet usage : aucune expérience n'a encore éclairé sur ce point.

La composition du sang doit exercer une grande influence sur le mode d'action des organes, mais nous n'avons encore que des notions fort imparfaites sur les variations chimiques que ce liquide peut éprouver. Si l'on s'en rapportait même à quelques travaux sur le sang, ce fluide serait constamment le même. Probablement que les progrès de l'analyse animale nous sortiront bientôt de ces idées inexactes ; quelques faits semblent du moins l'annoncer.

Introduisez dans la veine jugulaire d'un chien quelques gouttes d'eau qui aura séjourné sur des matières animales en putréfaction, une heure après cette introduction l'animal sera abattu, couché ; une fièvre ardente l'agitera ; il vomira des matières noires et fétides ; ses évacuations alvines seront de même nature ; son sang aura perdu la faculté de se coaguler, il s'extravasera dans les divers tissus ; enfin la mort ne se fera pas longtemps attendre.

Ces phénomènes, qui ont la plus grande analogie avec certaines maladies de l'homme, telles que le vomissement noir des contrées méridionales, la fièvre jaune , etc. , paraissent bien avoir pour source commune une altération de la composition chimique du sang; je crois même avoir remarqué que les dimensions des globules diminuent à mesure que les accidents se développent, ce qui serait en harmonie avec le passage du sang à travers les parois des petits vaisseaux et les diverses hémorragies qui en sont l'effet. (Voyez mon *Journal de physiologie*, tom. 1 et 2.)

Expériences sur la composition du sang.

Il est un mode d'altération que l'on peut facilement apprécier, je veux dire les proportions respectives du sérum et du caillot. J'ai voulu voir sur des animaux quels seraient les effets de la diminution graduelle de la partie solide et non soluble du sang. A cet effet j'ai pris un chien bien portant , et je lui ai fait une saignée de huit onces: le sang, examiné le lendemain , offrait fort peu de sérum , un huitième environ. J'ai remplacé le sang tiré par une injection d'une demi-livre d'eau à 30° R. dans la veine jugulaire : l'animal n'a rien offert de particulier. Le lendemain j'ai répété la saignée et l'injection ; le sang offrait un quart de sérum et trois quarts de caillots. Deux jours ensuite , j'ai fait encore et la même soustraction de sang et la même introduction d'eau , et j'ai continué de cette manière de deux jours l'un jusqu'au dixième jour ; alors le sang de l'animal ne présentait plus qu'à peine un quart de caillot pour trois quarts de sérum ; mais aussi l'animal était faible, se remuait avec peine, semblait avoir perdu son instinct, ses habitudes caressantes ; ses facultés cérébrales étaient diminuées, et semblaient engourdies, enfin il n'était plus le même.

Nul doute donc qu'une certaine composition du sang ne soit une des conditions importantes de l'exercice des diverses fonctions.

Ce sont les diverses remarques que j'ai faites sur ce sujet qui m'ont conduit à essayer sur l'homme l'injection de l'eau dans les veines. L'individu sur lequel j'ai fait cet essai était hydrophobe, et sur le point de mourir ; l'introduction d'environ une pinte d'eau à 30° a calmé, comme par enchantement, l'état de fureur et de rage où il se trouvait. (Voyez mon *Journal de physiologie*, t. 3.)

De l'influence des muscles inspirateurs et des expirateurs sur le mouvement du sang.

Le cœur, avons-nous démontré, est le principal agent de la circulation ; dans la plupart des cas, sa force motrice est la seule qui détermine la progression du sang, mais il existe d'autres puissances qui interviennent souvent avec énergie, et qui exercent une grande influence sur le cours du sang jusqu'au point de le suspendre complètement. Ces puissances sont les mêmes qui attirent l'air dans la poitrine, et qui l'en font sortir.

Dans la dilatation du thorax, le sang des veines caves supérieures et des veines caves inférieures et de proche en proche celui des autres veines est attiré vers le cœur. Le mécanisme de cette aspiration est semblable à celui qui attire l'air dans les poumons ; c'est, pour ainsi dire, *une inspiration du sang veineux ;* au contraire, durant l'expiration, tous les organes pectoraux étant comprimés, le sang veineux est repoussé, il reflue dans les veines jusque vers les organes, et le sang artériel arrive à sa destination avec plus de promptitude, parcequ'à la pression du ventricule gauche s'ajoute celle des muscles expirateurs.

Ces divers phénomènes sont peu marqués dans la respiration calme, mais ils deviennent très manifestes dans les respirations forcées ou dans les grands efforts musculaires qui s'accompagnent souvent de la contraction énergique des forces expiratrices et du resserrement de la glotte.

La connaissance de ces faits résulte des travaux de Haller (1), Lamure (2) et Lorry (3); elle donne le moyen d'expliquer plusieurs phénomènes qui ont beaucoup embarrassé les physiologistes. Je vais entrer dans quelques détails à raison de l'im-

(1) *Elementa physiol.*, tom. 2.
(2) Académie des sciences, année 1749.
(3) *Savants étrangers*, tom. 3.

portance du sujet. Je les extrais d'un Mémoire imprimé dans mon Journal de Physiologie.

Si on observe pendant quelque temps la veine jugulaire externe d'un individu dont le cou est maigre, ou, mieux encore, si l'on met à décou-vert cette veine sur un chien, on a bientôt reconnu que le sang se meut dans sa cavité, sous diverses influences. En général, quand la poitrine se dilate pour inspirer, la veine se vide brusquement, s'a-platit, et ses parois s'appliquent quelquefois exac-tement l'une contre l'autre. La veine, au contraire, se gonfle et se remplit de sang quand la poitrine se resserre. Ces effets sont d'autant plus marqués que les mouvements respiratoires sont plus étendus. Ceux qui dépendent de l'expiration sont beaucoup plus prononcés si l'animal fait des efforts (1).

Expériences
sur
l'influence
de
la respiration
sur le cours
du sang.

(1) Les mouvements respiratoires ne sont pas les seules causes du mouvement du sang dans les jugulaires; avec un peu d'attention on reconnaît que les contractions de l'o-reillette droite y influent sensiblement, ce qui produit une espèce de palpitation irrégulière dans le vaisseau.

Quand l'oreillette se contracte, le sang est repoussé vers la tête; le sang est au contraire attiré vers le cœur par sa dilatation. Quand le hasard fait coïncider la dilatation de la poitrine et de l'oreillette ou le resserrement de ces parties, le mouvement du sang dans les jugulaires est régulier, c'est-à-dire que le vaisseau se vide ou se remplit brusquement. Mais comme les mouvements de l'oreillette sont bien plus fréquents que ceux du thorax, il arrive nécessairement défaut

Mécanisme
de
l'influence
des
mouvements
de
la respiration
sur la
circulation.

L'explication de ces phénomènes, telle qu'elle a été donnée par Haller et Lorry, est très simple et satisfaisante au premier aperçu. Quand la poitrine se dilate, elle aspire le sang des veines caves, et de proche en proche celui des veines qui y aboutissent. Le mécanisme de cette aspiration est à peu près semblable à celui par lequel l'air est attiré dans la trachée-artère. Quand la poitrine se resserre, au contraire, le sang est refoulé dans les veines caves par la pression que supportent tous les organes pectoraux, vaisseaux, cœur, poumons et autres, de la part des puissances expiratrices, et de proche en proche aussi parvient aux veines qui s'y terminent. De là l'alternative de vacuité et de plein qu'offrent les jugulaires.

Pour montrer que ce phénomène est exactement en rapport avec un phénomène semblable qui se passe dans les veines caves, j'introduis une sonde de gomme élastique dans la veine jugulaire, et je la fais pénétrer jusqu'à la veine cave, ou même jusque dans l'oreillette droite: on voit alors que le sang coule par l'extrémité de la sonde, seulement dans le moment de l'expiration. Dans l'inspiration, au contraire, l'air est brusquement attiré dans le

de coïncidence entre eux, et dès lors les battements des jugulaires deviennent très irréguliers, phénomène qui est surtout apparent dans les maladies graves, et que Haller a nommé *pouls veineux*.

cœur, et donne lieu à des accidents particuliers, dont il sera question plus tard. On obtient des résultats entièrement analogues si on introduit la sonde dans la veine crurale, en la dirigeant vers l'abdomen.

Aucun doute donc touchant le genre de modifications que la respiration exerce sur le cours du sang dans les principaux troncs veineux.

On peut de même facilement reconnaître, en ouvrant une artère des membres, par exemple, que l'expiration accélère sensiblement le mouvement du sang artériel, particulièrement dans les grandes expirations et dans les efforts ; et comme on ne peut pas faire faire à volonté de grandes expirations ou des efforts aux animaux soumis à l'expérience, on peut, suivant le procédé de Lamure, comprimer avec les mains les côtés du thorax, et l'on voit le jet du sang artériel grandir ou diminuer, en raison de la pression que l'on exerce.

Puisque la respiration produit cet effet sur le cours du sang dans les artères, il devenait probable qu'elle pouvait influencer la marche du sang veineux, non plus par l'intermédiaire des veines, comme nous venons de le voir tout à l'heure, mais par le moyen des artères. Une pareille conjecture méritait d'être soumise à l'expérience.

Je plaçai donc une ligature sur l'une des veines jugulaires d'un chien ; le vaisseau se vida au-des-

Mécanisme
de
l'influence
des
mouvements
de
la respiration
sur la
circulation.

Expériences
sur
l'influence
des
mouvements
de
la respiration
sur
la circulation
du sang.

sous de la ligature, et se gonfla beaucoup au-dessus, comme cela arrive constamment. Je piquai légèrement avec une lancette la portion distendue, de manière à faire une très petite ouverture : j'obtins de cette manière un jet de sang que les mouvements ordinaires de la respiration ne modifiaient pas sensiblement, mais qui triplait ou quadruplait de grandeur si l'animal faisait quelque effort un peu énergique.

On pouvait objecter que l'effet de la respiration ne s'était pas transmis par les artères à la veine ouverte, mais bien par les veines qui étaient restées libres, et qui auraient transporté le sang repoussé des veines caves vers la veine liée, au moyen des anastomoses ; il était facile de lever cette difficulté.

Le chien n'a pas, comme l'homme, des veines jugulaires internes volumineuses, qui reçoivent le sang de l'intérieur du crâne ; chez cet animal, la veine jugulaire interne n'est, pour ainsi dire, qu'un vestige, et la circulation de la tête et du cou se fait presque entièrement par les veines jugulaires externes, qui sont en effet très grosses, proportions gardées. En liant à la fois ces deux veines, j'étais bien sûr d'empêcher, en très grande partie, le reflux dont il vient d'être question ; mais bien loin que cette double ligature diminuât le phénomène dont je viens de parler, le jet devint au contraire plus étroitement en rapport avec les mouvements de la respiration, car il était évidemment modifié même par la respiration ordinaire; ce qui, comme on a vu, n'avait pas lieu dans le cas d'une seule ligature. Pour rendre la chose plus évidente, je pouvais d'ailleurs agir sur la veine crurale : cette veine et toutes ses branches étant garnies de valvules qui s'opposent, pour ainsi dire, à tout reflux ; si le phénomène de l'accroissement du jet se montrait durant l'expiration, on pouvait être bien sûr que l'impulsion serait venue du côté des artères.

C'est en effet ce que j'observai dans plusieurs expériences. La veine crurale étant liée et piquée au-dessous de la ligature, le jet qui se forma s'accrut sensiblement dans les grandes expirations, dans les efforts et les compressions mécaniques des parois du thorax avec les mains.

Ces expériences, ainsi que les précédentes, apportent nécessairement un changement notable dans l'explication du gonflement des veines durant l'expiration. D'après Haller, Lamure et Lorry, ce gonflement a lieu par le simple refoulement du sang des veines caves dans les branches qui s'y ouvrent médiatement ou immédiatement ; mais il est clair qu'il faut y joindre l'arrivée dans la veine d'une plus grande quantité de sang provenant des artères.

La même modification devra être introduite dans l'explication des mouvements du cerveau, en rapport avec la respiration. Il ne faudra donc plus attribuer le gonflement de cet organe, dans le moment de l'expiration, au seul reflux du sang dans les veines, ni son affaissement, dans le moment de l'inspiration, à la seule aspiration du même fluide vers la poitrine ; mais il faudra faire entrer, comme élément important de cette explication, l'influence de la respiration sur la marche du sang artériel, et sur celle du sang veineux, par l'intermédiaire des artères.

On devra, ce me semble, comprendre le phénomène de cette manière : dans le moment d'une forte expiration ou d'un effort, tous les organes pectoraux ou abdominaux sont comprimés, le sang artériel est chassé plus particulièrement dans les branches de l'aorte ascendante (1). Ce sang arrive donc avec plus d'abondance vers la tête, et tend à passer plus promptement dans les veines qui doivent le ramener vers le cœur ; ce qui arriverait aussitôt si les veines étaient libres. Mais loin de là, la pression exercée sur les organes pectoraux a aussi fait refluer le sang veineux dans les vaisseaux qui le contiennent, bien que ce mouvement rétrograde ne s'étende pas très loin.

Cependant le sang qui reflue dans les veines a

(1) L'aorte abdominale est aussi comprimée, et admet le sang avec une difficulté relative au degré de pression qu'elle éprouve, comme l'a bien décrit Lorry. Mém. cité.

bientôt rencontré le sang qui arrive du côté des artères; le vaisseau se distend, et le cours du liquide est généralement suspendu dans les veines. Dès lors, il est tout simple que le cerveau se gonfle et se distende.

Mais ce qui se passe dans le cerveau doit aussi se passer dans les autres organes, avec les modifications en rapport avec la disposition de leurs vaisseaux sanguins : la moelle épinière tout entière grossit, la rate s'alonge, la face rougit et se gonfle dans les cris, la course prolongée, les efforts musculaires, les passions violentes; les veines des membres se gonflent dans les mêmes circonstances; et si vous engagez une personne que l'on saigne à souffler fortement, le jet du sang de la veine ouverte augmente sensiblement. Un individu affecté d'un phlegmon dans un membre, ou même d'un simple panaris, éprouve une douleur vive dans la partie malade, s'il veut soulever un fardeau, courir, crier, etc. Tous ces phénomènes, et beaucoup d'autres analogues, dépendent évidemment de l'accumulation du sang dans les organes, par l'expiration qui y pousse le sang artériel, et qui s'oppose à ce que le sang veineux puisse en sortir.

Il résulte de ces faits, que l'une des conséquences des grandes expirations et des violents efforts est la suspension plus ou moins prolongée de la circulation; suspension d'autant plus complète que l'expiration ou l'effort est plus violent. De là probablement l'impossibilité de soutenir de grands efforts au-delà de quelques secondes, et la nécessité des grandes inspirations qui les suivent immédiatement.

Plusieurs phénomènes circulatoires paraissent liés avec cette stagnation momentanée du sang dans les divers tissus : les hémorrhagies nasales ou autres qui suivent quelquefois un effort violent ; les sueurs abondantes des bateleurs durant leurs exercices ; les céphalalgies instantanées qui suivent, chez certains individus, l'expulsion des matières fécales ; l'érection à peu près constante qui accompagne le supplice de la corde, etc.

Il n'est pas nécessaire, pour que les effets de l'expiration se manifestent, que la glotte se ferme hermétiquement, ainsi que plusieurs auteurs l'ont pensé, car souvent des efforts considérables ont lieu concurremment avec des cris formés de sons graves, qui permettent une issue facile à l'air expiré.

On en trouve encore une preuve palpable dans la pratique vétérinaire, où l'on introduit une canule métallique assez large entre les cartilages thyroïde et cricoïde des chevaux corneurs, afin de leur rendre la respiration plus facile. Malgré cette voie toujours libre pour l'entrée et la sortie de l'air des poumons, ces animaux n'en continuent pas moins leurs pénibles travaux. Une autre preuve pourrait se tirer des expériences dans lesquelles on comprime avec les mains les côtés du thorax, et où l'on accélère par ce moyen le cours du sang artériel ou veineux. Dans ce cas, rien n'annonce que la glotte se ferme dans l'instant où l'on rétrécit la poitrine. Je me suis d'ailleurs assuré de ce fait par une expérience que voici.

Je pratiquai une ouverture de plus d'un pouce de long et de quatre à cinq lignes de large, à la trachée-artère d'un chien ; je liai ensuite une de ses veines jugulaires, et je fis au-dessus de la ligature une petite ouverture par laquelle il s'établit aussitôt un jet continu assez considérable de sang veineux. Ce jet augmenta sensiblement chaque fois que l'animal faisait des efforts, ou que je comprimais le thorax (1).

_____

(1) Mon confrère de Kergaradec vient de faire sur lui-même les expériences suivantes ; elles s'accordent parfaitement avec les faits que je viens de rapporter.

« *A*. J'ai réuni 5 poids de 20 kilog. = 100 kilog. au moyen d'une corde, et je les ai soulevés de terre en respirant, et sans respirer. Dans l'un comme dans l'autre cas, j'ai eu besoin de m'aider de mes coudes arc-boutés contre mes genoux. C'était le *maximum* de la force que je pouvais déployer sans imprudence.

» *B*. Dans une balance dont les plateaux sont soutenus par des chaînes de fer, j'ai placé successivement, et j'ai enlevé de terre, en tirant sur l'autre extrémité du fléau, un poids de 69 kilog. 5 hectogrammes, pendant que je suspendais ma

Expériences
sur
l'influence
des
mouvements
de
la respiration
sur
la circulation
du sang.

Je dois prévenir, en terminant cet article, que les divers phénomènes décrits sont d'autant plus apparents que la quantité du sang est plus considérable. Si vous cherchez à les étudier sur un animal qui a naturellement peu de sang ou qui en

respiration ; lorsque je respirais, je ne pouvais plus en enlever que 69 kilog. 3 hect.

» *C*. J'ai placé entre mon bras et ma poitrine cinq planches métalliques pesant ensemble 83 liv. 10 onces. A grande peine je les ai enlevées de terre en respirant. J'éprouvais peut-être un peu moins de difficulté lorsque je retenais ma respiration ; la différence n'était pourtant pas très grande.

» *D*. Les pieds arc-boutés contre un corps solidement fixé, j'ai poussé avec force un meuble très pesant que repoussait sur moi une personne dont les pieds étaient également arc-boutés. Je respirais, et pourtant j'ai pu vaincre une résistance assez grande.

» *E*. J'ai saisi avec les mains un corps fixé à une hauteur telle que j'avais peine à y atteindre en m'élevant sur la pointe des pieds. Je me suis ensuite enlevé de terre en fléchissant les bras sur les avant-bras, sans qu'il me fût nécessaire d'interrompre ma respiration. J'ai obtenu le même résultat, soit que je m'aidasse de mes genoux pour grimper contre le plan près duquel je m'exerçais, soit que je m'élevasse directement, sans autre moyen que la contraction des muscles du bras.

» *F*. Je me suis assuré que, sans recourir à l'occlusion de la glotte, il est très possible, en sautant, de parvenir à une grande hauteur perpendiculaire ou de franchir un espace assez considérable. »

Voyez *Biblioth. médic.*, décemb. 1820.

a perdu accidentellement une certaine dose, à peine pouvez-vous les reconnaître, et vous pourriez douter même de leur réalité, comme cela est arrivé à plusieurs auteurs estimables. Mais injectez, en proportion convenable, de l'eau dans le système circulatoire, et vous verrez aussitôt tous les phénomènes devenir évidents. Ce fait, que j'ai plusieurs fois montré dans mes cours, est important à connaître sous le point de vue des phénomènes dont je viens de parler ; il donne en outre une nouvelle preuve des soins qu'on doit apporter à noter toutes les circonstances physiques quand il s'agit d'étudier une fonction animale.

De la transfusion du sang et de l'infusion des médicaments.

Telle est l'opposition que les hommes de génie rencontrent quelquefois dans leurs contemporains, qu'il fallut trente années à Harvey avant qu'il pût faire admettre sa découverte, dont les preuves les plus évidentes perçaient de toutes parts ; mais, dès que la circulation fût reconnue, une sorte de délire s'empara des esprits, on crut avoir trouvé le moyen de guérir toutes les maladies, et même de rendre l'homme immortel. La cause de tous nos maux fut attribuée au sang : pour les guérir, il ne s'agissait que d'ôter le mauvais sang.

Transfusion du sang sur des animaux.

et de le remplacer par du sang pur , tiré d'un animal sain.

Les premières tentatives furent faites sur des animaux ; elles eurent un plein succès. Un chien , ayant perdu une grande partie de son sang , reçut, par la transfusion, celui d'une brebis , et s'en trouva bien. Un autre chien , vieux et sourd , recouvra , par ce même moyen , l'usage de l'ouïe , et sembla rajeunir. Un cheval de vingt-six ans, ayant reçu dans ses veines le sang de quatre agneaux, reprit de nouvelles forces.

Transfusion du sang sur l'homme.

On ne tarda pas à tenter sur l'homme la transfusion. Denys et Emerez , l'un médecin , l'autre chirurgien de Paris , furent les premiers qui osèrent l'essayer. Ils introduisirent dans les veines d'un jeune homme imbécile le sang d'un veau , en quantité supérieure à celle qu'on avait tirée des veines du jeune homme , qui parut recouvrer la raison. Une lèpre , une fièvre quarte , furent aussi guéries par ce moyen ; et plusieurs autres transfusions furent faites sur l'homme sain sans qu'il en résultât aucune suite fâcheuse.

Cependant de tristes événements vinrent calmer l'enthousiasme général causé par ces succès répétés. Le jeune idiot cité tomba , peu de temps après l'expérience , dans un état de frénésie. Il fut soumis une seconde fois à la transfusion , et mourut aussitôt , atteint d'un pissement de sang . et dans un état d'assoupissement et de torpeur. Un jeune prince du sang royal en fut aussi la victime. Le parlement de Paris défendit la transfusion. Peu de temps après, G. Riva ayant fait en Italie la transfusion sur deux individus qui en moururent, le pape fit la même défense.

Depuis cette époque, la transfusion a été regardée comme inutile et même dangereuse ; cependant, puisqu'elle paraît avoir réussi dans certains cas, il serait très intéressant que quelqu'un d'habile en fît l'objet d'une série d'expériences. J'ai eu occasion d'en faire un certain nombre, et je n'ai jamais vu que l'introduction du sang d'un animal dans les veines d'un autre eût des inconvénients graves, même quand on augmente beaucoup, par ce moyen, la quantité de sang.

Mais pour que les transfusions se fassent sans inconvénients, il faut que le sang passe immédiatement du vaisseau de l'animal qui donne dans celui de l'animal qui reçoit. Si le sang est reçu dans un vase ou dans une seringue, et injecté ensuite, il se coagule plus ou moins, et devient dès lors une cause de mort pour l'animal sur lequel la transfusion est faite, parcequ'il bouche les vaisseaux pulmonaires. Toutes les expériences où l'on n'a pas tenu un compte scrupuleux de cette circonstance, ne peuvent avoir aucune valeur. J'ai vu la transfusion manquer, et causer la mort, parceque le sang avait à traverser un petit tube de deux pouces de long , où il se coagulait en partie avant de passer dans la circulation nouvelle qui devait le recevoir.

Peu de temps après la découverte de la circulation , on essaya de porter directement les médicaments dans les veines : il en résulta des avantages dans certains cas et des inconvénients dans d'autres; ce moyen tomba bientôt dans l'oubli , mais il a été et est encore employé avec succès dans les expériences sur les animaux. C'est un excellent artifice pour juger promptement du mode d'action d'un médicament ou d'un poison. C'est par ce procédé qu'on administre les médicaments aux grands animaux à l'école vétérinaire de Copenhague ; on y trouve l'avantage d'une action très prompte et d'une grande économie dans la quantité des médicaments employés.

Un médecin américain vient de donner au monde savant l'exemple d'un beau dévouement pour les progrès des connaissances : il s'est injecté dans les veines une certaine quantité d'huile purgative; heureusement que le hasard a mis quelques difficultés dans l'introduction du liquide, car il aurait été infailliblement victime de son amour pour la science (1). La quantité d'huile intro-

____

(1) Nous avons dit que les liquides visqueux, tels que

duite peut être évaluée, d'après le récit de l'auteur, à environ deux gros.

Pendant les premiers moments qui suivirent l'injection, M. Hales n'éprouva rien de particulier.

« La première sensation extraordinaire que j'éprouvai, dit-il, était un sentiment particulier, un goût huileux à la bouche. Un peu après midi, pendant que je lavais le sang de mes bras et de mes mains, et que je parlais de très bonne humeur, je sentis un peu de nausée, avec des éructations et de l'ébranlement dans les intestins, puis une sensation singulière impossible à décrire me sembla monter rapidement à la tête ; au même instant je sentis une légère roideur des muscles de la face et de la mâchoire, qui me coupa la parole au milieu d'un mot, accompagnée d'un sentiment de frayeur et d'un léger évanouissement ; je m'assis, et au bout de quelques instants je me trouvai un peu rétabli. A midi un quart j'avais toujours le goût d'huile, avec un peu de sécheresse dans la bouche ; je pris l'air, ce qui me fit du bien ; après m'être reposé quelques moments, mon pouls battait soixante-quinze pulsations par minute. A midi trente-cinq minutes le dérangement des intestins continue et augmente ; légères douleurs,

l'huile, ne peuvent traverser les capillaires pulmonaires, qu'ils arrêtent ainsi la circulation, et causent immédiatement la mort. (Voyez *Journal de Physiologie*, t. I.)

comme si j'avais pris un purgatif; forte nausée, étourdissement; mon bras est enroidi, ce que j'attribue au bandage. A midi et trois quarts dérangement plus grand encore des intestins; nausée plus forte, encore plus de goût d'huile; bouche moins sèche; cinq minutes plus tard, envies d'aller à la garde-robe, mais sans effet; légères douleurs de tête. A une heure vingt minutes la douleur des intestins augmente, elle est aggravée par la pression; besoin urgent d'aller à la garde-robe, sans aucun effet, semblable à celui que procure une purgation; la nausée continue. A deux heures mieux, presque plus de nausée; besoins constants d'aller à la garde-robes, mais inutiles; ils se répétèrent encore deux fois très forts dans le courant de la journée. Cet état se dissipa plus tard. »

M. Hales resta malade pendant près de trois semaines, et fut long-temps à recouvrer ses forces et sa santé.

L'injection des médicaments dans les veines peut être regardée aujourd'hui comme la seule ressource efficace pour quelques cas extrêmes où les secours ordinaires de la médecine sont insuffisants.

Sur l'introduction de l'air dans les veines.

Je ne puis comprendre par quelle inadvertance Bichat répète, dans vingt endroits de ses ouvrages, qu'une bulle d'air entrée accidentellement dans les veines produit inopinément la mort. Rien n'est plus inexact que cette assertion ; chacun peut aisément s'en assurer en poussant avec une seringue de l'air dans une veine. J'ai annoncé ce fait dès l'année 1809, dans un Mémoire lu à la première classe de l'Institut ; et depuis cette époque Nysten a publié un travail spécial sur cette question. Il a nonseulement injecté de l'air atmosphérique dans le système veineux, mais encore la plupart des gaz connus. Il a constaté que plusieurs gaz, tels que l'oxigène, l'acide carbonique, qui se dissolvent dans le sang, peuvent être portés dans la circulation en assez grande quantité sans inconvénient grave, qu'au contraire les gaz peu ou point solubles causent souvent des accidents, et même la mort.

J'ai montré fréquemment dans mes cours une différence importante qui résulte du mode d'introduction de l'air dans les veines. S'il est introduit lentement, rien de fâcheux n'en résulte ; s'il est poussé d'un seul coup, l'animal ne tarde pas à éprouver une accélération remarquable de la respiration ; on entend un bruit particulier dans sa poitrine, effet des chocs que l'air épouve dans les veines caves, l'oreillette droite, le ventricule et l'artère pulmonaire ; bientôt l'animal pousse des cris aigus, et ne tarde pas à mourir. L'ouverture de son corps montre que le cœur, surtout à droite, l'artère pulmonaire, etc. sont distendus fortement par de l'air ou par une mousse sanguine légère, presque entièrement formé par le gaz. Celui-ci se retrouve dans le tissu cellulaire du poumon, où il a produit l'emphysème de cet organe, et dans les artères de toutes les parties du corps, et particulièrement celles du cerveau (1).

Ces effets mortels de l'introduction brusque de l'air dans les veines se sont vus plusieurs fois sur l'homme : dans certaines opérations chirurgicales, une veine du cou est ouverte, au moment de l'inspiration l'air extérieur est attiré dans la

(1) Certains animaux reçoivent des quantités énormes d'air introduits brusquement dans leur veine sans périr. Je me rappelle en avoir poussé, avec toute la force et toute la promptitude dont je suis capable, jusqu'à vingt ou vingt-quatre litres dans les veines d'un très vieux cheval sans qu'il mourût de suite; mais il succomba enfin. En l'ouvrant nous trouvâmes tout le système circulatoire plein d'air mêlé au sang, et, ce qui nous frappa, le système lymphatique distendu par une énorme quantité de lymphe légèrement colorée en jaune, et mêlée à un peu d'air. J'ai répété plusieurs fois cette observation, qui est de nature à jeter quelques lumières sur l'utilité encore ignorée du système lymphatique. On pourrait croire, d'après ces faits, qu'il sert de réservoir pour le trop plein du système circulatoire dans certaines circonstances. Cependant dans les pléthores artificielles, que j'ai souvent produites avec l'eau, je n'ai jamais observé la distension du système lymphatique.

veine ouverte en quantité plus ou moins considérable, le bruit de l'air agité et choqué dans le cœur se fait entendre, et le malade meurt. L'ouverture montre les phénomènes décrits ci-dessus. Pareil accident se voit quelquefois dans les saignées qui sont faites à la jugulaire du cheval, au moment où le vétérinaire soulève la veine pour la piquer avec une épingle, et fermer l'ouverture précédemment faite. (Voyez *Journal de Physiologie*, tom. 1.)

DES SÉCRÉTIONS.

En parcourant les innombrables petits vaisseaux par lesquels les artères et les veines communiquent entre elles, une partie des éléments du sang se répand à toutes les surfaces extérieures et intérieures du corps, une autre est déposée dans de petits organes creux situés dans l'épaisseur de la peau et des membranes muqueuses ; une troisième enfin s'engage dans le parenchyme d'organes nommés *glandes*, y subit une élaboration particulière, et vient se répandre ensuite, dans certaines circonstances, à la surface des membranes muqueuses ou de la peau.

On donne le nom générique de *sécrétions* à ce phénomène par lequel une partie du sang s'échappe des organes de la circulation pour se répandre au dehors ou au dedans, soit en con-

28.

servant ses propriétés chimiques , soit après que ses éléments ont éprouvé un autre ordre de combinaisons.

On distingue ordinairement les sécrétions en trois espèces : les *exhalations*, les *sécrétions folliculaires*, et les *sécrétions glandulaires ;* mais cette division , sous le rapport des organes sécréteurs et des fluides sécrétés , laisse beaucoup à désirer. Plusieurs organes qui sécrètent ne peuvent être rapportés ni aux follicules ni aux glandes, et ce qu'on appelle généralement *glandes* ou *follicules* sont des organes si différents les uns des autres , par leur forme , leur structure et les fluides qu'ils séparent du sang , qu'il eût peut-être été avantageux de ne pas les confondre sous la même dénomination. Toutefois , pour ne pas trop nous éloigner des idées reçues , nous allons parler des sécrétions d'après cette classification. Nous serons courts sur cet article ; car si nous lui donnions toute l'extension dont il est susceptible , nous dépasserions de beaucoup les bornes auxquelles nous nous sommes astreint dans cet ouvrage.

Des exhalations.

Les exhalations ont lieu , soit au-dedans du corps , soit à la peau et aux membranes muqueuses ; de là leur distinction en *intérieures* et en *extérieures*.

Exhalations intérieures.

Partout où des surfaces, grandes ou petites, sont en contact, il se fait une exhalation ; partout où des fluides sont accumulés dans une cavité sans ouverture apparente, c'est par exhalation qu'ils y ont été déposés : aussi le phénomène de l'exhalation se manifeste-t-il dans presque toutes les parties de l'économie animale. Il existe dans les membranes séreuses, les synoviales, les muqueuses, le tissu cellulaire, l'intérieur des vaisseaux, les cellules graisseuses, l'intérieur de l'œil, de l'oreille, le parenchyme de beaucoup d'organes, tels que le thymus, la thyroïde, les capsules surrénales, etc., etc. C'est par l'exhalation que l'humeur aqueuse, l'humeur vitrée, le liquide labyrinthique, se forment et se renouvellent.

Les fluides exhalés dans ces diverses parties n'ont pas tous été analysés ; parmi ceux qui l'ont été, plusieurs se rapprochent plus ou moins des éléments du sang, et particulièrement du sérum : tels sont les fluides des membranes séreuses, du tissu cellulaire, des chambres de l'œil ; d'autres en diffèrent davantage : tels sont la synovie, la graisse, etc.

Exhalation séreuse.

Tous les viscères de la tête, de la poitrine et de

l'abdomen sont recouverts d'une membrane séreuse qui revêt aussi les parois de ces cavités, de manière que les viscères n'ont de contact avec les parois ou avec les viscères voisins que par l'intermédiaire de cette même membrane ; et comme la surface en est très lisse, les viscères peuvent facilement changer de rapport entre eux et avec les parois.

La principale circonstance qui entretient le poli de leur surface, c'est l'exhalation dont elles sont le siége ; il sort continuellement de chacun des points de la membrane un fluide très ténu, qui se mêle à celui des points voisins, et forme avec lui une couche humide qui favorise le glissement que les organes exécutent.

Il paraît que cette facilité de glisser les uns sur les autres est très favorable à l'action des organes, car aussitôt qu'ils en sont privés par une maladie de la membrane séreuse, leurs fonctions sont troublées, et cessent même quelquefois entièrement.

Dans l'état de santé, le fluide sécrété par les membranes séreuses paraît être le sérum du sang, moins une certaine quantité d'albumine.

Exhalation séreuse du tissu cellulaire.

Le tissu qu'on nomme *cellulaire* est généralement répandu dans l'économie animale ; il y sert à la fois à isoler et à réunir les divers organes, et les parties des mêmes organes. Partout ce tissu est formé d'un très grand nombre de petites lames très minces qui, s'entrecroisant de mille manières, forment une sorte de feutre. La grandeur et l'arrangement des lames varient suivant les diverses parties du corps. Là, elles sont plus larges, plus épaisses, et forment de grandes cellules; ici, elles sont très étroites, très minces, et forment des cellules extrêmement petites; dans quelques points le tissu est extensible; dans d'autres il prête peu, et offre une résistance considérable. Mais quelle que soit la disposition du tissu cellulaire, ses lames exhalent par leurs deux surfaces un fluide qui a la plus grande analogie avec celui des membranes séreuses, et qui paraît avoir les mêmes usages, c'est-à-dire de rendre faciles les glissements des lamelles les unes sur les autres, et par suite de favoriser les mouvements réciproques des organes, et même les changements de rapport des diverses parties qui les composent.

Exhalation graisseuse du tissu cellulaire.

Indépendamment de la sérosité, on trouve, dans un grand nombre d'endroits du tissu cellulaire, un fluide d'une nature très différente, qui est la graisse.

Sous le rapport de la présence de la graisse, le

tissu cellulaire peut être divisé en trois espèces ; celui qui en contient constamment, celui qui en contient quelquefois, et enfin celui qui n'en contient jamais. L'orbite, la plante du pied, la pulpe des doigts, celle des orteils, présentent toujours de la graisse ; le tissu cellulaire sous-cutané, et celui qui revêt le cœur, les reins, etc., en présentent souvent ; enfin, celui des paupières, du scrotum, de l'intérieur du crâne, n'en contient jamais.

Cellules graisseuses.

La graisse est contenue dans des cellules distinctes qui ne communiquent point avec les cellules voisines ; cette circonstance a fait penser que le tissu qui contient et qui forme la graisse était différent du cellulaire qui produit la sérosité ; mais, comme on n'a jamais pu montrer ces cellules graisseuses, à moins qu'elles ne fussent pleines de graisse, cette distinction anatomique me paraît encore douteuse.

La grandeur, la forme, la disposition de ces cellules ne sont pas moins variables que la quantité totale de graisse qu'elles contiennent. Chez quelques individus à peine en existe-t-il quelques onces, tandis que chez d'autres on en trouve quelquefois plusieurs centaines de livres.

D'après les dernières recherches de M. Chevreul, la graisse humaine est presque toujours colorée en jaune. Elle est inodore ; elle se fige à des températures variables. Elle est composée de deux parties, l'une fluide et l'autre concrète, qui sont composées elles-mêmes, mais en proportions différentes, de deux nouveaux principes immédiats, découverts par M. Chevreul, l'*élaïne* et la *stéarine*.

C'est principalement par les propriétés physiques que la graisse paraît être utile dans l'économie animale; dans l'orbite, elle forme une sorte de coussin élastique sur lequel l'œil se meut avec facilité; à la plante du pied, aux fesses, elle forme une couche qui rend moins défavorable à la peau et aux autres parties molles la pression qu'exerce le corps sur le sol ou les siéges, etc. ; sa présence au-dessous de la peau concourt à arrondir les contours, diminuer les saillies osseuses et musculaires, et à embellir les formes; et comme tous les corps gras sont de mauvais conducteurs du calorique, elle contribue à conserver celui du corps. En général les personnes replètes souffrent peu en hiver par le froid.

L'âge, le genre de vie, ont beaucoup d'influence sur le développement de la graisse; les enfants très jeunes sont ordinairement gras. Il est rare que la graisse soit abondante chez le jeune homme; mais vers l'âge de trente ans, surtout si la nourriture est succulente et la vie sédentaire, la quantité de graisse augmente beaucoup; l'abdomen devient saillant, les fesses grossissent, ainsi que les mamelles chez les femmes. La graisse est d'autant plus jaune qu'on est plus avancé en âge.

Exhalation synoviale.

Exhalations
synoviales.

Autour des articulations mobiles, on trouve une membrane mince qui a beaucoup d'analogie avec les séreuses, mais qui en diffère cependant en ce qu'elle a de petits prolongements rougeâtres contenant des vaisseaux sanguins nombreux : on les nomme *franges synoviales;* elles sont très visibles dans les grandes articulations des membres. On a cru long-temps, et bien des anatomistes croient encore, que les capsules articulaires se replient sur les cartilages diarthrodiaux, et revêtent les surfaces par lesquelles ils se correspondent; mais je me suis plusieurs fois assuré que les membranes ne vont point au-delà de la circonférence des cartilages.

Nous avons fait connaître les usages de la synovie en traitant des mouvements.

Exhalation intérieure de l'œil.

Exhalations
de l'œil.

C'est aussi par exhalation que se forment les diverses humeurs de l'œil; elles sont, chacune en particulier, enveloppées par une membrane qui paraît être destinée à les exhaler et à les absorber.

Les humeurs de l'œil sont l'humeur aqueuse,

dont la formation est en ce moment attribuée aux procès ciliaires ; l'humeur vitrée, sécrétée par l'hyaloïde ; le cristallin ; la matière noire de la choroïde, et celle de la face postérieure de l'iris.

La composition chimique de l'humeur aqueuse du cristallin et de l'humeur vitrée a été exposée à l'article *Vision;* la matière noire de l'iris et de la choroïde a été analysée par M. Berzélius : elle est insoluble dans l'eau et les acides ; les alcalis caustiques la dissolvent, et les acides la précipitent de cette dissolution. Elle brûle comme une matière végétale, et laisse une cendre ferrugineuse.

L'expérience a appris que les humeurs aqueuse et vitrée se renouvellent avec rapidité ; quand du pus, du sang a été épanché dans l'œil, on le voit disparaître en quelques jours, et les humeurs reprendre peu à peu leur transparence. Il ne paraît pas que la matière du cristallin ni celle de la choroïde puissent ainsi se reproduire ; rien du moins ne semble l'annoncer.

Exhalations sanguines.

Dans toutes les exhalations dont il vient d'être question, c'est seulement une partie des principes du sang qui sort des vaisseaux ; le sang lui-même paraît se répandre dans plusieurs organes, y remplir l'espèce de tissu celluleux qui en forme le parenchyme ; tels sont les corps caverneux de la verge et du clitoris, l'urètre et le gland, la rate, le mamelon, etc. L'examen anatomique de ces divers tissus apprend qu'ils sont habituellement remplis de sang veineux, dont la quantité varie suivant diverses circonstances, particulièrement suivant l'état d'action ou d'inaction des organes.

Il existe encore beaucoup d'autres exhalations intérieures, parmi lesquelles je citerai celles des cavités de l'oreille interne, celle du parenchyme du thymus, de la thyroïde, celle de la cavité des capsules surrénales, etc. ; mais on connaît à peine les fluides qui sont formés dans ces diverses parties, ils n'ont jamais été analysés et les usages en sont inconnus.

Explication des exhalations. Plus d'une fois les physiologistes ont cherché à se rendre raison du phénomène de l'exhalation ; chacun a donné son explication : ceux-ci ont admis des *bouches exhalantes ;* ceux-là des *pores latéraux.* Bichat a créé des vaisseaux particuliers qu'il nomme les *exhalants.* Je dis créé, car il convient lui-même que ces vaisseaux ne peuvent point être vus. L'existence de ces pores, de ces bouches ou de ces exhalants ne suffisant point pour expliquer la diversité des exhalations, on leur suppose une *sensibilité* et des *mouvements particuliers,* en vertu desquels ils ne laissent passer que certaines parties du sang et se refusent au passage des autres. Nous savons à quoi nous en tenir sur les explications de ce genre.

Ce qui paraît beaucoup plus certain, c'est que la disposition physique des petits vaisseaux influe sur l'exhalation, comme les faits suivants paraissent l'établir.

Quand on injecte, sur le cadavre, avec de l'eau tiède, une artère qui se rend à une membrane séreuse, dès que le courant est établi de l'artère à la veine, il sort de la membrane une multitude de petites gouttelettes qui se vaporisent promptement. Ce phénomène n'a-t-il pas beaucoup d'analogie avec l'exhalation ?

Expériences sur l'exhalation.

Si l'on se sert d'une dissolution de gélatine colorée avec du vermillon pour injecter un cadavre entier, il arrive fréquemment que la gélatine est déposée autour des circonvolutions et dans les anfractuosités cérébrales, sans que la matière colorante se soit échappée des vaisseaux ; l'injection entière se répand, au contraire, à la surface externe et interne de la choroïde. Si l'on se sert d'huile de lin colorée aussi par le vermillon, on voit souvent l'huile dépouillée de matière colorante se déposer dans les articulations à grandes capsules synoviales, tandis qu'il n'y a aucune transsudation à la surface du cerveau ni à l'intérieur de l'œil.

Ne sont-ce pas là de véritables sécrétions *post mortem,* qui dépendent évidemment de la disposition physique des petits vaisseaux ; et n'est-il pas très probable que cette même disposition doit, du moins en partie , présider à l'exhalation durant la vie ?

La théorie de l'exhalation a dû nécessairement changer de face depuis que la propriété de s'imbiber est reconnue pour appartenir aux divers tissus ; avant de chercher dans ce phénomène l'influence spéciale de la vie , ou , comme le veut le langage reçu , l'effet des propriétés vitales , il faut commencer par y étudier les influences physiques.

Or, nous savons, par l'expérience , que les vaisseaux sanguins ou autres se laissent traverser de dedans en dehors , aussi bien que de dehors en dedans. M. Fodéra a fait plusieurs expériences qui ne laissent aucun doute à cet égard ; une substance vénéneuse a été mise à l'intérieur d'une artère liée à deux points différents ; peu de temps après le poison s'était imbibé dans les parois du vaisseau , s'était répandu en dehors , et l'animal en a été promptement victime. S'il était possible de faire cette expérience sur de très petits vaisseaux , nul doute qu'on aurait un résultat encore plus rapide. (Voyez, *Journal de Physiologie,* tom. 3, page 35, un travail de M. Fodéra, ayant pour titre *Recherches expérimentales sur l'absorption et l'exhalation.*)

Une première cause physique de l'exhalation est donc justement la même que celle de l'absorption, c'est-à-dire l'imbibition.

Une autre cause tout aussi physique que la première se trouve dans la pression que le sang éprouve dans le système circulatoire; cette pression doit contribuer puissamment à faire passer la partie la plus aqueuse du sang à travers les parois des vaisseaux. Ce phénomène se voit aisément après la mort, et même durant la vie. Quand avec une seringue on pousse avec force une injection d'eau dans une artère, alors toutes les surfaces où le vaisseau se distribue, ses branches et le tronc lui-même laissent de toutes parts sourdre le liquide injecté avec d'autant plus d'abondance que l'injection est poussée avec plus de force.

La pression que supporte le sang dans les vaisseaux influe sur l'exhalation.

Il est une autre manière de mettre ce curieux phénomène dans tout son jour : injectez dans les veines d'un animal assez d'eau pour doubler ou tripler le volume naturel de son sang, vous produirez une distension considérable des organes circulatoires, et par suite vous augmenterez beaucoup la pression que le fluide qui circule éprouve. Alors, examinez une membrane séreuse, le péritoine, par exemple, et vous verrez s'écouler rapidement de sa surface de la sérosité qui s'accumulera dans la cavité, et y produira sous vos yeux une véritable hydropisie. J'ai vu quelquefois même

Expériences sur l'exhalation.

la partie colorante du sang s'échapper de la surface de certains organes , tels que le foie , la rate , etc.

Les efforts influent sur l'exhalation.

Ce qui arrive quand les veines sont comprimées ou obstruées , c'est-à-dire les œdèmes et les épanchements séreux , dépend , sans aucun doute, de la cause physique qui vient d'être indiquée. Enfin , toute cause qui rend plus forte la pression que supporte le sang accroît l'exhalation. J'ai observé plusieurs fois cet accroissement d'exhalation dans le canal vertébral , sur l'arachnoïde de la moelle épinière , et voici dans quelles circonstances ; j'ai dit ailleurs que la cavité de cette membrane est souvent , sur l'animal vivant , remplie par de la sérosité. J'ai remarqué plusieurs fois que dans certains moments où les animaux font des efforts violents , cette sérosité augmente sensiblement ; la même chose peut être vue à la surface du cerveau , où il existe aussi habituellement une certaine quantité de sérosité.

Exhalations extérieures.

Elles se composent seulement de l'exhalation des *membranes muqueuses* , et de celle de la peau , ou *transpiration cutanée.*

Exhalation des membranes muqueuses.

Exhalation des membranes muqueuses.

Il y a deux membranes muqueuses : l'une revêt la surface de l'œil , les voies lacrymales , les cavités

nasales, les sinus, l'oreille moyenne, la bouche.
tout le canal intestinal, les canaux excréteurs qui
s'y terminent, enfin le larynx, la trachée et les
bronches.

L'autre membrane muqueuse recouvre la surface des organes de la génération et de l'appareil
urinaire.

Ces deux membranes sont continuellement lu-
brifiées par un fluide qu'elles sécrètent, et qu'on
nomme le *mucus*. Ce fluide est transparent, visqueux, filant, d'une saveur salée ; il rougit le papier de tournesol, contient beaucoup d'eau, du
muriate de potasse et de soude, du lactate de
chaux, de soude, et du phosphate de chaux. Selon MM. Fourcroy et Vauquelin, le mucus est le
même dans toutes les membranes muqueuses.
M. Berzélius le croit au contraire variable, suivant les points d'où il est extrait. Beaucoup de
personnes pensent que le mucus est formé exclusivement par les follicules que contiennent les
membranes muqueuses ; mais je me suis assuré,
par des expériences récentes, qu'il se forme même
dans les lieux où il n'existe point de follicules. J'ai
remarqué aussi qu'il se produit long-temps encore
après la mort. Ce fait mérite une attention particulière de la part des chimistes.

Le mucus forme une couche plus ou moins
épaisse à la surface des membranes muqueuses ;

Du mucus.

Le mucus se
forme encore
après la
mort.

Exhalation muqueuse.

il s'y renouvelle avec plus ou moins de promptitude ; l'eau qu'il contient s'évapore sous le nom d'exhalation muqueuse ; il protège aussi ces membranes contre l'action de l'air, des aliments, des différents fluides glandulaires, etc. ; en un mot, il est en quelque sorte, pour ces membranes, ce que l'épiderme est pour la peau. Indépendamment de cet usage général, il en a encore d'autres particuliers, qui varient suivant les parties des membranes muqueuses : ainsi le mucus nasal favorise l'odorat, celui de la bouche facilite le goût, celui de l'estomac et des intestins concourt à la digestion, celui des voies génitales et urinaires sert dans lagénération et la sécrétion de l'urine, etc.

Il est probable qu'une partie du mucus est résorbée par les membranes mêmes qui le sécrètent ; qu'une autre est portée au dehors, soit seule, soit mêléc avec la transpiration pulmonaire, soit enfin mêlée avec les matières fécales, l'urine, etc.

Transpiration cutanée.

Transpiration insensible.

Un liquide transparent, d'une odeur plus ou moins forte, salé, acide, sort habituellement à travers l'épiderme. Le plus souvent ce liquide est vaporisé dès qu'il est en contact avec l'air, et d'autres fois il coule à la surface de la peau. Dans le premier cas il est imperceptible à la vue, et porte

le nom de *transpiration insensible ;* dans le second ,
on le nomme *sueur.*

Quelle que soit la forme qu'il affecte , le liquide
qui s'échappe de la peau est composé , d'après
M. Thenard , de beaucoup d'eau , d'une petite
quantité d'acide acétique , de muriate de soude
et de potasse , de très peu de phosphate ter-
reux , d'un atome d'oxide de fer et d'une trace
de matière animale. M. Berzélius regarde l'acide
de la sueur non comme l'acide acétique , mais
comme l'acide lactique de Schèele. La peau exhale en outre une matière huileuse odorante et de
l'acide carbonique.

Un grand nombre d'expériences ont été faites
pour déterminer la quantité de transpiration qui
se forme dans un temps donné , et les variations
que cette quantité peut subir suivant les circonstances. Les premières tentatives sont dues à Sanctorius, qui , pendant trente ans , pesa chaque jour,
avec un soin extrême, ses aliments, ses boissons ,
ses excrétions solides ou liquides , et qui enfin
se pesa lui - même avec autant de précautions.
Malgré son zèle et sa persévérance , Sanctorius
n'arriva qu'à des résultats assez peu précis. Depuis cet auteur , plusieurs médecins et physiciens
s'occupèrent du même sujet avec plus de succès ;
mais le travail le plus remarquable en ce genre
est celui de Lavoisier et Séguin. Ces savants sont

les premiers qui aient distingué la perte qui se fait par la transpiration pulmonaire, de celle qui a lieu par la peau. M. Séguin se renfermait dans un sac de taffetas gommé, lié au-dessus de la tête, et présentant une ouverture, dont les bords étaient collés autour de la bouche avec un mélange de térébenthine et de poix. De cette manière l'humeur seule de la transpiration pulmonaire était rejetée dans l'air. Pour en connaître la quantité, il lui suffisait de se peser avec le sac, au commencement et à la fin de l'expérience, dans une balance très sensible. En répétant l'expérience hors du sac, il déterminait la quantité totale de l'humeur transpirée ; de sorte qu'en retranchant de celle-ci la quantité qu'il savait être sortie par le poumon, il avait la quantité de l'humeur exhalée par la peau ; il tenait d'ailleurs compte des aliments dont il faisait usage, de ses excrétions solides et liquides, et en général de toutes les causes qui pouvaient avoir de l'influence sur la transpiration. Voici quels sont les résultats auxquels sont arrivés MM. Lavoisier et Séguin en suivant ce procédé (1).

1° La quantité la plus considérable de transpiration insensible (y compris la pulmonaire) est de 32 grains par minutes, et par conséquent 3

____

(1) *Annales de Chimie*, tom. XC.

onces 2 gros 48 grains par heure, et de 5 livres en 24 heures.

2° La perte la moins considérable est de 11 grains par minute, conséquemment 1 livre 11 onces 4 gros en 24 heures.

3° C'est pendant la digestion que la perte de poids occasionée par la transpiration insensible est à son minimum.

4° C'est immédiatement après le dîner que la transpiration est à son maximum.

5° Le terme moyen de la transpiration insensible est de 18 grains par minute ; sur les 18 grains, terme moyen, 11 dépendent de la transpiration cutanée, et 7 de la pulmonaire.

6° La transpiration cutanée est la seule qui varie pendant et après les repas.

7° Quelque qualité d'aliment que l'on prenne, quelles que soient les variations de l'atmosphère, le même individu, après avoir augmenté en poids de toute la nourriture qu'il a prise, revient tous les jours après 24 heures au même poids à peu près qu'il avait la veille, pourvu toutefois qu'il ne soit pas dans un état de croissance et qu'il n'ait pas fait d'excès.

Il aurait été bien à désirer que ce beau travail fût continué, et que les auteurs ne se fussent pas bornés à étudier la transpiration insensible, mais étendissent leurs observations sur la sueur.

De la sueur.   Toutes les fois que l'humeur de la transpiration n'est point réduite en vapeur aussitôt qu'elle est en contact avec l'air, elle paraît à la surface de la peau sous la forme d'une couche liquide, plus ou moins épaisse. Or cet effet peut arriver, soit parceque la transpiration est trop abondante, soit parceque la force dissolvante de l'air a diminué : nous suons facilement dans un air chaud et humide, par l'influence des deux causes réunies; nous suerions bien plus difficilement dans un air aussi chaud, mais sec. Certaines parties du corps transpirent plus abondamment et suent plus facilement que d'autres : telles sont les mains et les pieds, les aisselles, les aines, le front, etc. En général la peau de ces parties reçoit proportionnellement une plus grande quantité de sang, et dans quelques unes, l'aisselle, la plante du pied et les intervalles des orteils, le contact avec l'air n'est point facile.

La sueur ne paraît point avoir partout la même composition; chacun sait que son odeur varie suivant les diverses parties du corps, il en est de même de son acidité, qui paraît beaucoup plus forte aux aisselles et aux pieds qu'ailleurs.

Nous avons vu quelle influence le volume du sang, sa composition et même la pression qu'il éprouve dans les vaisseaux, exercent sur les exhalations intérieures; les mêmes circonstances agissent d'une manière analogue sur la transpiration cuta-

née ; les personnes replètes et celles qui ont beaucoup de sang transpirent abondamment. Après l'u-
sage d'une boisson chaude qui , facile à absorber,
devra également être exhalée facilement, la transpiration augmente. Enfin les efforts soutenus, la
marche rapide, la course, sont bientôt suivis de la
sueur si la saison est chaude. Je connais une personne qui se fait suer à volonté dans son lit, en contractant avec force et pendant quelques instants
son système musculaire.

La transpiration cutanée a des usages multipliés dans l'économie animale, elle entretient la
souplesse de l'épiderme et favorise ainsi l'exercice
du tact et du toucher. En se vaporisant, elle est,
avec la transpiration pulmonaire, le moyen de refroidissement principal par lequel le corps se maintient dans de certaines limites de température ; il
paraît en outre que son expulsion de l'économie est
très importante, car, chaque fois qu'elle est diminuée ou suspendue, des dérangements plus ou
moins graves en sont la suite, et beaucoup de
maladies ne cessent qu'au moment où une grande
quantité de sueur a été expulsée.

Usages de la transpiration cutanée.

SÉCRÉTIONS FOLLICULAIRES.

On appelle *follicules* de petits organes creux logés dans l'épaisseur de la peau ou des membranes

Sécrétions folliculaires.

muqueuses, et que, pour cela, on distingue en *muqueux* et en *cutanés*.

Les follicules sont en outre distingués en simples et en composés.

Sécrétions folliculaires muqueuses.

Sécrétion
folliculaire.
muqueuse.

Les follicules muqueux simples se voient sur presque toute l'étendue des membranes muqueuses, où ils sont plus ou moins abondants ; il existe cependant des points assez étendus de ces membranes où on n'en aperçoit point.

Les corps qui portent le nom de papilles fongueuses de la langue, les amygdales, les glandes du cardia, les prostates, etc. sont considérés par les anatomistes comme des amas de follicules simples : peut-être cette opinion n'est-elle pas suffisamment fondée.

On connaît peu le fluide qu'ils sécrètent ; il paraît être analogue au mucus et avoir les mêmes usages.

Sécrétions folliculaires cutanées.

Sécrétion
folliculaire
cutanée.

Dans presque tous les points de la peau il existe de petites ouvertures qui sont les orifices de petits organes creux, à parois membraneuses, habituellement remplis d'une matière albumineuse et grasse, dont la consistance, la couleur, l'odeur, et même la saveur, varient suivant les diverses parties du corps, et qui se répand continuellement à la surface de la peau.

Ces petits organes sont appelés les *follicules de la peau;* il en existe au moins un à la base de chaque poil, et, le plus souvent, les poils traversent la cavité d'un follicule pour se porter au dehors.

Ce sont les follicules qui forment cette matière micacée et grasse qui se voit à la peau du crâne et à celle du pavillon de l'oreille ; ce sont aussi des follicules qui sécrètent le cérumen dans le conduit auditif; c'est dans des follicules qu'est contenue la matière blanchâtre assez consistante que l'on fait sortir, sous la forme de petits vers, de la peau du visage en la comprimant; c'est la même matière qui, par sa surface en contact avec l'air, noircit et produit les taches nombreuses qui se voient à la figure de quelques personnes, particulièrement aux ailes du nez et aux joues.

Sécrétion folliculaire cutanée.

Il paraît aussi que ce sont des follicules qui sécrètent la matière blanchâtre odorante qui se renouvelle continuellement à la surface des parties génitales externes.

En se répandant à la surface de l'épiderme, des cheveux, des poils, etc., la matière des follicules entretient la souplesse et l'élasticité de ces parties, rend leur surface lisse et polie, favorise les glissements qu'elles exercent les unes sur les autres :

à raison de sa nature onctueuse, elle les rend moins perméables à l'humidité, etc.

Sécrétions glandulaires.

Sécrétions glandulaires. On nomme *glande* un organe sécréteur qui verse le fluide qu'il forme à la surface d'une membrane muqueuse, ou de la peau, par un ou plusieurs canaux excréteurs.

Le nombre des glandes est assez considérable ; l'action de chacune porte le nom de sécrétion glandulaire. Il y a sept sécrétions de ce genre : celle des larmes, celle de la salive, celle de la bile, celle du fluide pancréatique, celle de l'urine, celle du sperme, et enfin celle du lait ; on peut y joindre l'action des glandes muqueuses et celle des glandes de Cowper.

Sécrétion des larmes.

Sécrétion des larmes. La glande qui forme les larmes est fort petite ; elle est située dans l'orbite au-dessus et un peu en dehors de l'œil ; elle est composée de petits grains réunis par du tissu celluleux ; ses canaux excréteurs, petits et très multiples, s'ouvrent derrière le côté externe de la paupière supérieure ; elle reçoit une petite artère, branche de l'ophtalmique, et un nerf, division de la cinquième paire.

Nature des larmes. Dans l'état de santé, les larmes sont peu abondantes ; le liquide qui les forme est limpide, sans odeur, d'une saveur salée. MM. Fourcroy et Vauquelin, qui l'ont analysé, l'ont trouvé composé de beaucoup d'eau, de quelques centièmes de mucus, de muriate et de phosphate de soude, d'un peu de soude et de chaux pure. Ce qu'on appelle *larmes* n'est point cependant le fluide sécrété en entier par la glande lacrymale ; c'est un mélange de ce fluide avec la matière sécrétée par la conjonctive, et probablement avec celle des glandes de Meibomius.

Les larmes forment une couche au devant de la conjonctive oculaire, et la défendent du contact de l'air ; elles facilitent les frottements des paupières sur l'œil, favorisent l'expulsion des corps étrangers, et s'opposent à l'action des corps irritants sur la conjonctive ; dans ce cas, leur quantité augmente promptement. Elles sont aussi un moyen d'expression des passions : le chagrin, la douleur, la joie et le plaisir font couler les larmes ; leur sécrétion est donc influencée d'une manière particulière par le système nerveux. Cette influence a lieu probablement au moyen du nerf qu'envoie à la glande lacrymale la cinquième paire des nerfs cérébraux (1).

Usages des larmes.

(1) Voyez, pour les autres usages des larmes, tome Ier, article *Vision*.

Sécrétion de la salive.

Sécrétion de la salive.

Les glandes salivaires sont, 1° les deux *parotides*, situées au devant de l'oreille et derrière le col et la branche de la mâchoire ; 2° les *sous-maxillaires*, situées au-dessous et à la face du corps de cet os ; 3° enfin les *sublinguales*, placées immédiatement au-dessous de la langue : les parotides et les sous-maxillaires n'ont chacune qu'un canal excréteur ; les sublinguales en ont plusieurs. Toutes ces glandes sont formées par la réunion de granulations de forme et de volume différents ; elles reçoivent des artères considérables relativement à leur masse ; plusieurs nerfs provenants du cerveau ou de la moelle épinière s'y distribuent.

La salive que sécrètent ces glandes coule continuellement dans la bouche et va en occuper la partie inférieure ; elle se place d'abord entre la partie antérieure et latérale de la langue et la mâchoire, et lorsque l'espace est rempli, elle se loge entre la lèvre inférieure, la joue et le côté externe de la mâchoire ; en se déposant aussi dans la bouche, elle se mêle avec les fluides sécrétés par la membrane et les follicules muqueux.

Composition chimique de la salive.

Jamais on n'a analysé directement le liquide qui sort d'une glande salivaire ; c'est toujours le fluide qui se trouve dans la bouche , et qui , à la vérité, est composé presque entièrement de salive. Il a été trouvé limpide , visqueux, sans couleur ni odeur, d'une saveur douce, un peu plus pesant que l'eau. M. Berzelius le dit ainsi formé : eau , 992,9; matière animale particulière , 2,9 ; mucus , 1,4 ; muriate de potasse et de soude , 0,7 ; tartrate de soude et matière animale , 0,9 ; soude, 0,2. Il est probable que cette composition de la salive varie , car dans certaines circonstances elle est sensiblement acide.

La salive est un des fluides digestifs les plus utiles , elle favorise le broiement et la division des aliments, elle aide leur déglutition et leur transformation en chyme , elle rend aussi plus faciles les mouvements de la langue dans la parole et le chant. La plus grande partie du fluide est portée dans l'estomac par les mouvements de déglutition , une autre partie doit se vaporiser et sortir avec l'air expiré quand celui-ci traverse la bouche.

Usages de la salive.

Sécrétion du suc pancréatique.

Le pancréas est situé transversalement dans l'abdomen, derrière l'estomac; il a un canal excréteur qui s'ouvre dans le duodénum à côté de celui du foie : la structure granuleuse de cette glande l'a fait considérer comme une glande salivaire ; mais

Sécrétion du suc pancréatique.

elle en diffère par la petitesse des artères qu'elle reçoit, et en ce qu'elle ne paraît recevoir aucun nerf cérébral.

De Graaf, anatomiste hollandais, a donné autrefois un procédé pour recueillir du suc pancréatique ; il consiste à introduire dans le canal excréteur du pancréas, par son extrémité intestinale, un petit tuyau de plume qui irait se rendre dans une petite bouteille attachée sous le ventre de l'animal. J'ai essayé plusieurs fois ce procédé, je le crois impraticable. Le tuyau de plume ou tout autre tube déchire la membrane muqueuse interne du canal, le sang coule, et le tube est bientôt bouché. Je me sers d'un moyen beaucoup plus simple : je mets l'orifice du canal à nu sur un chien, j'essuie avec un linge fin la membrane muqueuse circonvoisine, et j'attends qu'il sorte une goutte de liquide ; sitôt qu'elle paraît, je l'aspire avec une *pipette*, instrument employé en chimie. De cette manière, je suis parvenu à recueillir quelques gouttes de suc pancréatique, mais jamais assez pour pouvoir en faire une analyse en règle. J'y ai reconnu une couleur légèrement jaunâtre, une saveur salée, point d'odeur ; j'ai vu qu'il était alcalin, et qu'il était en partie

coagulable par la chaleur (1). Ce qui m'a le plus

(1) Dans les oiseaux, où il y a deux pancréas, j'ai remarqué que les canaux excréteurs sont doués d'un mouvement

frappé, en cherchant à me procurer du suc pancréatique, c'est la petite quantité qui s'en forme; le plus souvent à peine en sort-il une goutte en une demi-heure, et quelquefois j'ai attendu plus long-temps avant d'en voir paraître. L'écoulement n'en paraît pas plus rapide pendant la digestion; au contraire, peut-être est-il à cet instant plus lent. En général, je le crois plus abondant dans les animaux très jeunes.

Il est impossible de dire aujourd'hui à quoi peut servir le liquide du pancréas.

Sécrétion de la bile.

La plus grosse de toutes les glandes est le *foie*; elle se distingue encore par la circonstance, unique parmi les organes sécréteurs, qu'elle est habituellement traversée par une très grande quantité de sang veineux, indépendamment du sang artériel qui y arrive comme partout ailleurs. Son parenchyme ne ressemble en rien à celui des autres glandes, et le fluide qu'elle forme ne diffère pas moins des autres fluides glandulaires.

Le canal excréteur du foie se rend au duodénum; près de s'y engager, il communique avec

péristaltique presque continu; le suc pancréatique est aussi beaucoup plus abondant : il est presque entièrement albumineux, du moins il durcit comme l'albumine par la chaleur.

une poche membraneuse qui se nomme *vésicule du fiel;* la communication est établie au moyen d'un petit canal nommé *cystique*, qui est garni à l'intérieur par une petite valvule spiroïde récemment découverte par M. Amussat. La vésicule du fiel est presque toujours remplie par la bile.

Propriétés physiques et chimiques de la bile.

Peu de fluides sont aussi composés et aussi différents du sang que la bile. La couleur en est verdâtre, la saveur très amère ; elle est visqueuse, filante, tantôt limpide et tantôt trouble. Elle contient de l'eau, de l'albumine, une matière que quelques chimistes nomment résineuse, un principe colorant jaune (1), de la soude, des sels; savoir, du muriate, du sulfate, du phosphate de soude, du phosphate de chaux, et de l'oxide de fer. Ces propriétés appartiennent à la bile contenue dans la vésicule du fiel; celle qui sort directement du foie, et qu'on nomme bile *hépatique,* n'a jamais été analysée ; elle est en général moins foncée en couleur, moins visqueuse et, dit-on, moins amère que la bile *cystique.*

La formation de la bile paraît continue. Quelles que soient les circonstances dans lesquelles se trouve un animal, si l'orifice du canal cholédoque est mis à découvert, on voit ce liquide couler goutte à goutte à la surface de l'intestin. Il paraît

---

(1) Il est probable que la matière jaune de la bile est aussi celle qui colore le sérum du sang, l'urine, etc.

que la vésicule se remplit plus particulièrement quand l'estomac se vide, et que la pression abdominale est moindre. Il m'a toujours semblé qu'elle était plus distendue à cet instant ; mais elle ne se vide pas entièrement dans la distension de l'estomac. La cause qui contribue le plus à en expulser la bile est le vomissement. Je l'ai souvent trouvée vide et flasque sur des animaux morts par l'effet d'un poison vomitif ; mais dans aucun cas je n'ai aperçu de traces de contractilité, soit dans la vésicule, soit dans les conduits hépatiques ou cystiques; cependant j'ai essayé sur ces parties tous les excitants qui mettent en jeu les contractions intestinales, vésicales, etc. (1).

Quant à la raison pour laquelle la bile qui sort du foie chemine vers la vésicule et finit par la distendre en s'y accumulant, il paraît que cela tient à la disposition du canal cholédoque, qui se rétrécit beaucoup au moment qu'il perce les parois intestinales ; la bile éprouvant ainsi quelque difficulté à couler dans le duodénum, reflue vers le canal cystique, qui offre moins de résistance. Cet effet se produit encore sur le cadavre quand on pousse doucement une injection par le canal hépatique, c'est-à-dire que le liquide passe en partie dans l'intestin et en partie dans la vésicule. Proba-

____

(1) Dans les oiseaux la vésicule et les conduits biliaires sont contractiles.

2. 3o

blement que la valvule spiroïde dont nous avons parlé joue un rôle de quelque importance, soit pour l'entrée de la bile dans la vésicule, soit pour sa sortie de ce réservoir.

Le foie recevant en même temps du sang veineux par la veine porte, et du sang artériel par l'artère hépatique, les physiologistes se sont fort inquiétés pour savoir quel est celui de ces deux sangs qui sert à la formation de la bile. Plusieurs ont dit que le sang de la veine porte, plus *carboné* et plus *hydrogéné* que celui de l'artère hépatique, était plus propre à fournir les éléments de la bile. Bichat a combattu avec avantage cette opinion; il a montré que la quantité du sang artériel qui arrive au foie était plus en rapport avec la quantité de bile formée que celle du sang veineux; que le volume du canal hépatique n'était point en proportion avec la veine porte; que la graisse, fluide très hydrogéné, était sécrétée aux dépens du sang artériel, etc. : il aurait pu ajouter que rien ne prouve que le sang de la veine porte ait plus d'analogie avec la bile que le sang artériel. Nous ne prendrons point parti dans cette discussion : les deux opinions sont également dénuées de preuve. D'ailleurs, rien n'éloigne l'idée que les deux sangs servent à la sécrétion; l'anatomie semble même l'indiquer; car les injections montrent que tous les vaisseaux du foie, artériels, veineux, lymphatiques et excréteurs, communiquent ensemble.

La bile concourt à la digestion d'une manière très utile, mais dont le mode est inconnu. Dans l'ignorance où nous sommes relativement aux causes des maladies, nous attribuons à la bile des propriétés malfaisantes que probablement elle est loin d'avoir.

Sécrétion de l'urine.

La sécrétion dont nous allons nous occuper diffère à plus d'un égard des précédentes: le liquide qui en est le résultat est beaucoup plus abondant que celui d'aucune autre glande; au lieu de servir à quelques usages intérieurs, il doit être expulsé; sa rétention aurait les suites les plus fâcheuses. Nous sommes avertis de la nécessité de son expulsion par un sentiment particulier, qui, semblable aux phénomènes instinctifs de ce genre, devient très vif et douloureux, s'il n'est point assez promptement satisfait. *Sécrétion de l'urine.*

Peu d'appareils de sécrétion sont aussi compliqués que celui de l'urine; il est composé des deux reins, des calices, des bassinets, des uretères, de la vessie et de l'urètre; en outre, les muscles abdominaux concourent à l'action de ces diverses parties, parmi lesquelles les reins seuls forment *Organes qui sécrètent l'urine.*

l'urine ; les autres servent à son transport et à son expulsion.

Des reins.

Situés dans l'abdomen, sur les côtés de la colonne vertébrale, au-devant des dernières fausses côtes et du muscle carré des lombes, les reins sont peu volumineux relativement à la quantité de fluide qu'ils sécrètent. Ils sont ordinairement entourés de beaucoup de graisse ; leur parenchyme est composé de deux substances, l'une extérieure, vasculaire ou *corticale ;* l'autre, nommée *tubuleuse,* disposée en un certain nombre de cônes dont la base correspond à la surface de l'organe, et dont les sommets se réunissent dans la cavité membraneuse appelée *bassinet.* Ces cônes paraissent formés par une grande quantité de petites fibres creuses, qui sont des canaux excréteurs d'un genre particulier, et qui sont habituellement remplies d'urine.

Quantité de sang qui va au rein.

Aucun organe ne reçoit, en ayant égard à son volume, autant de sang que le rein. L'artère qui s'y porte est grosse, courte, et naît immédiatement de l'aorte ; elle a des communications très faciles avec les veines et avec la substance tubuleuse, comme on peut s'en assurer au moyen des injections les plus grossières, qui, poussées dans l'artère rénale, passent dans les veines et dans le bassinet, après avoir rempli la substance corticale.

Les filets du grand sympathique sont les seuls qui se distribuent au rein.

Les calices, le bassinet, l'uretère, forment en-semble un canal qui part du rein, où il embrasse le sommet des mamelons, et va se rendre, pla-cé sur les côtés de la colonne vertébrale, dans le fond du bassin, à la *vessie,* où il se termine. Ce dernier organe est une poche extensible et con-tractile, destinée à être remplie par le fluide que sécrète le rein, et qui communique avec l'exté-rieur par un canal assez long chez l'homme, très court chez la femme, nommé l'*urètre.*

L'extrémité postérieure de l'urètre est, chez l'homme seulement, entourée par la glande *pros-tate,* que certains anatomistes considèrent comme un amas de follicules muqueuses. Deux petites glandes, placées au-devant de l'anus, versent un fluide particulier dans ce canal. Deux muscles, qui descendent du pubis vers le rectum, passent sur les côtés de la partie de la vessie qui s'abouche à l'urètre, se rapprochent l'un de l'autre en ar-rière, et forment ainsi une arcade qui embrasse le col de la vessie, et le porte plus ou moins en haut.

Si l'on incise le bassinet sur un animal vivant, on voit l'urine suinter lentement par le sommet des cônes excréteurs. Ce liquide se dépose dans la cavité des calices, puis dans celle du bassinet, et peu à peu s'engage dans l'urètre, qu'il parcourt dans toute sa longueur. Il arrive ainsi jusque dans la vessie, où il pénètre par un suintement continuel, comme il est facile de l'observer chez les personnes affectées du vice de conformation nommé *rétroversion de la vessie*, où la face interne de cet organe est accessible à la vue.

Une légère compression sur les cônes urinifères en fait sortir l'urine en quantité assez considérable : mais, au lieu d'être limpide comme lorsqu'elle sort naturellement, elle est trouble et épaisse. Elle paraît donc être *filtrée* par les fibres creuses de la substance tubuleuse.

Causes qui produisent l'accumulation de l'urine dans la vessie.

Le bassinet ni l'urètère n'étant pas contractiles, il est probable que la force qui y détermine la marche de l'urine est, d'une part, celle par laquelle elle est versée dans le bassinet (1), et de l'autre, la pression des muscles abdominaux, à quoi peut se joindre, quand on est debout, la pesanteur du liquide. Sous l'influence de ces causes, l'urine s'introduit dans la vessie, et peu à peu distend cet organe, quelquefois à un degré con-

(1) Puisqu'il est prouvé que le cœur et le resserrement des artères ont une influence marquée sur le cours du sang dans les capillaires et dans les veines, pourquoi ces mêmes causes n'agiraient-elles pas sur le mouvement des fluides dans les canaux excréteurs ?

sidérable, l'extensibilité des diverses membranes permettant cette accumulation (1).

Comment l'urine s'accumule-t-elle dans la vessie? pourquoi ne coule-t-elle pas immédiatement par l'urètre? et pourquoi ne reflue-t-elle point dans les uretères? La réponse est facile pour les

(1) Depuis long-temps les physiologistes comparent l'introduction de l'urine dans la vessie à celle d'un liquide dans une cavité à parois résistantes, par un canal étroit, vertical et inflexible; mais la comparaison n'est point exacte. Dans le canal supposé, le liquide coule, et presse continuellement le liquide contenu dans le vase qui le reçoit. L'urine ne coule point dans l'uretère; elle y suinte, et, sous ce rapport, son influence sur la distension de la vessie ne peut être comparée à celle que produirait le poids d'un liquide. La pression abdominale doit avoir une grande part dans la dilatation de la vessie par l'urine. Si la vessie et les uretères sont également pressés, cette cause suffit pour que l'urine s'introduise dans la vessie. En supposant la pression égale dans tous les points de l'abdomen, si la surface du bassinet et des artères est supérieure à celle de la vessie, l'urine doit entrer encore plus facilement dans cette dernière; mais la pression abdominale paraît être beaucoup plus faible dans le bassin que dans l'abdomen proprement dit; en sorte qu'il est facile de concevoir comment l'urine passe des uretères dans la vessie.

Cependant la distension de la vessie par l'abord de l'urine a des bornes. Quand elle est portée au point que l'organe contient un litre et plus d'urine, la distension s'arrête, et les uretères se dilatent à leur tour de la partie inférieure vers la supérieure.

uretères : ces conduits font un trajet assez long dans l'épaisseur des parois de la vessie. A mesure que l'urine distend cet organe, elle aplatit les uretères, et les ferme d'autant plus exactement qu'elle est plus abondante. Cet effet a lieu sur le cadavre comme sur le vivant; aussi un liquide, ou même de l'air, poussé avec force dans la vessie par l'urètre, ne peut jamais s'introduire dans les uretères. C'est donc par un mécanisme analogue à celui de certaines soupapes que l'urine ne remonte pas vers les reins.

Il n'est pas aussi facile d'expliquer pourquoi l'urine ne coule pas par l'urètre ; plusieurs causes paraissent y concourir : les parois de ce canal, surtout vers la vessie, tendent continuellement à revenir sur elles-mêmes et à effacer sa cavité; M Amussat vient de démontrer, par des recherches anatomiques et physiologiques fort curieuses, que la partie de l'urètre que l'on nomme membraneuse est formée à l'extérieur par des fibres musculaires, et que ces fibres sont douées d'une contractilité très énergique. Je me suis assuré de l'exactitude de ces faits.

Mais la cause qui doit être la plus efficace pour retenir l'urine dans la vessie, c'est la contraction des muscles releveurs de l'anus (1), qui, soit

(1) Je comprends dans le releveur de l'anus le faisceau

par la disposition des fibres musculeuses à se raccourcir, soit par leur contraction sous l'influence
cérébrale, pressent du bas en haut l'urètre, appliquent avec plus ou moins de force contre elles-
mêmes ses parois, et ferment ainsi son orifice
postérieur.

Excrétion de l'urine.

Dès que l'urine est accumulée en certaine quantité dans la vessie, nous éprouvons le besoin de
nous en débarrasser. Le mécanisme de cette expulsion mérite une attention particulière, et n'a
pas été toujours bien compris.

Si l'urine n'est pas plus fréquemment expulsée,
il ne faut pas l'attribuer à la vessie, car cet organe tend toujours, plus ou moins, à se rétrécir;
mais, par l'influence des causes qui viennent d'être
indiquées, l'orifice interne de l'urètre résiste avec
une force que la contraction habituelle de la vessie ne saurait surmonter : la volonté amène ce
résultat, 1° en ajoutant à la contraction de la
vessie celle des muscles abdominaux; 2° en re-
lâchant les releveurs de l'anus qui fermaient l'u-
rètre. Une fois la résistance de ce canal vaincue,
la contraction de la vessie suffit pour l'expulsion
complète de l'urine qu'elle contenait; mais l'ac-

musculaire qui embrasse directement l'urètre, et qui, dans
ces derniers temps, a été nommé muscle de Wilson.

tion des muscles abdominaux peut s'y ajouter, et alors le jet de l'urine est beaucoup plus considérable. Nous pouvons aussi arrêter tout-à-coup l'écoulement de l'urine, en faisant contracter les releveurs de l'anus.

Contraction de la vessie. La contraction de la vessie n'est point volontaire, quoique nous puissions, en agissant sur les muscles abdominaux et les releveurs de l'anus, la produire quand nous voulons.

Cette contraction suffit pour expulser l'urine. J'ai vu souvent des chiens uriner l'abdomen ouvert et la vessie hors de la portée d'action des muscles abdominaux. Si même on détache sur un chien mâle la vessie avec la prostate et une petite portion de la partie de l'urètre dite membraneuse, après quelques instants, la vessie se contracte et lance l'urine avec un jet prononcé jusqu'à ce que le liquide soit entièrement expulsé.

Ce qui reste d'urine dans l'urètre quand la vessie cesse d'y en pousser est expulsé par la contraction des muscles du périnée, et particulièrement par celle des *bulbo-caverneux*.

Action des reins. Quoique la quantité d'urine soit très abondante, et que ce fluide contienne plusieurs principes immédiats qui ne se trouvent pas dans le sang, et que par conséquent il se passe une action chimique dans le rein, la sécrétion de l'urine est cependant très rapide.

Dans l'état de santé, l'urine a une couleur jaune plus ou moins foncée ; sa saveur est salée et un peu âcre ; son odeur lui est particulière. Elle est composée d'eau, de mucus provenant probablement de la membrane muqueuse des voies urinaires, d'une autre matière animale, d'acide urique, d'acide phosphorique, d'acide lactique, de muriate de soude et d'ammoniaque, de phosphate de soude, d'ammoniaque, de chaux, de magnésie, de sulfate de potasse, de lactate d'ammoniaque, et de silice. Ses principales propriétés sont dues à l'urée, matière très azotée et putréfiable à un très haut degré.

Les propriétés physiques de l'urine sont sujettes à de grandes variations. Si l'on a fait usage de rhubarbe ou de garance, elle devient jaune très foncé ou rouge sanguin ; si l'on a respiré un air chargé de vapeurs d'essence de térébenthine, ou si l'on a avalé un peu de résine, elle prend une odeur de violette : chacun connaît l'odeur désagréable qu'elle acquiert par l'usage des asperges.

Propriétés physiques de l'urine.

Sa composition chimique n'est pas moins variable. Plus on fait usage de boissons aqueuses, et plus la quantité totale et la portion d'eau deviennent considérables ; le contraire arrive si l'on boit peu. L'acide urique devient plus abondant quand le régime est très substantiel et l'exercice peu considérable ; cet acide diminue et peut même dispa-

Modifications des propriétés physiques ou chimiques de l'urine.

raître totalement par l'usage soutenu et exclusif d'aliments non azotés, tels que le sucre, la gomme, le beurre, l'huile, etc. Certains sels portés dans l'estomac, même en petite quantité, sont retrouvés au bout de très peu de temps dans l'urine.

La promptitude extrême avec laquelle se fait ce transport a donné lieu de croire qu'il existait une voie directe de communication de l'estomac à la vessie ; aujourd'hui même cette opinion compte un assez grand nombre de partisans.

Passage des boissons de l'estomac à la vessie. Il n'y a pas long-temps encore qu'on supposait l'existence d'un canal qui irait de l'estomac à la vessie, mais ce canal n'existe point ; d'autres ont pensé, mais sans en donner aucune preuve, que le passage s'effectuait par le tissu cellulaire, par les anastomoses des vaisseaux lymphatiques, etc.

Expériences sur la sécrétion de l'urine. Darwin, ayant fait prendre à un de ses amis quelques grains de nitrate de potasse, recueillit son urine au bout d'une demi-heure, et le fit saigner : le sel fut reconnu dans l'urine et ne put l'être dans le sang. M. Brande a fait des observations analogues avec du prussiate de potasse ; il en conclut que la circulation n'est pas la seule voie de communication entre l'estomac et les organes urinaires, sans s'expliquer sur le moyen qui pourrait exister. M Everard Home est aussi de ce sentiment.

J'ai fait des expériences dans la vue d'éclaircir cette importante question, et j'ai reconnu, 1° que toutes les fois que l'on injecte du prussiate de potasse dans les veines, ou qu'on le fait absorber dans le canal intestinal ou dans une membrane séreuse, il passe bientôt dans la vessie, où il est facile de le reconnaître mêlé à l'urine ; 2° que si la quantité de prussiate injecté est très considérable, les réactifs peuvent le démontrer dans le sang ; mais que si la quantité est petite, il est impossible d'y reconnaître sa présence par les moyens usités ; 3° que la même chose a lieu en mélangeant dans un vase du prussiate et du sang ; 4° que l'on reconnaît le sel en toute proportion dans l'urine. Il n'y a donc rien d'extraordinaire que Darwin et M. Brande n'aient point retrouvé dans le sang la substance qu'ils apercevaient distinctement dans l'urine.

Quant aux organes qui transportent les liquides de l'estomac et des intestins dans le système circulatoire, d'après ce que nous avons dit en parlant des vaisseaux chylifères et de l'absorption des veines, il est évident que ce sont les veines qui absorbent directement les liquides, et qui les transportent aussitôt au foie et au cœur ; en sorte que la route que suivent ces liquides pour arriver aux reins est beaucoup plus courte et plus directe qu'on ne le pensait, c'est-à-dire les vaisseaux lymphatiques, les glandes mésentériques et le canal thoracique.

L'expérience a donné relativement à la sécrétion de l'urine plusieurs résultats que je ne dois pas passer sous silence.

L'extraction d'un rein sur un chien n'altère pas la santé de l'animal, il semble seulement que la sécrétion de l'urine est augmentée et qu'elle se fait avec plus de promptitude.

La soustraction des deux reins fait périr immanquablement les animaux dans l'espace de 2, 3, 4 ou 5 jours ; j'ai remarqué il y a fort longtemps que dans ce cas la sécrétion de la bile augmente dans une proportion vraiment extraordinaire, l'estomac et les intestins en sont remplis.

Un fait de la plus haute importance qui vient d'être découvert par MM. Prévost et Dumas, c'est qu'après l'extraction des deux reins on trouve une quantité notable d'urée dans le sang, de sorte que les reins ne sont pas les organes créateurs de cette substance, comme on le croyait généralement, mais qu'ils la séparent simplement du sang où elle se forme. Ce fait a été vérifié récemment par MM. Vauquelin et Ségalas ; ce dernier a de plus observé que l'introduction de l'urée dans le sang excite la sécrétion de l'urine, au point qu'il regarde l'urée comme un excellent diurétique.

C'est pour expliquer les sécrétions glandulaires

que les physiologistes ont donné toute liberté à leur imagination. Les glandes ont été successivement envisagées comme des cribles, des filtres, des foyers de fomentation. Bordeu, et plus récemment Bichat, ont attribué à leurs molécules une *sensibilité* et un *mouvement particulier*, par lesquels elles *choisissent* dans le sang qui les traverse les particules propres à entrer dans les fluides qu'elles sécrètent (1). On leur a donné des *atmosphères*, des *départements*; on les a crues susceptibles d'*érection*, de *sommeil*, etc. Malgré les efforts d'un grand nombre d'hommes de mérite, la vérité est qu'on ignore tout-à-fait ce qui se passe dans une glande quand elle agit. Il s'y développe nécessairement des phénomènes chimiques. Plusieurs fluides sécrétés sont acides, tandis que le sang est alcalin; la plupart contiennent des principes immédiats qui n'existent pas dans le sang, et qui sont formés dans les glandes : mais le mode particulier de ces combinaisons est inconnu.

Ne confondons pas cependant parmi ces hypothèses sur l'action des glandes une conjecture ingénieuse de M. Wolaston. Cet illustre savant soupçonne que l'électricité, même très faible, peut avoir une influence marquée sur les sécré-

Explications des sécrétions glandulaires.

Suppositions relatives aux sécrétions glandulaires.

(1) Bordeu convient que ces idées ne sont que des métaphores. — Voyez *Recherches sur les glandes.*

tions ; il s'appuie sur une expérience curieuse que nous allons rapporter.

Expériences sur les sécrétions glandulaires.

M. Wolaston prit un tube de verre, haut de deux pouces, et de trois quarts de pouce de diamètre ; il en ferma une extrémité avec un morceau de vessie. Il versa dans le tube un peu d'eau ; avec 1/240ᵉ de son poids de muriate de soude ; il mouilla la vessie en dehors, et la posa sur une pièce d'argent ; il courba ensuite un fil de zinc, de manière qu'une de ses extrémités touchait la pièce de métal et l'autre pénétrait dans le liquide, à la profondeur d'un pouce. Au même instant la face externe de la vessie indiqua la présence de la soude pure ; en sorte que, sous cette influence électrique très faible, il y eut décomposition du sel marin, et passage de la soude, séparée de l'acide, à travers la vessie. M. Wolaston pense qu'il n'est pas impossible que quelque chose d'analogue arrive dans les sécrétions ; on sent que, pour admettre cette idée, il faudrait beaucoup d'autres preuves (1).

Plusieurs organes, tels que la thyroïde, le thymus, la rate, les capsules surrénales, ont été nommés *glandes* par beaucoup d'anatomistes. M. le professeur Chaussier a substitué à cette dénomination celle de *ganglions glandiformes*. On

(1) Pour la sécrétion du sperme et pour celle du lait, voyez *Génération*.

ignore entièrement les usages de ces parties. Comme elles sont en général plus volumineuses chez le fœtus, on pense qu'elles y ont quelques fonctions importantes, mais il n'en existe aucune preuve. Les ouvrages de physiologie contiennent un grand nombre d'hypothèses faites dans la vue d'expliquer leurs fonctions.

DE LA NUTRITION.

Nous savons que le sang fournit à toutes les sé-crétions intérieures et extérieures ; que lui-même se répare par l'absorption générale, et par celle du chyle et des boissons : il nous reste maintenant à étudier ce qui se passe dans le parenchyme des organes et des tissus pendant toute la durée de la vie, c'est-à-dire la *nutrition* proprement dite.

Remarques sur la nutrition.

Depuis l'état d'embryon jusqu'à la vieillesse la plus avancée, le corps change presque continuel-lement de poids, de volume, etc. ; les parenchy-mes et les tissus présentent des variations infinies dans leur consistance, leur couleur, leur élasti-cité, et quelquefois leur composition chimique. Le volume des organes augmente quand ils sont fré-quemment en action ; leurs dimensions diminuent beaucoup, au contraire, quand ils restent long-temps en repos. Par l'influence de l'une ou l'autre de ces causes, leurs propriétés physiques et chi-miques offrent des variations remarquables. Un grand nombre de maladies produisent souvent, dans un temps très court, des changements marqués dans la conformation extérieure et dans la structure d'un grand nombre de parties.

Si l'on mêle de la garance à la nourriture d'un animal, au bout de quinze ou vingt jours les os présentent une teinte rouge qui disparaît bientôt si l'on en cesse l'usage.

Il existe donc dans la profondeur des organes un mouvement insensible qui produit toutes ces modifications. C'est ce mouvement intestin, inconnu dans sa nature, que l'on a nommé *nutrition*, ou *mouvement nutritif*.

Remarques
sur
la nutrition. Ce phénomène, que l'esprit observateur des anciens n'avait pas laissé échapper, a été pour eux l'objet de plusieurs suppositions ingénieuses qui sont encore répandues aujourd'hui. On dit, par exemple, qu'au moyen du mouvement nutritif, le corps entier se renouvelle, de sorte qu'à une certaine époque il n'est plus formé d'une seule des molécules qui le composaient auparavant. On a même assigné des limites à cette rénovation totale : les uns l'ont établie après trois ans ; d'autres veulent qu'elle ne soit complète qu'au bout de sept ; mais rien ne justifie ces conjectures, au contraire, quelques faits bien constatés semblent devoir en éloigner l'idée.

Tout le monde sait que les soldats, les matelots

et plusieurs peuplades sauvages se colorent la peau avec certaines substances qu'ils introduisent dans le tissu même de cette membrane : les figures tracées ainsi conservent leur forme et leur couleur toute la vie, à moins de circonstances particulières. Comment allier ce phénomène avec le renouvellement qui, d'après les auteurs, arriveroit à la peau (1) ?

En s'appuyant sur les suppositions dont nous venons de parler, il est reçu, dans le langage métaphorique employé dans quelques ouvrages de physiologie, que les molécules des organes *ne peuvent servir* qu'un certain temps à les composer, qu'elles *s'usent* à la longue, et *finissent* par devenir impropres à entrer dans leur composition, et qu'alors elles sont *absorbées* et *remplacées* par des molécules *neuves* provenant des aliments.

On ajoute que les matières animales qui composent nos excrétions sont le détritus des organes,

Remarques
sur
la nutrition.

______

(1) L'emploi récent du nitrate d'argent à l'intérieur, pour le traitement de l'épilepsie, a fourni un nouveau phénomène de ce genre. Après quelques mois de l'usage de cette substance, la peau de plusieurs malades s'est colorée en bleu grisâtre, probablement parceque le sel a été déposé dans le tissu de cette membrane, où il se trouve médiatement en contact avec l'air. Quelques individus sont dans cet état depuis plusieurs années, sans que la teinte se soit affaiblie ; chez d'autres, elle a diminué peu à peu, et a fini par disparaître au bout de deux ou trois ans.

et qu'elles sont principalement composées des molécules qui ne peuvent plus servir à la composition de ceux-ci, etc., etc.

Au lieu de discuter ces hypothèses ou plutôt ces rêveries, disons le peu de faits qui donnent quelques notions sur le mouvement nutritif.

A. En ayant égard à la promptitude avec laquelle les organes changent de propriétés physiques et chimiques dans les maladies et par l'âge, il paraît que la nutrition est plus ou moins rapide suivant les tissus. Les glandes, les muscles, la peau, etc., changent de volume, de couleur, de consistance, avec une très grande promptitude ; les tendons, les membranes fibreuses, les os, les ligaments, paraissent avoir une nutrition beaucoup moins active, car leurs propriétés physiques ne changent que lentement par l'effet de l'âge et des maladies.

B. Si l'on tient compte de la quantité d'aliments consommée, proportionnellement au poids du corps, il semble que le mouvement nutritif est plus rapide dans l'enfance et la jeunesse que dans l'âge adulte et la vieillesse ; qu'il s'accélère par l'action répétée des organes, et se ralentit par le repos. En effet, les enfants et les jeunes gens consomment davantage d'aliments que les adultes et les vieillards : ces derniers peuvent conserver toutes leurs facultés en n'usant que d'une très petite quantité d'aliments. Tous les exercices du corps, les travaux de peine, nécessitent des aliments plus abondants ou plus nutritifs; un repos parfait, au contraire, permet une abstinence prolongée.

C. Le sang paraît contenir la plupart des principes nécessaires à la nutrition des organes; la fibrine, l'albumine, la graisse, l'osmazome, la matière nerveuse, les sels, etc., qui entrent dans la composition des tissus et des organes, se trouvent dans le sang. Ils paraissent être déposés dans les parenchymes au moment où le sang les traverse : la manière dont se fait ce dépôt est entièrement ignorée. Il existe un rapport évident entre l'activité de la nutrition d'un organe et la quantité de sang qu'il reçoit : les tissus à nutrition rapide ont de grosses artères; quand l'action d'un organe a déterminé une accélération de nutrition, les artères et les veines grossissent.

Quelques principes immédiats qui entrent dans la composition des organes ou des fluides ne se trouvent point dans le sang : tels sont la gélatine, l'acide urique, etc. Ils se forment donc aux dépens des autres principes, dans le parenchyme des organes, par une action chimique dont le mode est inconnu, mais qui n'en est pas moins réelle, et qui doit nécessairement avoir pour effet un développement de chaleur et d'électricité.

D. Depuis que l'analyse chimique a fait connaître la nature des divers tissus de l'économie animale, on a reconnu qu'ils contiennent tous une assez grande proportion d'azote. Nos aliments étant aussi composés en partie de ce corps simple, il est probable que c'est d'eux que vient l'azote des organes ; mais plusieurs auteurs estimés pensent qu'il a sa source dans la respiration, et d'autres croient qu'il est formé de toutes pièces par l'influence de la vie. Les uns et les autres s'appuient sur l'exemple des herbivores, qui se nourrissent exclusivement de matières non azotées ; sur l'histoire de certains peuples qui vivent seulement de riz et de maïs ; sur celle des nègres, qui peuvent vivre long-temps en ne mangeant que du sucre ; enfin sur ce qu'on raconte des caravanes, qui, en traversant les déserts, n'ont pendant plusieurs semaines que de la gomme pour toute nourriture. Si ces faits prouvaient en effet que des hommes peuvent vivre sans aliments azotés, il faudrait bien reconnaître que l'azote des organes a une autre origine que celui des aliments; mais il s'en faut de beaucoup que les faits cités conduisent à cette conséquence. En effet, presque tous les végétaux dont se nourrissent l'homme et les animaux contiennent plus ou moins d'azote; par exemple, le sucre impur que mangent les nègres en présente une assez grande proportion; et quant aux peuples qui se nourrissent, dit-on, avec du riz ou du maïs, des pommes de terre, il est connu qu'ils y ajoutent du lait ou du fromage : or le caséum est, de tous les principes immédiats animaux, le plus azoté.

J'ai pensé qu'on pourrait acquérir quelques notions exactes sur ce sujet en soumettant des animaux, pendant le temps nécessaire, à une nourriture dont la composition chimique serait rigoureusement déterminée.

Les chiens étaient propres à ce genre d'expériences ; ils se nourrissent, comme l'homme, également bien de substances végétales et animales.

Chacun sait qu'un chien peut vivre long-temps en ne mangeant que du pain ; mais, en le nourrissant ainsi, on n'en peut rien conclure relativement à la production de l'azote dans l'économie animale, car le gluten que contient le pain est une substance très abondante en azote. Pour obtenir un résultat satisfaisant, il fallait nourrir un de ces animaux avec une substance réputée nutritive, mais qui ne contînt pas d'azote.

A cet effet, j'ai mis un petit chien âgé de trois ans, gras et bien portant, à l'usage du sucre blanc et pur pour tout aliment, et de l'eau distillée pour boisson : il avait de l'un et de l'autre à discrétion.

Les sept ou huit premiers jours il parut se bien trouver de ce genre de vie ; il était gai, dispos, mangeait avec avidité et buvait comme de coutume. Il commença à maigrir dans la seconde semaine, quoique son appétit fût toujours fort bon, et qu'il mangeât jusqu'à six ou huit onces de sucre en vingt-quatre heures. Ses excrétions alvines n'étaient ni fréquentes ni copieuses ; en revanche, celle de l'urine était assez abondante.

La maigreur augmenta dans la troisième semaine ; les forces diminuèrent, l'animal perdit la gaieté, l'appétit ne fut pas aussi vif. A cette même époque il se développa, d'abord sur un œil, et ensuite sur l'autre, une petite ulcération au centre de la cornée transparente ; elle augmenta assez rapidement, et au bout de quelques jours elle avait plus d'une ligne de diamètre ; sa profondeur s'accrut dans la même proportion ; bientôt la cornée fut entièrement perforée, et les humeurs de l'œil s'écoulèrent au dehors. Ce singulier phénomène fut accompagné d'une sécrétion abondante des glandes propres aux paupières.

Cependant l'amaigrissement allait toujours croissant, les forces se perdirent ; et, quoique l'animal mangeât, par jour, de trois à quatre onces de sucre, la faiblesse devint telle, qu'il ne pouvait ni mâcher ni avaler ; à plus forte raison tout autre mouvement était-il impossible. Il expira le trente-deuxième jour de l'expérience. Je l'ouvris avec toutes les précautions convenables ; j'y reconnus une absence totale de graisse ; les muscles étaient réduits de plus des cinq sixièmes de leur volume ordinaire ; l'estomac et les intestins étaient aussi très diminués de volume et fortement contractés.

La vésicule du fiel et la vessie urinaire étaient distendues par les fluides qui leur sont propres. Je priai M. Chevreul de vouloir bien les examiner ; il leur trouva presque tous les caractères qui appartiennent à l'urine et à la bile des animaux herbivores, c'est-à-dire que l'urine, au lieu d'être acide comme elle l'est chez les carnivores, était sensiblement alcaline, n'offrait aucune trace d'acide urique ni de phosphates. La bile contenait une proportion considérable de picromel, caractère particulier de la bile de bœuf, et en général de celle des herbivores. Les excréments, qui furent aussi examinés par M. Chevreul, contenaient très peu d'azote, tandis qu'ils en présentent ordinairement beaucoup.

Un semblable résultat méritait bien d'être vérifié par de nouvelles expériences : je soumis donc un second chien au même régime que le précédent, c'est-à-dire au sucre et à l'eau distillée. Les phénomènes que j'observai furent entièrement analogues à ceux que je viens de décrire ; seulement les yeux ne commencèrent à s'ulcérer que vers le vingt-cinquième jour, et l'animal mourut avant qu'ils eussent eu le temps de se vider, comme cela était arrivé chez le chien sujet de la première expérience : du reste, même amaigrissement, même faiblesse, suivis de la mort le trente-quatrième jour de l'expérience ; et, à l'ouverture du cadavre, même état des muscles et des viscères abdominaux, et surtout même caractère des excréments, de la bile et de l'urine.

Une troisième expérience me donna des résultats tout-à-fait semblables, et je considérai dès lors le sucre comme incapable, seul, de nourrir les chiens.

Ce défaut de qualité nutritive pouvait être particulier au sucre ; il était important de s'assurer si d'autres substances non azotées, mais considérées généralement comme nourrissantes, produiraient des effets pareils.

Je pris deux chiens jeunes et vigoureux, quoique de petite taille ; je leur donnai pour toute nourriture de très bonne huile d'olive et de l'eau distillée ; ils parurent s'en bien trouver pendant environ quinze jours ; mais ensuite ils éprouvèrent la série d'accidents dont j'ai fait mention en parlant des animaux qui mangeaient du sucre. Ils n'éprouvèrent point cependant d'ulcération de la cornée ; ils moururent tous deux vers le trente-sixième jour de l'expérience ; ils présentèrent, sous le rapport de l'état des organes et sous celui de la composition de l'urine et de la bile, les mêmes phénomènes que les précédents.

La gomme est une autre substance qui ne contient pas d'azote, mais qui passe pour être aussi nourrissante. On pouvait présumer qu'elle agirait comme le sucre et l'huile, mais il fallait s'en assurer directement.

Dans cette vue, j'ai nourri plusieurs chiens avec de la gomme, et les phénomènes que j'ai observés n'ont pas différé sensiblement de ceux dont je viens de rendre compte.

J'ai tout récemment répété l'expérience en nourrissant un chien avec du beurre, substance animale privée d'azote : il a d'abord, comme les animaux précédents, très bien supporté cette nourriture ; mais, au bout d'environ quinze jours, il a commencé à maigrir, et a perdu ses forces : il est mort le trente-sixième jour, quoique, le trente-deuxième je lui aie fait donner de la viande à discrétion, et quoiqu'il en ait mangé pendant deux jours une certaine quantité. L'œil droit de cet animal m'a offert l'ulcération de la cornée dont j'ai parlé à l'occasion de ceux qui ont été nourris avec du sucre. L'ouverture du cadavre m'a présenté les mêmes modifications de la bile et de l'urine.

Quoique la nature des excréments rendus par les différents animaux dont je viens de parler annonçât bien qu'ils digéraient les substances dont ils faisaient usage, j'ai voulu m'en assurer plus positivement ; c'est pourquoi, après avoir fait manger séparément à plusieurs chiens de l'huile, de la gomme ou du sucre, je les ai ouverts, et j'ai reconnu que ces substances étaient réduites chacune en un chyme particulier dans l'estomac, et qu'ensuite elles fournissaient un chyle abondant : celui qui provient de l'huile est d'un blanc laiteux prononcé ; le chyle qui provient de la gomme ou du sucre est transparent, opalin et plus aqueux que celui de l'huile. Il est donc évident que si ces diverses substances ne nourrissent point, on ne doit point l'attribuer à ce qu'elles ne sont pas digérées.

Ces résultats paraissent importants sous plus d'un rapport ; d'abord ils rendent très probable que l'azote des organes a primitivement sa source dans les aliments ; ils sont en outre propres à éclairer les causes et le traitement de la goutte, de la gravelle, etc. (1).

Depuis la publication de ces faits dans la pre-

(1) Les personnes atteintes de ces maladies sont ordinairement de grands mangeurs de viande, de poisson, de fromage et autres substances abondantes en azote. La plupart des graviers, une partie des calculs urinaires, les tophus arthritiques sont formés par *l'acide urique*, principe qui contient beaucoup d'azote. En diminuant dans le régime la proportion des aliments azotés, on parvient à prévenir et même à guérir la goutte et la gravelle. *Voyez* mon Traité de la Gravelle, Paris, 1820.

mière édition de cet ouvrage, j'ai pu en constater Expériences
sur
la nutrition. quelques autres non moins importants, et qui montrent combien nos connaissances sont encore restreintes touchant le phénomène de la nutrition.

1. Un chien mangeant à discrétion du pain blanc de froment pur, et buvant à volonté de l'eau commune, ne vit pas au-delà de cinquante jours; il meurt à cette époque avec tous les signes de dépérissement notés plus haut.

2. Un chien mangeant exclusivement du pain bis militaire ou de *munition* vit très bien, et sa santé ne s'altère en aucune façon.

3. Un lapin ou un cochon d'Inde nourris avec une seule substance, telle que froment, avoine, orge, choux, carottes, etc., meurent avec toutes les apparences de l'inanition, ordinairement dès la première quinzaine, et quelquefois beaucoup plus tôt. Nourris avec les mêmes substances données concurremment ou successivement, à de petits intervalles, ces animaux vivent et se portent bien.

4. Un âne auquel j'ai fait donner du riz sec et ensuite cuit à l'eau, parcequ'il refusait le premier, n'a survécu que quinze jours : les derniers jours il a refusé constamment de manger le riz. Un coq s'est nourri de riz cuit pendant plusieurs mois en conservant sa santé.

5. Des chiens nourris exclusivement avec du

fromage, et d'autres avec des œufs durs, ont vécu long-temps, mais ils étaient faibles, maigres ; ils perdaient leurs poils, et leur aspect annonçait une nutrition incomplète.

6. La substance qui, donnée seule, laisse vivre le plus long-temps les animaux rongeurs est la chair musculaire.

7. L'un des faits les plus remarquables que j'aie constatés est celui-ci : Si un animal a vécu pendant un certain temps avec une substance qui, prise seule, ne peut le nourrir, de pain blanc, par exemple, pendant quarante jours, en vain à cette époque changera-t-on sa nourriture, et le rendra-t-on à un régime ordinaire ; l'animal mangera avec avidité les nouveaux aliments qu'on lui présente ; mais il continuera à dépérir, et sa mort n'en arrivera pas moins à l'époque où elle serait arrivée s'il avait soutenu son régime exclusif.

8. La conséquence la plus générale et la plus importante à déduire de ces faits, qui mériteraient d'être suivis et examinés de nouveau, c'est que la diversité et la multiplicité des aliments est une règle d'hygiène très importante, qui nous est d'ailleurs indiquée par notre instinct et par les variations que les saisons apportent dans la nature et l'espèce des substances alimentaires.

E. Les expériences que j'ai faites récemment sur la cinquième paire de nerfs m'ont conduit à des résultats singuliers relativement à la nutrition de l'œil.

Quand le tronc de ce nerf est coupé dans le crâne, un peu après son passage sur le rocher, vingt-quatre heures après la section, la cornée devient trouble à sa surface ; il s'y forme une large taie. Après quarante-huit ou soixante heures, cette partie est complètement opaque, la conjonctive s'enflamme ainsi que l'iris. Il se dépose dans la chambre intérieure un liquide trouble et des fausses membranes provenantes de la face intérieure de l'iris ; le cristallin lui-même et l'humeur vitrée commencent à perdre leur transparence et finissent, au bout de quelques jours, par la perdre entièrement.

Huit jours après la section du nerf, la cornée se détache de la sclérotique, et les humeurs de l'œil qui sont restées liquides s'échappent par l'ouverture. L'organe diminue de volume et tend à s'atrophier, et finit en effet par devenir une sorte de tubercule rempli d'une matière analogue à du fromage pour l'aspect, etc.

La nutrition de l'œil est donc évidemment sous l'influence nerveuse.

Il n'en est pas de même de la glande lacrymale, qui cependant reçoit une branche spéciale de la cinquième paire, sous le nom de nerf lacrymal. Cette branche, au lieu de s'atrophier et de se détériorer comme l'œil, semble acquérir une nutrition plus active, du moins son volume est augmenté sensiblement quinze jours après la section du nerf.

Remarques
sur
la nutrition. F. Un assez grand nombre de tissus dans l'économie paraissent ne point éprouver de nutrition proprement dite : tels sont l'épiderme, les ongles, les poils, les dents, la matière colorante de la peau, et peut-être les cartilages. Ces diverses parties sont réellement sécrétées, soit par des organes particuliers, comme les dents et les poils, soit par des parties qui ont en même temps d'autres fonctions, comme les ongles et l'épiderme. La plupart des parties formées de cette matière s'usent par le frottement des corps extérieurs, et se renouvellent à mesure qu'elles se détruisent ; enlevées complètement, elles peuvent se reproduire en entier. Un fait assez singulier, c'est qu'elles continuent à croître plusieurs jours après la mort : nous avons vu un phénomène semblable à l'occasion du mucus.

G. Certaines substances, mais particulièrement l'iode, paraissent avoir une influence marquée sur la nutrition. Leur usage l'accélère ou la diminue. Ce dernier effet est très manifeste pour l'iode, et mériterait une attention spéciale.

Après ce peu de mots sur les principaux phénomènes nutritifs, il faut examiner un phénomène très important, qui paraît intimement lié avec la

nutrition, mais qui a aussi des rapports étroits avec
la respiration : je veux parler de la production de
la chaleur dans le corps de l'homme.

De la chaleur animale.

Un corps inerte, qui ne change point d'état,
placé au milieu d'autres corps, prend bientôt la
même température que ceux-ci, à raison de la
tendance qu'a le calorique à se mettre en équilibre.
Le corps de l'homme se comporte tout autrement :
environné de corps plus chauds que lui, il conserve, tant que la vie dure, sa température inférieure ; entouré de corps dont la température est
plus basse que la sienne, il maintient sa température plus élevée. Il y a donc dans l'économie
animale deux propriétés distinctes et différentes,
l'une de produire de la chaleur, et l'autre de produire du froid. Examinons ces deux propriétés ;
voyons d'abord comment se produit la chaleur.

La principale, ou, si l'on veut, la plus évidente
source de la chaleur animale paraît être la respiration. L'expérience nous a démontré, en effet,
que le sang s'échauffe d'environ un degré en traversant les poumons ; et comme du poumon il est
réparti dans tout le corps, il porte partout de la
chaleur, et la dépose dans les organes ; car nous
avons vu aussi que le sang des veines est un peu
moins chaud que celui des artères.

Ce développement de chaleur dans la respiration paraît être dû , comme nous l'avons déjà dit, à la formation de l'acide carbonique, soit qu'elle ait lieu directement dans le poumon , soit qu'elle n'arrive qu'ultérieurement dans les vaisseaux ou dans le parenchyme même des organes. De très belles expériences de Lavoisier et de M. de Laplace conduisent à cette conclusion : ils placèrent dans un calorimètre des animaux , et comparèrent la quantité d'acide formé par la respiration , avec la quantité de chaleur produite dans un temps donné. A une petite proportion près , la chaleur produite était celle qu'avait nécessairement entraînée la quantité d'acide carbonique formée.

Des expériences de MM. Brodie, Thillaye et Legallois ont aussi prouvé que si l'on gêne la respiration d'un animal , soit en le mettant dans une position fatigante , soit en le faisant respirer artificiellement, sa température baisse , et la quantité d'acide carbonique qu'il forme diminue. Dans les maladies , quand la respiration est accélérée , la chaleur augmente , à moins de circonstances particulières. La respiration est donc un foyer où il se développe du calorique.

La science vient d'acquérir , sur la question de la chaleur animale, une précision qui n'avait point encore été atteinte dans ce genre de recherche.

M. Despretz a fait une série nombreuse d'expériences sur la comparaison de la chaleur émise par les animaux et de la chaleur dégagée par la combustion opérée au sein des poumons.

Il paraît bien démontré aujourd'hui que la respiration produit en général les quatre cinquièmes de la chaleur chez les animaux herbivores, les trois quarts chez les animaux carnivores ; les oiseaux présentent à peu près le même rapport.

C'est donc dans les poumons qu'est la principale source de la chaleur animale, ainsi que l'indiquaient les essais de Lavoisier et de M. Laplace ; mais, dans ces essais, la comparaison n'avait pas été établie sur le même animal : un cochon-d'inde avait fourni l'acide carbonique, et un autre animal du même genre avait servi à la mesure de la chaleur ; il restait donc à faire des expériences nombreuses et précises, pour ne plus laisser d'incertitude sur le rôle des poumons dans cet important phénomène : c'est ce qui a engagé l'académie des sciences à proposer en prix cette question. M. Despretz l'a remporté. L'académie avait demandé en outre qu'on déterminât avec précision la chaleur dégagée dans la combustion du carbone ; M. Despretz a résolu ces deux questions avec succès : nous ne rapporterons ici que ce qui a rapport à la physiologie.

L'animal est placé dans une boîte en cuivre assez grande pour qu'il n'y soit pas gêné; cette boîte a un rebord dans lequel plonge le couvercle ; l'intervalle entre la boîte et le couvercle est rempli de mercure ; la petite boîte renfermant l'animal est fixée dans une caisse en cuivre ; on connaît exactement le poids de tout le cuivre employé, et de l'eau pure qui enveloppe la boîte dans laquelle est l'animal ; tout cet appareil est placé sur des supports en bois très sec ; l'animal est d'ailleurs séparé du cuivre par des baguettes d'osier, afin qu'il ne lui cède pas de sa chaleur propre ; l'air est fourni par un gazomètre exactement gradué ; cet air passe d'abord dans la boîte assez de temps pour qu'il s'y trouve au moment où l'on prend la température de l'eau dans le même état qu'à la fin de l'expérience ; la température de l'eau est connue avec une grande précision. Pendant toute la durée de l'expérience, qui est ordinairement de deux heures, l'air arrive sur l'animal avec une vitesse constante. Le gaz qui a été respiré contient ordinairement six pour cent d'acide carbonique ; on en détermine la quantité en traitant l'air par la potasse ; l'air, dépouillé de son acide carbonique, est ensuite analysé par l'hydrogène. Le volume d'air fourni à l'animal pendant deux heures, est de quarante-cinq à cinquante litres.

Ire EXPÉRIENCE.

Trois cochons-d'inde, femelles adultes.
Durée de l'expérience, 1 h. 45 m.

Volume d'air fourni à. . . . . . 9°,44 — 48^{lit}.026 $\begin{cases} 10,055 \text{ oxigène.} \\ 37,941 \text{ azote.} \end{cases}$

Après l'expérience ramené à la même température par le calcul. . . . . $\begin{cases} 2,587 \text{ acide.} \\ 6,789 \text{ oxigène.} \\ 39,616 \text{ azote.} \end{cases}$

Expériences de M. Despretz sur la chaleur animale.

litres.
Acide formé. 2,587
Oxigène disparu. 0,709
Azote dégagé. 1,675

Ces trois animaux ont élevé la température de 255103^{g},5 d'eau, de 0°,63; d'où l'on déduit :

Chaleur animale 100
Chaleur due à la formation de l'acide
  carbonique. . . . . 69,6 $\big\}$ 89,0
Chaleur due à la formation de l'eau. 19,4 $\big)$

L'oxigène disparu $= \frac{7}{26}$ de l'acide formé.
L'azote dégagé $= \frac{17}{7}$ de l'oxigène disparu . $= \frac{17}{26}$ de l'acide formé.

Les frugivores présentent souvent une exhalation d'azote supérieure à l'absorption de l'oxigène.

IIe EXPÉRIENCE.

Chienne de 5 ans environ.
Durée de l'expérience, 1 h. 31 m.

Volume d'air fourni à. . . . . . 8°,60 — 47^{lit}.657 $\begin{cases} 10,008 \text{ oxigène.} \\ 37,649 \text{ azote.} \end{cases}$

Volume d'air, après l'expérience, ramené à la même température . . . . 47,214 $\begin{cases} 3,768 \text{ acide.} \\ 4,424 \text{ oxigène.} \\ 39,022 \text{ azote.} \end{cases}$

litres.
Acide formé. 3,768
Oxigène disparu. 1,806
Azote dégagé. 1,374

L'oxigène disparu $= \frac{9}{19}$ de l'acide formé.
L'azote dégagé , $= \frac{7}{9}$ de l'oxigène disparu $= \frac{7}{19}$ de l'acide formé.

Élévation de la température de 25587^{g},5 d'eau, 1°,10.

Chaleur animale. 100
Chaleur due à la formation de l'acide
  carbonique. . . . . 54,9 $\big($ 80,8
Chaleur due à la formation de l'eau. 25,9 $\big)$

IIIe EXPÉRIENCE.

Chat mâle, âgé de deux ans.
Durée de l'expérience, 1 h. 30 m.

Volume d'air fourni à. . . . . . . 9°,44 — 47,885 $\begin{cases} 10,055 \text{ oxigène.} \\ 37,828 \text{ azote.} \end{cases}$

Volume après la respiration. . . . . 48,022 $\left\{\begin{array}{l}2,059\ \text{acide.}\\ 7,122\ \text{oxigène.}\\ 38,841.\end{array}\right.$

Acide formé. 2,059
Oxigène disparu. 0,874
Azote dégagé. 1,013

L'oxigène disparu $= \frac{9}{21}$ de l'acide formé.

L'azote dégagé $= \frac{10}{9}$ de l'oxigène disparu, $= \frac{10}{21}$ de l'acide formé.

Élévation de la température de 25387^g,5 d'eau, 0°,57, d'où

Chaleur animale. 100

Chaleur due à la formation de l'acide
　carbonique. . . . . 57,8 $\left.\begin{array}{l}\\ \\\end{array}\right\}$ 80,8
Chaleur due à la formation de l'eau. 23,0

Les nombres qui représentent la partie de la chaleur animale due à la respiration sont un peu forts; en voici quelques uns qui le sont moins.

IVe EXPÉRIENCE.

Deux jeunes chiens de cinq à six semaines.
Chaleur animale. 100
Chaleur due à la formation de l'acide
　carbonique. . . . . 48,5 $\left.\begin{array}{l}\\ \\\end{array}\right\}$ 70,7
Chaleur due à la formation de l'eau. 22,2

Ve EXPÉRIENCE.

Chienne de six mois.

Chaleur animale. 100
Chaleur due à la formation de l'acide
　carbonique. . . . . 49,6 $\left.\begin{array}{l}\\ \\\end{array}\right\}$ 74,1
Chaleur due à la formation de l'eau. 24,5

VIe EXPÉRIENCE.

Six petits lapins.
Chaleur animale. 100
Chaleur due à la formation de l'acide
　carbonique. . . . . 58,5 $\left.\begin{array}{l}\\ \\\end{array}\right\}$ 82,1
Chaleur due à la formation de l'eau. 23,6

VIIe EXPÉRIENCE.

Trois cochons-d'inde, mâles, adultes.
Chaleur animale. 100
Chaleur due à la formation de l'acide
　carbonique. . . . . 59,1 $\left.\begin{array}{l}\\ \\\end{array}\right\}$ 81,5
Chaleur due à la formation de l'eau. 22,4

Ces exemples suffisent pour faire voir que dans le développement de la chaleur animale la respiration produit chez les mammifères frugivores une portion plus considérable de la chaleur animale totale que chez les carnivores.

Expériences
de
M. Despretz
sur la chaleur
animale.

VIIIe EXPÉRIENCE.

Trois pigeons mâles, adultes.
Durée de l'expérience, 1 h. 32 m.

Volume d'air fourni à. . . . . . 9°,75 — 47^{lit.}674 $\left\{\begin{array}{l}10,012 \text{ oxigène.} \\ 37,662 \text{ azote.}\end{array}\right.$

Volume d'air après la respiration ramené à 9°,75
= 17,650. . . . . $\left\{\begin{array}{l}2,451 \text{ acide.} \\ 6,826 \text{ oxigène.} \\ 38,372 \text{ azote.}\end{array}\right.$

litres.

Acide carbonique formé. . 2,451
Oxigène disparu. 0,735
Azote dégagé. 0,710

L'oxigène disparu $= \frac{7}{15}$ de l'acide formé.
L'azote dégagé $= \frac{7}{23}$ de l'oxigène disparu.

Élévation de la température de la masse d'eau, 2538^g,5, 0°,644, d'où

Chaleur animale. 100
Chaleur due à la formation de l'acide
  carbonique. . . . . 60,5 $\Big\}$ 78,8
Chaleur due à la formation de l'eau. 18,3

IXe EXPÉRIENCE.

Grand duc de Virginie adulte.
Durée de l'expérience, 1 h. 25 m.

Volume d'air fourni à. . . . . 7°,00, — 48^{lit.},136 $\left\{\begin{array}{l}10,109 \text{ oxigène.} \\ 38,027 \text{ azote.}\end{array}\right.$

Volume après la respiration ramené à la température de. . . . . 7°,0 — 47^{lit.}, 838 $\left\{\begin{array}{l}1,601 \text{ acide.} \\ 7,483 \text{ oxigène.} \\ 38,754 \text{ azote.}\end{array}\right.$

litres.

Acide formé. 1,601
Oxigène disparu. 1,025
Azote dégagé. 0,727

L'oxigène disparu $= \frac{10}{16}$ de l'acide formé.
L'azote dégagé $= \frac{7}{10}$ de l'oxigène disparu, $= \frac{7}{16}$ de l'acide formé.

Élévation de la température de la masse d'eau 2518^g,5, 0°, 55, d'où

Chaleur animale. 100
Chaleur due à la formation de l'acide
  carbonique . . . . 47,4 $\Big\}$ 77
Chaleur due à la formation de l'eau. 29,6

On voit qu'il y a, relativement à l'exhalation d'azote, la même différence que pour les mammifères.

Dans les expériences envoyées à l'académie, le gaz provenant de la respiration était reçu dans un gazomètre où il était séparé de l'eau par un flotteur en fer-blanc; cependant, comme l'intérieur du gazomètre était nécessairement humide, une certaine quantité d'acide aurait pu être dissoute. C'est afin d'avoir des résultats nets et à l'abri des objections que M. Despretz a fait construire un appareil dans lequel le gaz respiré est reçu sur le mercure.

On peut donc admettre maintenant comme vérités incontestables : 1° que la respiration est la principale cause du développement de la chaleur animale.

2° Qu'outre l'oxigène employé à la formation de l'acide carbonique, une certaine quantité, quelquefois très considérable relativement à la première, disparaît aussi : on pense généralement qu'il est employé à la combustion de l'hydrogène ; mais cette explication n'a pas encore été prouvée directement.

3° Qu'il y a exhalation d'azote dans la respiration des mammifères carnivores ou frugivores, et dans la respiration des oiseaux ; et qu'en général la quantité d'azote exhalée suit la quantité d'oxigène employée à la respiration.

En considérant pour un moment le poumon comme l'unique source de chaleur dans l'économie, nous voyons que le calorique doit se distribuer aux différentes parties du corps d'une manière inégale; les plus éloignées du cœur, celles qui reçoivent moins de sang, ou qui se refroidissent le plus facilement, doivent être généralement plus froides que celles qui présentent les dispositions contraires.

C'est en partie ce qui existe. Les membres sont plus froids que le tronc; souvent ils n'offrent que 25 ou 26°, et quelquefois beaucoup moins, 4 ou 5° par exemple, tandis que la cavité du thorax approche de 32°; mais les membres ont une surface considérable, relativement à leur masse; ils sont plus éloignés du cœur, et reçoivent moins de sang que la plupart des organes du tronc. A raison de l'étendue considérable de leur surface et de leur éloignement du cœur, il est probable que les pieds et les mains auraient une température encore plus basse que celle qui leur est propre, si ces parties ne recevaient proportionnellement une quantité de sang plus grande. La même disposition existe pour tous les organes extérieurs dont la surface est très grande, comme le nez, le pavillon de l'oreille, etc. : aussi leur température est-elle plus élevée que ne semble l'indiquer leur surface et leur éloignement du cœur.

Malgré cette prévoyance de la nature, les parties à larges surfaces perdent plus facilement leur calorique, et non seulement sont habituellement plus froides que les autres, mais éprouvent souvent des refroidissements considérables : les mains et les pieds, en hiver, sont fréquemment sujets à une température voisine de o. C'est la raison pour laquelle nous les exposons plus volontiers à la chaleur de nos foyers.

Parmi les moyens que nous employons instinctivement pour empêcher ou pour remédier au refroidissement, il faut remarquer les mouvements, la course, la marche, les sauts, qui accélèrent la circulation ; les pressions, les chocs sur la peau, qui attirent dans le tissu de cette membrane une plus grande quantité de sang. Un autre moyen, aussi efficace, consiste à diminuer la surface en contact avec les corps qui nous enlèvent du calorique. Ainsi nous fléchissons les différentes parties des membres les unes sur les autres, nous les appliquons fortement contre le tronc quand la température extérieure est très froide. Les enfants et les personnes faibles adoptent souvent cette position lorsqu'ils sont couchés (1). Sous ce rapport, il serait avantageux de ne pas renfermer les très jeunes enfants dans des maillots qui les empêchent de se fléchir ainsi sur eux-mêmes.

Nos vêtements conservent notre chaleur, car les tissus qui les forment étant mauvais conduc-

(1) Voyez, sur ce sujet, un Mémoire de M. Brès, dans le *Journal de Médecine*, année 1817.

teurs du calorique ne laissent point échapper celui du corps.

D'après ce qui vient d'être dit, la combinaison de l'oxigène de l'air avec le carbone du sang satisfait seule à la plupart des phénomènes que présente la production de la chaleur animale; mais il en est quelques uns qui, s'ils sont réels, ne sauraient être expliqués par ce moyen. Des observateurs estimables ont avancé que, dans certaines maladies locales, la température du lieu malade s'élève de plusieurs degrés au-dessus de celle du sang, prise à l'oreillette gauche. S'il en était ainsi, l'abord continuel du sang artériel ne pourrait suffire pour rendre raison de cet accroissement de chaleur; mais je doute de l'exactitude du fait : j'ai moi-même fait des recherches suivies sur ce sujet, en me servant de thermomètres très sensibles, et je n'ai jamais vu la partie enflammée avoir une chaleur au-dessus de celle du sang. J'ai vu, par exemple, une main malade être de 8 ou 10° plus chaude que la main saine, mais cette température pathologique était cependant au-dessous de celle du sang, elle n'était que de 29 à 30° R. Toutefois, d'après les expériences de M. Despretz, dans les circonstances les plus favorables, et seulement dans les animaux herbivores, la respiration ne fournit que 89° sur 100 de chaleur animale, et dans les carnassiers elle ne donne que 8o°. Il existe donc d'autres sources de chaleur dans l'économie ; il est probable qu'elles existent dans les frottements des diverses parties, le mouvement du sang, le roulis de ses globules les uns sur les autres, et enfin dans les phénomènes nutritifs.

Il n'y a rien de forcé dans cette supposition, car la plupart des combinaisons chimiques donnent lieu à des élévations de température, et l'on ne peut douter que, soit dans les sécrétions, soit pour la nutrition, il ne se passe des combinaisons de ce genre dans la profondeur des organes.

Au moyen de ces deux sources de chaleur, la vie peut se maintenir quoique le corps soit exposé à une température très basse, telle que celle de l'hiver dans les pays voisins du pôle, et qui descend quelquefois à 34° R. En général, nous supportons difficilement un froid aussi rigoureux, et il arrive souvent que les parties qui se refroidissent le plus aisément sont mortifiées et tombent en gangrène : un grand nombre de militaires ont éprouvé ces accidents dans les guerres de Russie.

Cependant, puisque nous résistons facilement à une température beaucoup plus basse que la nôtre, il est évident que la faculté de produire de la chaleur est très développée en nous.

Celle de produire du froid, ou, en termes plus exacts, de résister à une chaleur étrangère qui

Moyen par lequel nous résistons à

tend à s'introduire dans nos organes, est plus res- *une forte chaleur.*
treinte. Dans les pays équatoriaux, il est arrivé
que des hommes sont morts subitement quand la
température approchait de 40°.

Mais, pour être restreinte, cette propriété n'en
est pas moins réelle. MM. Banks, Blagden et
Fordyce, s'étant exposés eux-mêmes à une chaleur de près de 100° R., ont constaté que leur
corps avait conservé, à peu de chose près, sa même
température. Des expériences plus récentes, de
MM. Berger et Delaroche, ont fait voir que la cha- *Expériences sur la chaleur animale.*
leur du corps pouvait, par cette cause, monter de
plusieurs degrés : il n'est pas même nécessaire,
pour que cet effet ait lieu, que la température
ambiante soit très élevée. S'étant placés l'un et
l'autre dans une étuve à 39°, leur température
s'éleva de 3° environ. M. Delaroche ayant séjourné
seize minutes dans une étuve sèche à 64°, trouva
une augmentation de 4° dans la sienne.

Franklin, à qui les sciences physiques et mo-
rales sont redevables de plusieurs découvertes importantes, et d'un grand nombre d'aperçus ingénieux, est le premier qui ait trouvé la raison pour
laquelle le corps résiste ainsi à une forte chaleur.
Il a fait voir que cet effet était dû à l'évaporation
de la transpiration cutanée et pulmonaire, et que,
sous ce rapport, le corps des animaux ressemble
aux vases poreux nommés *alcarrazas.* Ces vases,

en usage dans les pays chauds, laissent suinter l'eau qu'ils renferment, ont une surface constamment humide, où se fait une évaporation rapide qui refroidit le liquide qu'ils renferment.

Pour vérifier cet important résultat, M. Delaroche a placé des animaux dans une atmosphère chaude, et tellement saturée d'humidité qu'aucune évaporation ne pouvait s'y produire. Ces animaux n'ont pu supporter, sans périr, qu'une chaleur un peu plus élevée que la leur, et se sont échauffés comme s'ils n'avaient plus aucun moyen de se refroidir. Ainsi, point de doute que l'évaporation cutanée et pulmonaire ne soit la cause pour laquelle l'homme et les animaux résistent à une forte chaleur. Cette explication est encore confirmée par la perte considérable de poids qu'éprouve le corps après avoir été exposé à une chaleur élevée.

D'après les faits qui viennent d'être exposés, il est évident que les auteurs qui ont représenté la chaleur animale comme fixe se sont fort éloignés de la vérité. Pour en juger sainement, il faudra tenir compte de la température et de l'humidité ambiante ; il faudra prendre le degré de chaleur des diverses parties, et ne point juger la température de l'une par celle de l'autre.

Chaleur animale. Nous avons peu d'observations bien faites sur la température propre au corps de l'homme ; les plus récentes sont dues à MM. Edwards et Gentil. Ces auteurs ont observé que le lieu le plus propice pour juger de la chaleur du corps est l'aisselle. Ils ont remarqué une différence de près d'un degré entre la chaleur d'un jeune homme et celle d'une jeune fille : celle-ci ne présentait à la main qu'un peu moins de 29°; la main du jeune homme marquait 29° 1/2. Les mêmes ont observé des différences remarquables pour la chaleur dans les différents tempéraments. Il existe aussi des variations diurnes ; la température peut varier de deux ou trois degrés du matin au soir. En général, ce sujet aurait besoin de nouvelles observations.

DE LA GÉNÉRATION.

Les fonctions de relation et les fonctions nutritives établissent l'existence individuelle de l'homme; mais, comme tous les animaux, il est encore appelé à en exercer une autre très importante, qui est la création d'êtres semblables à lui, et à concourir ainsi à l'existence de l'espèce.

Par son but, la génération est déjà très différente des fonctions de relation et nutritives; mais elle en diffère encore en ce que les organes qui y coopèrent n'existent pas sur le même individu, et établissent la principale différence des sexes.

Appareil de la génération.

Il se compose des organes propres à l'homme, et de ceux qui sont particuliers à la femme.

Organes génitaux de l'homme.

Organes génitaux de l'homme.

Ces organes sont les *testicules*, les *vésicules spermatiques*, la *prostate*, les *glandes* de Cowper et le *penis*.

Testicules.

Il y a deux *testicules*. Les cas rapportés dans les auteurs, où l'on dit en avoir vu trois et même quatre, sont fort incertains. Leur forme est ovoïde et leur volume peu considérable ; leur parenchyme consiste en un nombre infini de petits vaisseaux repliés et contournés sur eux-mêmes, nommés *spermifères*, et se dirigeant tous vers un point de la surface, nommé la *tête de l'épididyme* : là ils se rapprochent, s'anastomosent, diminuent de nombre, et finissent par ne plus former qu'un canal contourné qui règne au-dessus de l'organe, et y prend le nom d'*épididyme ;* si par la dissection ou autrement on détruit le tissu cellulaire qui maintient plissés les vaisseaux spermifères, on peut s'assurer qu'ils ont une longueur très considérable, qu'ils forment, en s'anastomosant, des mailles de plus d'un pied de diamètre.

Le canal qui leur succède, ou qui résulte de leur réunion, se détache de l'organe sous le nom de *conduit déférent,* remonte vers les anneaux inguinaux , se plonge dans le bassin, et arrive enfin à la partie inférieure et antérieure de la vessie ; là il communique d'une part avec les vésicules spermatiques , et de l'autre avec la portion prostatique de l'urètre.

Le parenchyme du testicule est enveloppé par une membrane fibreuse et résistante ; il est en outre recouvert, 1° par une membrane séreuse, nommée *tunique vaginale ,* qui dans le fœtus a fait partie du péritoine ; 2° par une membrane musculaire qui peut élever le testicule et l'appliquer contre l'anneau inguinal ; 3° par le *dartos ,* couche de tissu cellulaire fort lâche qui paraît être contractile ; 4° enfin , par la peau rugueuse et de couleur foncée qui forme le *scrotum* ou les bourses. Cette portion de peau a la propriété remarquable de se contracter à la manière des tissus musculaires non soumis à la volonté.

Le sang artériel arrive au testicule par une petite artère qui naît de l'aorte à la hauteur des rénales. Les veines de cet organe sont grosses , flexueuses , et multipliées ; elles ont des anastomoses fréquentes , et portent ensemble le nom de *corps pampiniforme.* Quoique la sensibilité des testicules soit des plus vives , il ne paraît pas qu'on ait pu y suivre aucun nerf, soit du cerveau, soit des ganglions.

2.   33

Vésicules sper-matiques.

On donne le nom de *vésicule spermatique* à deux petits organes celluleux situés au-dessous du bas-fond de la vessie, et qui paraissent destinés à contenir le fluide sécrété par le testicule. Les parois en sont minces, recouvertes en dedans par une membrane muqueuse, et en dehors par une lame fibreuse : on ignore si la membrane intermédiaire est ou n'est pas contractile. L'extrémité antérieure de ces petites vessies communique avec les canaux déférents de l'urètre par l'intermédiaire d'un canal très court et très étroit, appelé *éjaculateur.*

M. Amussat vient de s'assurer, par une dissection attentive et délicate, que les vésicules sont formées par un canal étroit, d'une longueur assez considérable, et replié plusieurs fois sur lui-même en divers sens. Ses contours sont rendus fixes par des brides cellulaires, à la manière des vaisseaux spermifères.

Pénis.

Enfin, la *verge* ou *pénis* est au nombre des organes génitaux mâles. Elle est principalement formée par les *corps caverneux*, la *portion spongieuse de l'urètre*, et le *gland.*

Corps caverneux.

Les *corps caverneux* déterminent en grande partie la forme et les dimensions de la verge ; ils commencent sur la partie interne des branches de l'ischion, se rapprochent bientôt, et finissent par s'adosser pour former le corps de la verge. Ils sont séparés l'un de l'autre par une cloison fibreuse percée de beaucoup d'ouvertures. Ils ont une membrane extérieure fibreuse, dure, épaisse, et très résistante. A leur intérieur, il existe un très grand nombre de filaments, de lames entre-croisées en divers sens, et qui, par leur réunion, produisent une sorte d'éponge, au milieu de laquelle le sang est épanché. Ce tissu communique librement avec les veines, ainsi que j'en ai plusieurs fois acquis la preuve directe (1). L'urètre et le gland, qui font aussi partie essentielle de la verge, ont un parenchyme analogue, mais ils ne sont pas entourés d'une membrane fibreuse.

Six artères se rendent à la verge. Cette partie reçoit aussi plusieurs nerfs qui naissent des paires sacrées.

Les organes génitaux de l'homme ne constituent réellement qu'un appareil de sécrétion glandulaire, dont le testicule est la glande, les vésicules le réservoir, le conduit déférent et l'urètre le canal excréteur. Cette sécrétion est indispensable pour la génération.

(1) Pour bien voir cette communication du tissu caverneux de la verge avec les veines, j'insuffle et je fais sécher le pénis; alors, au moyen de quelques coupes fort simples, on voit les veines faire suite immédiate aux cellules caverneuses. Dans le cheval, la communication se fait par des ouvertures assez grandes pour contenir le doigt.

33.

On nomme *sperme* le fluide sécrété par les testicules. Le petit volume de ces glandes, le nombre et la ténuité des conduits spermifères, la petite quantité de sang qu'y apportent les artères spermatiques, la longueur et l'étroitesse extrême des canaux déférents, rendent probable que sa quantité est très peu considérable, et qu'il ne se dirige vers les vésicules qu'avec une extrême lenteur. Il est probable aussi que la sécrétion du sperme se fait d'une manière continue, mais plus rapide, si l'on éprouve des excitations voluptueuses, si l'on a fait usage de certains aliments, et si l'on répète souvent l'acte vénérien.

Sécrétion
du sperme.

On conçoit assez difficilement comment la liqueur sécrétée par le testicule chemine à travers les canaux spermifères et l'épididyme, et comment elle parcourt de bas en haut le canal déférent. Peut-être y a-t-il dans ce canal un effet de capillarité que rend probable son étroitesse, ainsi que l'épaisseur et la résistance de ses parois. Il est un peu plus facile de comprendre comment le sperme, arrivé à l'extrémité du canal déférent, peut pénétrer dans les vésicules : les canaux éjaculateurs, embrassés avec le col de la vessie par les releveurs de l'anus, doivent résister à l'abord du liquide, qui trouve un plus libre accès dans le col de la vésicule spermatique.

Jamais le sperme n'a été analysé tel qu'il sort

du testicule ; le fluide qui a été étudié sous ce nom est formé par le sperme, le liquide sécrété par la membrane muqueuse des vésicules, celui de la glande prostate, et peut-être celui des glandes de Cowper.

Au moment où il sort de l'urètre, ce fluide mixte est composé de deux substances, l'une liquide, légèrement opaline, l'autre épaisse, presque opaque. Abandonnées à elles-mêmes, ces deux matières se mêlent, et la masse se liquéfie en quelques minutes. L'odeur du sperme est forte, et *sui generis ;* sa saveur est salée et même un peu âcre. M. le professeur Vauquelin, qui l'a analysé, l'a trouvé composé de, eau, 900 ; mucilage animal, 60 ; soude, 10 ; phosphate de chaux, 30. Examiné au microscope, on y aperçoit une multitude innombrable de petits animalcules qui paraissent avoir une tête arrondie et une queue assez longue : ces animalcules se meuvent avec une certaine rapidité ; ils semblent fuir la lumière et se plaire davantage à l'ombre. Pour les voir, il suffit de faire une légère piqûre au testicule d'un animal en âge de féconder, de recueillir sur un porte-objet une parcelle du liquide qui s'écoulera de la piqûre, de délayer avec de l'eau tiède, et de placer ensuite sous le microscope avec un faible grossissement. Ces animalcules n'existent que chez les individus aptes à la fécondation ;

les affections tristes (1), les maladies, les excès, les font disparaître : chez les animaux, on ne les trouve que durant le temps du rut. Les mulets, qui sont inféconds, n'en offrent point, bien qu'ils aient du sperme.

L'époque à laquelle commence la sécrétion du sperme est celle de la puberté ; avant ce temps, les testicules forment un fluide visqueux transparent qui n'a jamais été analysé, mais qui, à en juger par l'apparence, diffère beaucoup du sperme. D'après des observations récentes, ce fluide ne contiendrait pas d'animalcules.

Les modifications de l'économie qui arrivent à la même époque, telles que la mue de la voix, le développement des poils, l'accroissement des muscles et des os, etc., sont liés avec l'existence des testicules et au fluide qu'ils sécrètent. En effet, la soustraction de ces organes avant la puberté s'oppose à leur développement. Les eunuques conservent d'abord les formes de l'enfance ; leur larynx ne s'accroît pas, leur menton ne se couvre point de poils, leur caractère reste timoré ; plus tard, leur physique et leur moral se rapprochent beaucoup de ceux de la femme : cependant la plupart

(1) M. Bory-Saint-Vincent a en vain cherché ces animalcules sur deux individus jeunes et vigoureux qui avaient subi la peine capitale ; il les a trouvés, au contraire, sur des militaires tués par le boulet.

se plaisent dans le commerce de celles-ci, et se livrent avec ardeur à un acte qui ne peut jamais tourner au profit de l'entretien de l'espèce.

Dans l'état de santé, pour que l'émission du sperme puisse avoir lieu, le tissu spongieux de la verge doit être distendu en tous sens, durci, plus chaud, en un mot, être en *érection*. Dans cet état, tout annonce que le sang arrive en plus grande abondance à la verge, ses artères sont plus grosses et battent avec plus de force, tout annonce aussi qu'il en sort avec plus de difficulté, ses veines sont gonflées, et la température est sensiblement augmentée. Ces divers phénomènes sont évidemment sous l'influence du système nerveux.

Diverses explications ont été proposées pour l'érection. Elle a été rapportée tantôt à la compression des veines honteuses ou des corps caverneux par les muscles intrinsèques de la verge, tantôt à la constriction des veines par l'influence nerveuse, etc.; de ces explications, celle qui attribue l'érection à la compression des veines du pénis paraît la plus probable. Les principales veines sont disposées de manière à être comprimées au moment où elles rentrent dans le bassin, tandis que rien ne peut produire un semblable effet sur les artères. Pour m'assurer de l'influence de la compression des veines sur le gonflement du pénis, j'ai lié, sur un chien, les deux grosses veines qui marchent sur la partie supérieure des corps caverneux, et sur-le-champ le pénis s'est gonflé, et est entré dans une sorte d'érection assez prononcée; mais comme les deux vaisseaux liés ne sont pas les seules veines du pénis du chien, on ne peut rien affirmer de cette expérience, qui montre cependant l'influence de la compression des veines sur l'état du pénis.

Quoi qu'il en soit, l'érection est amenée par plusieurs causes très différentes, telles que des excitations mécaniques, les désirs vénériens, la plénitude des vésicules, l'usage de certains aliments, de quelques médicaments, et même de quelques poisons : elle est encore excitée par plusieurs maladies, la flagellation, etc. De toutes ces causes, l'imagination est celle dont l'effet est le plus rapide. Parmi les phénomènes de l'érection, l'un des plus remarquables est sans doute la promptitude avec laquelle elle se reproduit, ou cesse dans certains cas.

Ordinairement l'érection est accompagnée de l'écoulement d'un liquide visqueux, qu'on dit venir de la prostate.

Excrétion du sperme. Les circonstances qui amènent l'excrétion du sperme, ainsi que la sensation qui l'accompagne, sont connues; le mécanisme même de son évacuation l'est beaucoup moins. Les vésicules se vident-elles en tout ou en partie dans le moment de l'éjaculation ? est-ce leur tunique moyenne qui se contracte, ou bien sont-elles comprimées par quelques autres causes ? les faisceaux musculaires (1), qui, de l'orifice des uretères, se portent à la crête urétrale, y concourent-ils ? le muscle releveur de l'anus doit-il être relâché à cet instant ? est-ce le contact du sperme sur la partie membraneuse ou spongieuse qui excite la sensation qui accompagne son expulsion ? etc. Nous ne savons rien de positif sur ces diverses questions.

Organes génitaux de la femme.

Les *ovaires*, les *trompes*, l'*utérus* ou la *matrice*, et le *vagin*, tels sont les organes qui servent essentiellement à la génération chez la femme. Organes génitaux de la femme.

Depuis Stenon, on donne le nom d'*ovaires* à Des ovaires. deux petits corps situés dans l'excavation du bassin, sur les côtés de l'utérus. Chaque ovaire est formé par une membrane extérieure fibreuse, et à l'intérieur par un tissu cellulaire particulier, au milieu duquel se trouvent quinze ou vingt vésicules, dont ordinairement plusieurs sont plus volumineuses et correspondent par un de leurs côtés à la membrane extérieure, qui est plus mince à cet endroit. Ces vésicules paraissent contenir les

(1) Décrits récemment par M. Charles Bell.

rudiments du germe et être ainsi pour la femme ce que les œufs sont pour les oiseaux, les reptiles, et les poissons. Elles sont formées par deux enveloppes membraneuses, et par un fluide qui se prend en masse et durcit comme l'albumine.

Le défaut de développement des ovaires, qui arrive quelquefois chez la femme, exerce sur l'ensemble de l'économie une influence non semblable, mais analogue à celle de la soustraction des testicules. La femme stérile par cette cause a ordinairement les formes masculines : son menton et le pourtour de sa bouche présentent des poils ; ses goûts et son caractère se rapprochent de celui de l'homme ; sa voix est grave et sonore ; son clitoris a souvent une étendue considérable. Dans cette espèce de femme incomplète, nommée souvent *virago*, se rencontre un penchant qui ne devrait se trouver que chez l'homme, et que les mœurs réprouvent, mais qui n'en est pas moins remarquable sous le point de vue physiologique.

Les *trompes de Fallope* ou *utérines* sont deux canaux étroits qui, l'un à droite, l'autre à gauche, établissent une communication entre l'ovaire et la matrice. Elles sont évasées et frangées par leur extrémité externe, étroites et arrondies dans le reste de leur étendue. Leur tissu, surtout du côté de l'utérus, a de l'analogie avec celui du canal déférent.

Dans l'excavation du bassin, devant le rectum De l'utérus. et derrière la vessie, se trouve la *matrice*, organe piriforme peu volumineux dans l'état ordinaire, mais destiné à éprouver une extension considérable pendant la grossesse. On distingue dans la matrice le *corps*, qui est supérieur; le *col*, qui est inférieur, embrassé par le vagin, et une cavité, laquelle a trois orifices, deux supérieurs, qui correspondent aux trompes, et un inférieur, qui communique dans le vagin.

Le tissu propre de l'utérus est seul de son genre Structure de l'utérus. dans l'économie animale; il a cependant quelque analogie avec celui du cœur : sa structure est inextricable dans l'état ordinaire ; elle est plus facile à étudier dans la grossesse avancée : deux prolongements de ce tissu se rendent, sous le nom de *ligaments ronds*, aux anneaux inguinaux, et se répandent dans le côté externe des grandes lèvres ; une grande partie de la surface externe de l'utérus est recouverte par le péritoine, qui forme autour de cet organe plusieurs replis remarquables. La face interne n'est recouverte par aucune membrane. En regardant cette surface avec une forte loupe, on y aperçoit une multitude de petites ouvertures, dont les unes, moins nombreuses et plus grosses, appartiennent aux veines, et les autres, bien plus multipliées, paraissent propres aux capillaires artériels.

Les artères de l'utérus sont flexueuses et très considérables, relativement à son volume : les veines sont aussi multipliées et volumineuses; elles forment dans l'épaisseur de son tissu ce que les anatomistes ont improprement nommé *sinus utérins* : les nerfs sont moins nombreux et viennent du plexus hypogastrique.

Du vagin. La cavité de l'utérus communique au dehors par le *vagin*, canal membraneux placé à peu près verticalement dans le petit bassin. Sa longueur est de six à sept pouces ; sa largeur est variable, suivant que la femme a fait ou non des enfants. Sa face interne présente, surtout inférieurement, un grand nombre de plis transversaux qui permettent dans la grossesse au vagin de s'alonger. Dans la femme vierge, son extrémité inférieure est garnie par l'*hymen*, membrane mince, en forme de croissant, qui en ferme en grande partie l'entrée.

Des fibres grisâtres, entre-croisées en tous sens, assez analogues à celles de la matrice, composent le tissu du vagin. En bas, il est entouré par de nombreuses veines qui ont l'aspect du tissu des corps caverneux, et qui forment le *plexus rétiforme*. On croit cette partie du vagin susceptible d'érection. Toute la surface interne de cet organe est revêtue par une membrane moyenne qui contient beaucoup de follicules muqueux et sébacés.

Parties génitales Les parties génitales externes de la femme comprennent les *grandes* et les *petites lèvres*, replis destinés à s'effacer pendant l'accouchement, et le *clitoris*, espèce de petit pénis imperforé, composé de deux corps caverneux, et d'une sorte de gland recouvert d'un prépuce. Cette partie jouit d'une grande sensibilité et d'une érection semblable à celle de la verge.

De la menstruation.

Dans le plus grand nombre des femmes, l'apti- tude à la génération ou la fécondité est marquée par un écoulement sanguin, périodique, qui a lieu par la face interne de la matrice, et qui est une véritable exhalation sanguine ; il porte les noms de *règles*, de *menstrues*, de *menstruation*, etc. , parcequ'il revient assez régulièrement tous les mois. Cependant bien des femmes ont leurs règles tous les quinze jours, d'autres tous les deux mois, d'autres à des époques qui n'ont rien de fixe, d'autres enfin ne sont jamais réglées.

Quelques signes particuliers, tels qu'un sentiment de pesanteur dans les lombes, de lassitude dans les membres, de picotement, de douleur dans les mamelles, annoncent l'approche des règles. Cette apparition est quelquefois marquée par des accidents beaucoup plus graves ; d'autres fois l'écoulement s'établit brusquement sans aucun indice précurseur.

La durée totale de l'écoulement, son mode, la quantité de sang exhalée, la couleur, la consistance de ce sang, ne sont pas moins variables. Chez quelques femmes, la quantité du sang menstruel **est** considérable, s'élève à plusieurs livres ; les règles durent huit ou dix jours sans discontinuer ; le sang a toutes les qualités artérielles : chez d'autres, à peine sort-il quelques gouttes d'un sang tantôt aqueux et dépourvu de fibrine, et qui, d'autres fois, a toutes les apparences de sang veineux ; l'écoulement dure à peine un jour, ou se suspend à diverses reprises.

Tant que dure la menstruation, les femmes sont d'une susceptibilité extrême ; le moindre bruit les effraie, la moindre contrariété les affecte, elles sont plus irascibles.

La régularité ou l'irrégularité du retour des règles, la nature et la quantité du sang évacué, la durée de l'évacuation, sont étroitement liées avec l'état de santé ou de maladie de la femme, et méritent toute l'attention du médecin.

On s'est assuré, par l'ouverture de cadavres de femmes mortes pendant l'époque de leurs règles, que le sang s'échappe de la face interne de la matrice, dont les vaisseaux ont été trouvés rouges et remplis de sang, qu'il était facile de faire couler dans la cavité de l'organe par une légère pression.

Quoique presque toujours l'écoulement menstruel se fasse par l'utérus, cet organe n'est cependant pas exclusivement destiné à le produire : souvent des femmes ont été réglées par la membrane muqueuse du gros intestin, de l'estomac, du poumon, de l'œil, etc. Les divers points de la peau donnent aussi quelquefois issue au sang des règles : ainsi on a vu le sang sortir tous les mois par un ou plusieurs doigts, par la joue, la peau de l'abdomen, etc.

Croirait-on que des auteurs estimés se sont occupés de trouver la cause immédiate des règles, et qu'elles aient été attribuées à l'influence de la lune, à la position verticale de la femme, à sa nourriture trop abondante, etc. ?

L'époque à laquelle se fait la première menstruation arrive dans nos climats vers treize à quatorze ans ; elle est plus tardive dans le nord et plus précoce dans les pays chauds. Dans les régions équatoriales, les filles sont souvent nubiles à sept ou huit ans. Vers cinquante ans, plus tard dans le nord, plus tôt dans les pays chauds, les règles cessent, et avec elles finit l'aptitude à la génération. Cette époque, nommée *âge de retour, temps critique,* est quelquefois marquée par le développement de maladies graves. Mais il a été récemment reconnu, par des relevés de mortalités faits avec beaucoup de soin par M. Benoiston de Château-Neuf, que cette époque de la vie, loin de leur être fatale, comme on l'a cru long-temps, est au contraire un temps où la mort semble les ménager, pour porter ses rigueurs sur les hommes.

Ce que nous venons de dire sur la menstruation souffre de nombreuses exceptions. Des jeunes filles ont quelquefois conçu avant d'être réglées; des femmes, chez qui les règles avaient cessé à l'époque ordinaire, les ont vues reparaître, et sont devenues mères; enfin, des femmes chez qui la menstruation ne s'est jamais montrée n'en ont pas été moins fécondes.

Copulation et fécondation.

Copulation.

Nous avons dit quels sentiments instinctifs protègent notre existence individuelle; un sentiment de la même nature, mais plus vif et plus impérieux parceque sa fin est plus importante, assure la conservation de l'espèce en portant les sexes à se rapprocher et à se livrer à la copulation. Le rôle de l'homme, dans l'acte reproducteur, consiste à déposer le sperme dans la cavité du vagin plus ou moins près de l'orifice de l'utérus. La part qu'y prend la femme est beaucoup plus obscure; un grand nombre ressentent à cet instant des sensations voluptueuses très vives; d'autres y paraissent tout-à-fait insensibles, et quelques unes, enfin, n'éprouvent qu'un sentiment pénible et doulou-

reux. Il en est qui répandent une mucosité abondante au moment où le plaisir est le plus vif,
tandis que la plupart n'offrent rien de semblable.
Sous tous ces rapports, il n'y a peut-être pas deux
femmes qui se ressemblent entièrement.

Ces divers phénomènes sont communs aux co-
pulations les plus fréquentes, c'est-à-dire qui ne
sont point fécondantes, et à celles qui sont suivies
de la fécondation. Que se passe-t-il de plus dans
ces dernières ?

S'il faut en croire les ouvrages de physiologie les
plus récents (1), la matrice s'entr'ouvre, aspire le
sperme et le dirige jusqu'à l'ovaire au moyen des
trompes, dont l'extrémité frangée embrasse étroitement cet organe. Le contact du sperme détermine la rupture d'une des vésicules, et le fluide
qui en sort, ou la vésicule elle-même, passe dans
l'utérus, où se développera le nouvel individu.

Quelque satisfaisante que paraisse cette explication, il faut pourtant se garder de l'admettre ;
car elle est purement hypothétique et même contraire aux expériences des observateurs les plus
exacts.

Dans les nombreuses tentatives faites sur les Fécondation.

(1) Je passe sous silence les systèmes des anciens et des
modernes sur la génération ; à quoi bon surcharger l'esprit
des élèves de ces brillantes rêveries, qui nuisent plus qu'on
ne pense aux progrès de la science.

 animaux par Harvey, de Graaf, Valisnieri, etc. , jamais le sperme n'a été aperçu , même dans la cavité de l'utérus , encore moins a-t-il été vu dans la trompe , à la surface de l'ovaire. Il en est de même du mouvement par lequel la trompe embrasserait la circonférence de l'ovaire ; jamais il n'a été reconnu par l'expérience. Quand même on supposerait que le sperme pénètre dans l'utérus au moment du coït, ce qui n'est pas impossible , quoiqu'on ne l'ait point observé, il serait encore très difficile de comprendre comment le fluide passerait dans les trompes et arriverait à l'ovaire. La matrice, à l'état de vacuité, n'est point contractile, l'orifice utérin des trompes est d'une étroitesse extrême, et ces conduits n'ont aucun mouvement sensible connu.

C'est à cause de la difficulté de concevoir le transport du sperme à l'ovaire que quelques auteurs ont imaginé que ce n'était pas cette matière qui y était portée , mais seulement la vapeur qui s'en exhale, ou l'*aura seminalis*. D'autres pensent que le sperme est absorbé dans le vagin , passe dans le système veineux, et arrive aux ovaires par les artères (1). Les phénomènes qui accompagnent la fécondation de la femme sont donc à peu près

(1) Si cette idée a quelque fondement, une femelle pourrait être fécondée par l'injection du sperme dans les veines. Cette expérience serait curieuse à tenter. . . .

inconnus. Une obscurité pareille règne sur la fécondation des autres femelles mammifères. Cependant, chez celles-ci, il serait plus facile de concevoir le passage du sperme aux ovaires, puisque l'utérus et les trompes sont doués d'un mouvement péristaltique semblable à celui des intestins.

Toutefois la fécondation chez les poissons, les reptiles et les oiseaux, se faisant par le contact du sperme avec les œufs, il n'est guère présumable que la nature emploie un autre mode pour les mammifères; il faut donc considérer comme très probable que le sperme parvient, soit à l'instant même du coït, soit plus ou moins long-temps après, jusqu'à l'ovaire, où il porte plus spécialement son action sur la vésicule plus développée.

Mais quand il serait hors de doute que le sperme arrive jusqu'aux vésicules de l'ovaire, il resterait encore à savoir comment son contact anime le germe qu'elle contient. Or ce phénomène est un de ceux sur lesquels nos sens, ni même notre esprit, n'ont aucune prise : c'est un de ces mystères impénétrables dont nous sommes et dont nous serons peut-être toujours environnés (1).

(1) La même obscurité environne ce qui regarde la ressemblance physique et morale du père avec les enfants, la transmission des maladies héréditaires, le sexe du nouvel individu, etc.

34.

Nous avons pourtant sur ce sujet des expériences très ingénieuses de Spallanzani, qui ont reculé la difficulté aussi loin qu'elle semble pouvoir l'être. Ce savant a constaté par un grand nombre d'essais, 1° que trois grains de sperme, dissous dans deux livres d'eau, suffisent pour donner à celle-ci la vertu fécondante ; 2° que les animalcules spermatiques ne sont point nécessaires à la fécondation, comme beaucoup d'auteurs, et en dernier lieu Buffon, l'avaient pensé ; 3° que la vapeur du sperme n'a aucune propriété fécondante ; 4° que l'on peut féconder une chienne en injectant du sperme dans son vagin avec une seringue, etc. (1).

Il faut aussi considérer comme conjectural ce que disent les auteurs sur des signes généraux de la fécondation. Au moment même de la conception la femme éprouve, dit-on, un tressaillement universel, accompagné d'une sensation voluptueuse qui se prolonge quelque temps ; les

(1) D'après des expériences récentes de MM. Prevôt et Dumas, les animalcules seraient indispensables pour la fécondation ; ils parviendraient jusqu'à la partie supérieure de l'utérus, mais n'entreraient point dans les trompes ; un très petit grain contenu dans la vésicule de l'ovaire en sortirait au moment où celle-ci se déchire, c'est-à-dire quelques jours après le coït ; ce grain, déjà signalé par de Graaff, descendrait dans la trompe, et viendrait rencontrer les animalcules, qui le féconderaient plusieurs jours après le rapprochement des sexes.

traits se décomposent, les yeux perdent leur brillant, les pupilles se dilatent, le visage est pâle, etc. Sans doute la fécondation est quelquefois accompagnée de ces signes; mais combien de mères ne les ont jamais éprouvés, et parviennent jusqu'au troisième mois de leur grossesse sans soupçonner leur état.

On a des notions plus exactes sur les changements qui se passent dans l'ovaire après la fécondation. Tous les bons observateurs ont décrit un corps de couleur jaunâtre qui se développe dans le tissu de l'ovaire chez les femelles fécondées, et qui, d'abord assez volumineux, va en diminuant de dimension à mesure que la grossesse avance; mais ces phénomènes appartiennent à l'histoire de la gestation, dont nous allons nous occuper.

Grossesse ou gestation.

Le temps qui s'écoule depuis le moment de la fécondation jusqu'à l'accouchement est appelé *grossesse* ou *gestation;* il est ordinairement de neuf mois, ou deux cent soixante-dix jours : tout ce temps est employé au développement des organes du nouvel individu.

Pour prendre des notions exactes sur la grossesse, il faut étudier successivement les phénomènes qui se passent dans l'ovaire après la fécondation, ceux qui ont lieu dans la trompe, ceux qui appartiennent à l'utérus et à ses annexes, ceux qui se voient dans l'économie entière, et enfin ceux qui sont particuliers au fœtus.

Malgré les nombreux travaux des anatomistes et des physiologistes sur les changements qui ont lieu dans l'ovaire après la fécondation, on est encore loin d'être suffisamment instruit à cet égard.

Action de l'ovaire.

La difficulté consiste à savoir ce qui se détache de l'ovaire pour passer dans l'utérus : les uns disent avoir vu une petite vésicule se détacher de l'ovaire et passer dans la trompe, et les autres soutiennent n'avoir jamais rien observé de semblable. Je vais dire ce que mes observations m'ont appris sur ce point.

Expériences sur la génération dans l'ovaire.

Vingt-quatre ou trente heures après un coït fécondant, les vésicules de l'ovaire qui étaient les plus développées augmentent sensiblement de volume ; le tissu de l'ovaire qui les environne devient plus consistant ; il change de couleur et devient gris jaunâtre.

Dans cet état, le tissu de l'ovaire prend le nom de corps jaune, *corpus luteum.* La vésicule continue de grossir les deuxième, troisième et quatrième jours. Le corps jaune croît dans la même proportion à cette époque : il contient dans ses aréoles un liquide blanc, opaque, analogue au lait pour l'apparence. Au-delà de ce terme, la vésicule rompt la tunique externe de l'ovaire et se porte à sa surface, où elle adhère cependant par un de ses côtés. Expériences sur l'action de l'ovaire. J'ai vu sur des chiennes des vésicules ainsi sorties de l'ovaire, et qui avaient le volume d'une noisette ordinaire. A cet état, elles ne présentent rien à leur intérieur qui puisse être considéré comme un germe ; leur surface est lisse ; le liquide qu'elles contiennent ne se prend plus en masse, comme cela arrive avant la fécondation.

Après la sortie de la vésicule, le corps jaune reste dans l'ovaire ; il offre dans son centre une cavité d'autant plus grande qu'on est plus près de l'époque de la conception. A mesure qu'on s'en éloigne, cette cavité diminue ainsi que le corps jaune lui-même ; mais la diminution de celui-ci est très lente, et l'ovaire contient toujours ceux de la génération précédente, ce qui en a imposé plusieurs fois aux observateurs.

Ainsi les premiers effets de la fécondation se passent dans l'ovaire et consistent dans le développement d'une ou plusieurs vésicules, et d'autant de corps jaunes. Quelquefois on trouve des vésicules qui sont remplies de sang ; elles semblent avoir été trop fortement affectées par le sperme. Il paraît aussi que dans certains cas la vésicule d'un ou plusieurs corps jaunes se rompt avant leur entier développement ; car il n'est pas rare de trouver plus de corps jaunes dans l'ovaire que de vésicules à sa surface.

Action de la trompe.

Parmi les vésicules développées attachées à la surface de l'ovaire, il y en a ordinairement une qui adhère à l'orifice évasé et muqueux de celle-ci, dont le tissu est d'ailleurs ramolli et gorgé de sang, et présente un mouvement péristaltique évident. Je n'ai jamais aperçu directement la vésicule dans la trompe ; mais j'ai vu plusieurs fois une vésicule descendue jusqu'à la partie la plus inférieure de la corne de l'utérus , tandis qu'une autre avait déjà contracté des adhérences avec l'extrémité de la trompe. A cet instant, le corps de celle-ci était élargi au point d'avoir près d'un demi-pouce de diamètre : il avait par conséquent bien assez de largeur pour laisser passer les vésicules.

Action de la trompe utérine.

Le moment où les vésicules passent à travers la trompe paraît variable suivant les espèces. Dans les lapines, il paraît se faire du troisième au quatrième jour ; dans les chiennes, du sixième au huitième. Il est probable qu'il est encore plus tardif dans les femmes, et qu'il ne se fait guère avant le douzième. M. le docteur Maygrier m'a assuré avoir vu le produit de la fécondation rendu par un avortement le douzième jour de la grossesse : c'était une petite vésicule légèrement tomenteuse à sa surface , et pleine d'un fluide transparent.

Les appendices vasculaires par lesquels la trompe

se termine dans l'espèce humaine ont probablement pour usage de contracter des adhérences avec la vésicule qui se détache de l'ovaire, et de verser sur elles un fluide qui favorise son développement. Après le passage de celles-ci, la trompe se resserre et reprend son étroitesse ordinaire.

Arrivé dans la cavité de l'utérus, l'œuf s'unit intimement avec la surface intérieure de cet organe; il y puise les matériaux nécessaires à son accroissement, et y acquiert un volume considérable. L'utérus se prête à cet accroissement, change de forme, de position, etc.

Changements de l'utérus dans la grossesse.

Durant les trois premiers mois de la grossesse le développement de l'utérus est peu considérable et se fait dans l'excavation du bassin, mais dans le quatrième l'organe croît plus rapidement et davantage; il ne peut plus être contenu dans cette cavité, il s'élève et vient se loger dans l'hypogastre. L'organe continue de croître en tous sens pendant les cinq, six, sept et huitième mois; il occupe un espace de plus en plus considérable dans l'abdomen, comprime et déplace les organes circonvoisins, refoule les intestins dans les flancs et les régions iliaques. A la fin du huitième mois il remplit presque à lui seul les régions hypogastrique et ombilicale, son fond approche de la région épigastrique ; passé cette époque, le fond baisse et se rapproche de l'ombilic.

État du col de l'utérus durant la grossesse.

Le col de l'utérus éprouve peu de changements dans les sept premiers mois de la gestation, et l'organe conserve durant ce temps une figure conoïde ; mais alors le col diminue de longueur, s'entr'ouvre, et finit par s'effacer presque entièrement : alors la matrice a une forme ovoïde prononcée, et son volume est, selon Haller, près de douze fois plus considérable que dans l'état de vacuité.

Rapports de l'utérus durant la grossesse.

Il est impossible que l'utérus change ainsi de forme, de volume et de situation sans que ses rapports avec ses annexes ne soient modifiés ; en effet, les lames péritonéales qui forment les ligaments larges s'écartent, le vagin est alongé dans le sens de sa longueur. Les ovaires, retenus par leurs artères et leurs veines, ne peuvent point s'élever avec le fond de l'utérus ; ils sont appliqués, ainsi que les trompes, sur ses parties latérales. Les ligaments ronds se prêtent à son élévation, autant que le permet leur longueur ; ensuite ils y mettent plus ou moins d'obstacle, et tendent à porter le fond de l'utérus en avant, ce qui doit avoir un effet avantageux pour la circulation abdominale, en diminuant la compression des gros vaisseaux. Les parois abdominales éprouvent une extension considérable ; de là les vergetures qui se voient sur

l'abdomen des femmes qui ont eu plusieurs enfants.

A mesure que l'utérus se développe, son tissu perd de sa consistance ; il prend une couleur rouge assez foncée et une disposition spongieuse; sa struc-ture fibreuse devient plus évidente. On y voit à l'extérieur des fibres longitudinales, qui, du fond, se rendent au col, où elles sont coupées à angle droit par des fibres circulaires. Au-dessous de cette couche, le tissu de l'utérus présente un entrelace-ment inextricable de fibres où l'on ne peut distin-guer aucun arrangement régulier; dans cet état l'organe paraît doué d'une contractilité particulière qui, dans les animaux, a la plus grande analogie avec le mouvement péristaltique des intestins; sa surface intérieure présente, presque aussitôt après la fécondation, une couche albumineuse qui y est très adhérente. Cette couche croît avec l'organe dans les premiers temps de la grossesse, mais dis-paraît ensuite en grande partie. G. Hunter (1), qui le premier l'a décrite avec soin, la nomme *mem-brane caduque*. Elle paraît destinée à favoriser l'ad-hérence de l'œuf avec la face interne de la ma-trice.

Changements dans la structure de l'utérus pendant la grossesse.

Ces changements dans le volume et la structure de l'utérus nécessitent des modifications dans sa circulation. En effet, les artères subissent une di-

Circulation du sang dans l'utérus durant la grossesse.

(1) Voyez son magnifique ouvrage *De utero gravido*, etc.

latation très considérable; les veines grossissent aussi beaucoup, elles forment dans le parenchyme de l'organe ce qu'on a improprement nommé les *sinus utérins*; les vaisseaux lymphatiques deviennent aussi très volumineux. Il est évident que la quantité de sang qui traverse l'utérus dans un temps donné est en rapport avec les changements qu'il a éprouvés et les nouvelles fonctions qu'il est appelé à remplir.

Phénomènes généraux de la grossesse.

Tandis que tous ces phénomènes se passent dans l'utérus, d'importantes modifications arrivent dans les fonctions de la mère, et commencent souvent à se manifester immédiatement après la fécondation.

Phénomènes généraux de la grossesse.

La femme qui a conçu ne voit plus d'écoulement menstruel reparaître; ses mamelles se gonflent; si elle allaite, son lait devient séreux et cesse d'être profitable à l'enfant; ses paupières sont gonflées et bleuâtres; le visage est décoloré; la transpiration prend une odeur particulière; une pâleur générale se montre, et avec elle des dégoûts pour la plupart des aliments, qui coïncident quelquefois avec des appétits bizarres; des nausées continuelles, de violents maux de tête, se font sentir et sont suivis de vomissements très fatigants; l'abdomen devient d'une sensibilité extrême, s'aplatit d'abord pour se gonfler ensuite ; quelques femmes perdent le sommeil , et cependant ne peuvent quitter le lit sans une extrême fatigue ; en revanche, des femmes délicates , valétudinaires , voient leur santé devenir prospère : souvent des maladies graves sont arrêtées dans leur cours , et ne reprennent leur marche qu'après l'accouchement , etc.

En général, chez les femmes enceintes les facultés intellectuelles sont affaiblies; elles s'affectent sans raison; les événements les plus ordinaires produisent chez elles des impressions profondes et presque toujours tristes ; de là la nécessité des soins de tous genres , dont la femme doit être l'objet, et la sollicitude qu'elle inspire à chacun.

A ces différents accidents, qu'il est impossible d'expliquer, se joignent des phénomènes qui tiennent évidemment à l'augmentation du volume de l'utérus: tels que des crampes dans les membres inférieurs , le gonflement des veines superficielles des cuisses et des jambes, un sentiment d'engourdissement, de fourmillement né de la gêne qu'éprouve la circulation. Dans les derniers temps de la grossesse , la vessie et le rectum étant fortement comprimés, les envies d'uriner et d'aller à la garderobe sont fréquentes.

Ne joignons pas à ces phénomènes, dont l'existence est certaine, des suppositions dénuées de fondement : telles, par exemple, que les fractures des femmes enceintes guérissent plus difficilement que celles des autres femmes : l'expérience prouve directement le contraire.

Développement de l'œuf dans l'utérus.

Dans les premiers moments du séjour de l'œuf dans l'utérus, il y est libre ; son volume est à peu près celui qu'il avait en abandonnant l'ovaire ; mais, dans le cours du second mois, ses dimensions augmentent, il se couvre de filaments longs d'environ une ligne, qui se ramifient à la manière des vaisseaux sanguins, et qui s'implantent dans la membrane caduque. Dans le troisième mois on ne les aperçoit plus que d'un seul côté de l'œuf, les autres ont à peu près disparu ; mais ceux qui restent ont acquis plus d'étendue, de grosseur et de consistance, et se sont implantés plus profondément dans la caduque : le tout ensemble forme le *placenta*. Dans le reste de sa surface, l'œuf ne présente qu'une couche molle tomenteuse, nommée *caduque réfléchie*. L'œuf continue de croître et de se développer jusqu'à la fin de la grossesse, où son volume égale à peu près celui de l'utérus ; mais sa structure éprouve des changements importants que nous allons examiner.

D'abord ses deux membranes se sont prêtées à son agrandissement, tout en devenant plus épaisses et plus résistantes : l'extérieure a pris le nom de *chorion;* l'autre est nommée *amnios.* Le liquide que contient cette dernière augmente dans la proportion du volume de l'œuf. D'après M. le professeur Vauquelin, il présente à la fois les propriétés acides et alcalines. Il est formé d'eau, d'albumine, de soude, de muriate de soude, et de phosphate de chaux : M. Berzelius dit y avoir reconnu de l'acide fluorique; peut-être n'est-il pas identique aux différentes époques de la gestation. Il existe aussi une certaine quantité de liquide entre le chorion et l'amnios dans le second mois de la grossesse, mais il disparaît pendant le troisième.

Jusqu'à la fin de la troisième semaine, l'œuf n'offre rien qui indique la présence du germe; le liquide qu'il contient est transparent, et en partie coagulable comme il était auparavant. A cette époque on commence à apercevoir, du côté où l'œuf est adhérent à l'utérus, quelque chose de légèrement opaque, gélatiniforme, dont toutes les parties paraissent homogènes; bientôt quelques points deviennent plus opaques, il se forme deux vésicules distinctes, réunies par un pédicule, et à peu près égales en volume, dont l'une est adhérente à l'amnios par un petit filament. Presque en même temps se montre au milieu de cette dernière un point rouge, d'où l'on voit partir des filaments jaunâtres : c'est le cœur et les principaux vaisseaux sanguins. Au commencement du second mois la tête est bien visible, les yeux forment deux points noirs très gros relativement au volume de la tête; de petites ouvertures indiquent la place des oreilles et des narines; la bouche, d'abord fort grande, se rétrécit ensuite par le développement des lèvres, qui arrive vers le soixantième jour, avec celui des oreilles, du nez, des membres, etc.

Du fœtus. Successivement, jusqu'au milieu environ du quatrième mois, se fait le développement de tous les principaux organes; alors cesse l'état d'*embryon* et commence celui de *fœtus*, qui se prolonge jusqu'au terme de la grossesse. Pendant ce temps, toutes les parties croissent avec plus ou moins de rapidité, et se rapprochent de la disposition qu'elles doivent présenter après la naissance. Nous avons fait connaître les principales particularités qui regardent les fonctions de relation; il faut dire quelques mots des organes de la vie nutritive.

Avant le sixième mois les poumons sont très petits; le cœur est volumineux. mais ses quatre cavités sont confondues, ou du moins difficiles à distinguer; le foie est considérable et occupe une grande partie de l'abdomen; la vésicule biliaire n'est point pleine de bile, mais d'un fluide incolore et non amer; dans sa partie inférieure, l'intestin grêle contient une matière jaunâtre, peu abondante, nommée *méconium*; les testicules sont placés sur les côtés des vertèbres lombaires supé-

rieures ; les ovaires occupent la même position.
A la fin du septième mois, les poumons prennent
une teinte rougeâtre qu'ils n'avaient pas auparavant ; les cavités du cœur deviennent distinctes ;
le foie conserve ses dimensions considérables,
mais il s'éloigne un peu de l'ombilic ; la bile se
montre dans la vésicule ; le méconium est plus
abondant, et descend plus bas dans le gros intestin ; les ovaires se rapprochent du bassin ; les
testicules se dirigent vers les anneaux inguinaux.
A cette époque le fœtus est *viable*, c'est-à-dire
que, s'il vient à être expulsé de l'utérus, il pourra
respirer et vivre. Tout va encore en se perfection-
nant dans le huitième et le neuvième mois.

Nous ne pouvons suivre ici les détails intéres-
sants de cet accroissement des organes, ils sont
du ressort de l'anatomie : occupons-nous des phénomènes physiologiques qui s'y rapportent.

Fonctions de l'œuf et du fœtus.

Dès qu'il y est arrivé, l'œuf croît dans la cavité
de la matrice, sa surface se couvre d'aspérités qui
se transforment promptement en vaisseaux sanguins : la vie existe donc dans l'œuf. Mais nous
n'avons aucune idée de ce mode d'existence ; probablement que la surface de l'œuf absorbe les
fluides avec lesquels elle se trouve en contact, et
que ceux-ci, après avoir subi une élaboration

Fonctions
de l'œuf et du
fœtus.

particulière de la part des membranes, sont ensuite versés dans la cavité de l'amnios.

Fonctions
du germe et
de
l'embryon.

Qu'était le germe avant son apparition ? existait-il ou s'est-il formé à cet instant ? La petite masse légèrement opaque qui le compose contient-elle les rudiments de tous les organes du fœtus et de l'adulte, ou bien ceux-ci sont-ils créés à l'instant où ils commencent à se montrer ? Quelle peut être une nutrition aussi compliquée, aussi importante, qui se fait sans vaisseaux, sans nerfs, sans circulation apparente ? Comment le cœur commence-t-il à se mouvoir avant l'apparition du système nerveux ? D'où vient le sang jaunâtre qu'il contient d'abord ? etc., etc. Il est impossible dans l'état actuel de la science de répondre à aucune de ces questions.

On n'est guère instruit sur ce qui se passe dans l'embryon, où les organes ne sont encore qu'ébauchés ; cependant on y reconnaît une sorte de circulation. Le cœur envoie du sang dans les gros vaisseaux et dans le placenta rudimentaire ; probablement que du sang retourne au cœur par des veines, etc. Mais quand le nouvel être est parvenu à l'état de fœtus, que la plupart des organes sont bien apparents, alors il est possible de reconnaître quelques unes des fonctions particulières à cet état.

Fonctions
du fœtus.

Des fonctions du fœtus, la circulation est la

mieux connue ; elle est plus compliquée que celle
de l'adulte , et se fait d'une manière tout-à-fait
différente.

En premier lieu, il serait impossible de la partager en veineuse et en artérielle ; car le sang du
fœtus a sensiblement partout la même apparence,
c'est-à-dire une teinte rouge brunâtre : du reste ,
il se comporte à peu près comme le sang de l'a-
dulte, il se coagule, se sépare en caillot et en sérum , etc. Je ne sais pourquoi de savants chimistes
ont cru qu'il ne contient pas de fibrine.

L'organe le plus singulier et l'un des plus im- Du placenta.
portants de la circulation du fœtus est le placenta ;
il succède à ces filaments qui , durant le premier
mois de la grossesse , recouvrent l'œuf. D'abord
fort petit , il acquiert promptement une étendue
considérable. Par sa face extérieure , il adhère à
l'utérus, présente des sillons irréguliers , qui indiquent sa division en plusieurs lobes ou *cotylé-
dons ,* dont le nombre et la forme n'ont rien de
fixe. Sa face fœtale est recouverte par le chorion
et l'amnios , excepté à son centre, qui donne insertion au cordon ombilical. Des vaisseaux sanguins,
divisés et subdivisés , forment son parenchyme.
Ils appartiennent aux divisions des artères ombilicales et aux radicules de la veine du même nom.
Les vaisseaux d'un lobe ne communiquent point
avec ceux des lobes voisins ; mais ceux du même

cotylédon ont des anastomoses fréquentes, car rien n'est si facile que de faire passer des injections des uns dans les autres.

Le *cordon ombilical* s'étend depuis le centre du placenta jusqu'à l'ombilic de l'enfant ; sa longueur est souvent de près de deux pieds ; il est formé par les deux artères et la veine ombilicale réunies par un tissu cellulaire très serré ; il est recouvert par les deux membranes de l'œuf. Dans les premiers mois de la grossesse, une vésicule, à laquelle viennent se rendre de petits vaisseaux, prolongement de l'artère mésentérique et de la veine mésaraïque, se trouve dans l'épaisseur du cordon, entre le chorion et l'amnios, non loin de l'ombilic. Cette vésicule n'est point l'analogue de l'allantoïde ; elle représente la membrane du jaune des oiseaux et des reptiles, et la vésicule ombilicale des mammifères (1). Elle contient un fluide jaunâtre qui paraît être absorbé par les veines répandues dans ses parois.

Née du placenta, et parvenue à l'ombilic, la veine ombilicale s'engage dans l'abdomen, et parvient jusqu'à la face inférieure du foie ; là, elle se divise en deux grosses branches, dont l'une se

(1) Voyez le *Mémoire* de **M.** Dutrochet, *sur les enveloppes de l'œuf*, inséré parmi ceux de la Société médicale d'Émulation, tom. **VIII**, et les belles recherches de **M. Cuvier** sur le même sujet (*Annales du Muséum*, 1817).

distribue dans le foie de concert avec la veine porte, tandis que l'autre se termine brusquement à la veine cave, sous le nom de *canal veineux*. Cette veine a deux valvules, l'une à l'endroit de sa bifurcation, et l'autre à sa jonction avec la veine cave. Canal veineux.

Le cœur et les gros vaisseaux du fœtus viable sont bien différents de ce qu'ils seront après la naissance ; la valvule de la veine cave est très développée ; la cloison des oreillettes présente une ouverture très large, garnie d'une valvule en croissant, et nommée *trou Botal*. L'artère pulmonaire, après avoir envoyé deux petites branches aux poumons, se termine presque aussitôt dans l'aorte, à la partie concave de sa crosse : elle est nommée, dans cet endroit, *canal artériel*. Cœur du fœtus. Trou Botal. Canal artériel.

Un dernier caractère propre aux organes circulatoires du fœtus, c'est l'existence des *artères ombilicales* qui naissent des iliaques internes, se portent sur les côtés de la vessie, s'accollent à l'ouraque, sortent de l'abdomen par l'ombilic, et vont gagner le placenta, où elles se distribuent comme il a été dit plus haut. Artères ombilicales.

D'après cette disposition de l'appareil circulatoire du fœtus, il est évident que le mouvement du sang doit y être tout autre que dans l'adulte. Si nous supposons que le sang part du placenta, il est clair qu'il parcourt la veine ombilicale jus- Circulation du fœtus.

qu'au foie ; là, une partie du sang passe dans le foie, et l'autre dans la veine cave ; ces deux routes le conduisent au cœur par la veine cave inférieure ; arrivé à cet organe, il pénètre dans l'oreillette droite et dans la gauche, en traversant le trou Botal au moment où elles se dilatent. A cet instant, le sang de la veine cave inférieure se mêle inévitablement avec celui de la supérieure. En effet, comment deux liquides de même nature, ou à peu près, pourraient-ils rester isolés dans une cavité où ils arrivent en même temps, et qui se contracte pour les expulser ? Je n'ignore pas que Sabatier, dans son beau *Mémoire sur la circulation du fœtus*, a soutenu l'opinion contraire ; mais j'avoue que ses raisons ne changent pas mon sentiment à cet égard.

Quoi qu'il en soit, la contraction des oreillettes succède à leur dilatation ; le sang est poussé dans les deux ventricules au moment où ils se dilatent ; ceux-ci, à leur tour, se resserrent et chassent le sang ; le gauche dans l'aorte, et le droit dans la pulmonaire ; mais comme cette artère se termine à l'aorte, tout le sang des deux ventricules passe dans l'aorte, à l'exception d'une très petite partie qui va aux poumons. Sous l'influence de ces deux agents d'impulsion, le sang parcourt toutes les divisions de l'aorte et revient au cœur par les veines caves ; mais en outre il est porté au placenta par les artères ombilicales, et il revient au fœtus par la veine du cordon.

Il est facile de concevoir l'utilité du trou Botal et du canal artériel : l'oreillette gauche , ne recevant point ou ne recevant que très peu de sang du poumon , ne pourrait point en fournir au ventricule gauche , si elle n'en recevait par l'ouverture de la cloison des oreillettes. D'un autre côté , le poumon n'ayant aucune fonction , si tout le sang de l'artère pulmonaire s'y était distribué , la force d'impulsion du ventricule droit aurait été inutilement consumée , tandis que par le moyen du canal artériel la force des deux ventricules est employée à faire mouvoir le sang dans l'aorte ; sans cette réunion de l'action des deux ventricules , il est probable que le sang n'aurait pu parvenir jusqu'au placenta et revenir ensuite au cœur.

Les mouvements du cœur sont très rapides chez le fœtus ; ordinairement ils dépassent cent vingt par minute : la circulation a nécessairement une vitesse proportionnée.

Maintenant se présente à examiner une question délicate. Quels sont les rapports de la circulation de la mère avec celle du fœtus? Pour arriver à quelque notion précise sur ce point, il faut examiner d'abord le mode de jonction du placenta et de l'utérus.

Les anatomistes ont varié à cet égard. On a cru

long-temps que les artères utérines s'anastomo-
saient directement avec les radicules de la veine
ombilicale, et que les dernières divisions des artères du placenta s'abouchaient avec les veines de
la matrice ; mais l'impossibilité reconnue de faire
passer dans la veine ombilicale des injections poussées dans les veines utérines , et réciproquement à
faire parvenir des matières liquides , injectées dans
les artères ombilicales jusque dans les veines de
l'utérus , a fait renoncer à cette idée. Il est assez
généralement admis aujourd'hui qu'il n'existe point
d'anastomose entre les vaisseaux du placenta et
ceux de l'utérus. J'ai fait quelques recherches sur
cette question ; en voici les principaux résultats :

J'ai d'abord répété les tentatives d'injections du
placenta par les vaisseaux de l'utérus , mais sans
aucun succès; je les ai même faites sur des animaux
vivants sans mieux réussir ; je me suis servi de matières vénéneuses dont les effets m'étaient connus,
de matières odorantes , et rien ne m'a fait soupçonner une communication directe.

Dans les chiennes, vers le milieu de leur gestation , on voit un grand nombre d'artérioles qui,
sortant du tissu de l'utérus , s'enfoncent dans le
placenta , où elles se divisent en plusieurs ramifications. A cette époque, il est impossible de séparer ces deux organes sans déchirer ces artérioles et
produire une hémorrhagie considérable ; mais à la

Expériences
sur
la circulation
du fœtus.

fin de la gestation, en tirant tant soit peu l'utérus, ces petits vaisseaux se séparent du placenta avec leur division, et il n'y a aucun écoulement de sang.

Quand on injecte dans les veines d'un chien une certaine quantité de camphre, le sang prend aussi-tôt une odeur camphrée très forte. Après avoir fait cette injection sur une chienne pleine, j'ai extrait un fœtus de l'utérus, au bout de trois ou quatre minutes son sang n'avait aucune odeur de cam-phre ; mais celui d'un second fœtus, extrait après un quart d'heure, avait une odeur de camphre prononcée. Il en fut de même des autres fœtus.

Ainsi, malgré le défaut d'anastomose directe en-tre les vaisseaux de l'utérus et ceux du placenta, il est impossible de douter que le sang de la mère, ou quelques uns de ses éléments, ne passe au fœ-tus avec une certaine promptitude ; il est proba-blement déposé par les vaisseaux utérins à la sur-face ou dans le tissu du placenta, et absorbé par les radicules de la veine ombilicale.

Il est beaucoup plus difficile de savoir si le sang du fœtus revient à la mère. Sur les animaux, parmi les petits vaisseaux qui vont de l'utérus au placenta, on n'en voit aucun qui ait l'apparence de veine. Chez la femme, de larges ouvertures qui communiquent avec les veines utérines se voient sur la partie de l'utérus, où est adhérent le pla-

Expériences
sur
la circulation
du fœtus.

centa ; mais on ignore si ces orifices veineux sont destinés à absorber le sang du fœtus ou à laisser échapper le sang de la mère à la surface du placenta : j'admettrais plus volontiers cette seconde idée, mais il n'en existe cependant aucune preuve.

J'ai souvent poussé dans les vaisseaux du cordon ombilical, en les dirigeant vers le placenta, des poisons très actifs ; je n'ai jamais vu la mère en éprouver les effets, et si celle-ci meurt d'hémorrhagie, les vaisseaux du fœtus restent pleins de sang.

Puisque l'anastomose des vaisseaux de l'utérus n'existe point, il n'est guère présumable que la circulation de la mère influe sur celle du fœtus autrement qu'en versant du sang dans les aréoles du placenta : le cœur du fœtus serait alors le principal mobile du sang chez celui-ci. On cite cependant des fœtus bien développés venus au monde sans cœur ; mais ces observations sont-elles bien exactes ? Il existe des cas bien constatés de placentas entièrement séparés de fœtus mort, et qui ont continué seuls à se développer. M. Ribes vient d'en observer récemment un cas où le cordon ombilical était rompu et parfaitement cicatrisé. Comment s'était faite alors la circulation dans cet organe ?

Concluons que les rapports de la circulation de la mère avec celle du fœtus demandent de nouvelles expériences.

Quelques auteurs ont avancé que le placenta était au fœtus ce qu'est le poumon à l'enfant qui respire ; d'autres ont cherché à expliquer le volume considérable du foie en lui attribuant la formation du sang. Ces assertions n'ont aucun fondement. Une épaisse obscurité environne ce qui regarde les fonctions des capsules surrénales, du thymus, de la thyroïde, dont les dimensions sont considérables dans le fœtus ; ce sujet a souvent exercé l'imagination des physiologistes sans aucun profit réel pour la science.

Malgré l'autorité imposante de Boerhaave, il est impossible d'admettre que le fœtus avale continuellement l'eau de l'amnios, qu'il la digère et s'en nourrit.

Son estomac contient, il est vrai, une matière visqueuse en quantité assez considérable ; mais elle ne ressemble en rien au liquide amniotique ; elle est très acide, gélatiniforme ; du côté du pylore elle est grisâtre et opaque ; il paraît qu'elle est chymifiée dans l'estomac, qu'elle passe dans l'intestin grêle, où, après avoir subi l'action de la bile et peut-être du suc pancréatique, elle fournit un chyle particulier. Le résidu descend ensuite vers le gros intestin, où il forme le méconium, qui est évidemment le résultat de la digestion qui s'est opérée pendant la grossesse. D'où vient la matière digérée ? Il paraît probable qu'elle est sécrétée par l'estomac lui-même, ou qu'elle descend de l'œso-phage ; rien ne s'oppose cependant à ce que dans certains cas le fœtus n'avale quelques gorgées d'eau de l'amnios, les poils analogues à ceux de la peau, qui se trouvent dans le méconium, sem-bleraient l'indiquer. Il est important de remarquer que le méconium est une substance très peu azotée.

Rien n'est encore connu touchant l'usage de cette digestion dans le fœtus ; il n'est pas probable qu'elle soit essentielle à son développement, puis-qu'il est né des enfants qui ne présentaient point d'estomac ni rien qui le remplaçât.

Chyle et lymphe chez le fœtus.

Quelques personnes disent avoir vu du chyle dans le canal thoracique du fœtus ; je n'ai jamais rien aperçu de semblable : sur les animaux vivants, ce canal et les lymphatiques contiennent un fluide qui paraît être analogue à la lymphe, et qui se coagule spontanément comme elle.

Absorption veineuse du fœtus.

J'ai fait quelques tentatives pour m'assurer di-rectement si l'absorption veineuse existe chez le fœtus encore contenu dans l'utérus. J'ai injecté dans la plèvre, dans le péritoine, et dans le tissu cellulaire, des substances vénéneuses très actives ; mais je n'ai obtenu aucun résultat satisfaisant ; car le système nerveux des fœtus qui n'ont pas res-piré ne paraît pas sensible à l'action des poisons.

Exhalations du fœtus.

Il paraît certain que les exhalations ont lieu

chez le fœtus, car toutes les surfaces sont lubri-
fiées à peu près comme elles le seront par la suite ;
la graisse est abondante, les humeurs de l'œil
existent. Il est aussi très probable que la transpiration cutanée s'effectue, et qu'elle se mêle
continuellement à la liqueur de l'amnios. Quant à
cette dernière liqueur, il est difficile de dire d'où
elle tire son origine ; aucuns vaisseaux sanguins
apparents ne se portent à l'amnios, et cependant il
est probable que c'est cette membrane qui en est
l'organe sécréteur.

Les follicules cutanés et muqueux sont développés, et paraissent avoir une action très énergique,
surtout à dater du septième mois, alors la peau est
recouverte d'une couche assez épaisse de matière
grasse sécrétée par les follicules : plusieurs auteurs
l'ont considérée, mais à tort, comme un dépôt
de la liqueur de l'amnios. Le mucus est aussi
très abondant dans les deux derniers mois de la
gestation.

Toutes les glandes qui servent à la digestion
ont un volume considérable, et paraissent avoir
une certaine activité ; on sait peu de chose de
l'action des autres. On ignore, par exemple, si les
reins forment de l'urine, et si ce fluide est rejeté
par l'urèthre dans la cavité de l'amnios. Les testicules et les mamelles paraissent former un fluide
qui ne ressemble ni au lait, ni au sperme, et qui

se trouve dans les vésicules séminales et dans les canaux lactifères.

Que dire sur la nutrition du fœtus ? Les ouvrages de physiologie ne contiennent que des conjectures plus ou moins vagues sur ce point ; il paraît certain que le placenta puise chez la mère les matériaux nécessaires au développement des organes, mais nous ignorons quels sont ces matériaux, et comment ils se comportent.

Chaleur animale chez le fœtus. La respiration n'ayant pas lieu avant la naissance, la chaleur animale du fœtus ne peut en dépendre. L'expérience a démontré qu'elle ne s'élève pas au-dessus de 27 ou 28 degrés ; elle est plus élevée, dit-on, quand le fœtus est mort dans l'utérus. Si ce fait est exact, le fœtus aurait un moyen de refroidissement qui n'existe plus après la naissance.

Voilà le peu qu'on sait touchant les fonctions nutritives du fœtus ; ce qui a rapport aux fonctions de relation a déjà été exposé.

Rapport des fonctions de la mère avec celles du fœtus. Puisque la mère transmet au fœtus les matériaux nécessaires à sa nutrition, celle-ci est nécessairement liée avec la nature et la quantité des matériaux transmis : s'ils sont de bonne nature, et si la quantité en est suffisante, l'accroissement se fera d'une manière satisfaisante ; mais si la proportion en est trop faible, ou si les qualités n'en sont pas convenables, le fœtus se nourrira mal, cessera de se développer, ou même périra. Or, l'état du moral de la mère pouvant modifier la proportion et la nature des éléments qui passent au placenta, il est vrai de dire que son imagination influe sur le fœtus. C'est ainsi qu'une terreur subite, un chagrin violent, une joie immodérée, peuvent causer la mort du fœtus ou ralentir son accroissement. Des causes physiques, telles que des coups, des chutes, l'action de certains médicaments, la mauvaise qualité des aliments, peuvent avoir le même résultat, parcequ'ils nuisent de même à la transmission des matériaux nutritifs du fœtus. Si la mère est affectée d'une maladie contagieuse, le fœtus en présente bientôt les symptômes ; ainsi la vie du fœtus est dans une dépendance évidente de celle de la mère.

Indépendamment des lésions qui lui viennent de cette source, le fœtus est fréquemment atteint de maladies spontanées, telles que des hydropisies, des fractures, des ulcères, des gangrènes, des éruptions cutanées, la séparation d'un ou plusieurs membres, et beaucoup d'autres lésions intérieures, locales ou générales. Souvent ces maladies le font mourir avant de naître, ou, si elles permettent qu'il arrive vivant jusqu'à la naissance, elles le mettent dans l'impossibilité de pouvoir vivre au-delà. Les membranes de l'œuf, le placenta, la liqueur de l'amnios, ne sont pas toujours étrangers à ces désordres.

Par l'effet de causes inconnues, les diverses parties du fœtus se développent quelquefois d'une manière vicieuse ; une ou plusieurs des ouvertures naturelles de son corps peuvent ne point exister, ou être closes par des membranes ; les poumons, l'estomac, la vessie, les reins, le foie, le cerveau, manquent quelquefois entièrement ou présentent des dispositions inaccoutumées ; en général, selon la remarque de M. Béclard, quand un nerf manque, la partie où il se distribue principalement n'existe point.

D'autres *malformations* ou *monstruosités*, qui arrivent aussi sans causes connues, paraissent dépendre de la confusion de deux germes ; d'où résultent des enfants à deux têtes avec un seul tronc, ou à deux troncs avec une seule tête ; quelques uns ont quatre bras et quatre jambes bien ou mal conformés. On a trouvé plusieurs fois un fœtus non développé dans l'abdomen d'individus déjà avancés en âge, etc. Il n'y a aucune raison de croire que l'imagination de la mère puisse influer sur la formation de ces monstres ; d'ailleurs des productions de ce genre s'observent journellement dans les animaux et jusque dans les plantes.

Il n'est pas rare qu'au lieu d'un seul fœtus l'utérus en contienne deux. En France ce cas arrive une fois sur quatre-vingts ; il paraît encore plus fréquent en Angleterre. La gestation de trois fœtus est beaucoup plus rare : sur 56 mille accouchements qui ont eu lieu à l'hospice de la Maternité de Paris, il n'a été observé que quatre fois. On a quelques exemples bien authentiques de femmes qui ont porté à la fois quatre et même cinq fœtus ; mais au-delà de ce nombre les récits des auteurs paraissent fabuleux. Dans ces grossesses multiples, le volume et le poids des fœtus sont en rapport avec leur nombre : les jumeaux sont plus petits que les fœtus ordinaires ; les trijumeaux et les quadrijumeaux le sont bien davantage ; mais, quelle que soit leur dimension, ils sont chacun entourés par un amnios et un chorion particulier, et ont un placenta distinct. Aussi leur existence est-elle indépendante, au point que l'un peut mourir à une époque peu avancée de la grossesse, tandis que les autres continuent à se développer.

Rien ne porte à croire que dans les grossesses multiples la fécondation ait eu lieu en deux ou trois fois différentes, et qu'il existe réellement des *superfétations*. Les histoires que l'on raconte à cette occasion sont loin de présenter le degré de certitude nécessaire dans une science de faits.

De l'accouchement.

Accouche-
ment.

Après sept mois révolus de grossesse le fœtus a toutes les conditions pour respirer et pour exercer sa digestion, il peut donc se séparer de sa mère et changer de mode d'existence; il est rare cependant que l'accouchement arrive à cette époque : le plus souvent le fœtus reste encore deux mois entiers dans l'utérus, et ce n'est qu'après neuf mois révolus qu'il sort de cet organe.

On cite des exemples d'enfants qui sont nés après dix mois entiers de gestation; mais ces cas sont fort douteux, car il est très difficile de savoir au juste l'époque de la conception. Notre législation actuelle consacre cependant le principe qu'un accouchement peut avoir lieu le 299ᵉ jour de la grossesse.

Rien de plus curieux que le mécanisme par lequel le fœtus est expulsé; tout s'y passe avec une précision admirable, tout semble avoir été calculé, prévu, pour favoriser son passage à travers le bassin et les parties génitales.

Les causes physiques qui déterminent la sortie du fœtus sont la contraction de l'utérus et celle des muscles abdominaux; sous leur puissance, le liquide de l'amnios s'écoule, la tête du fœtus s'engage dans le bassin, le parcourt de bas en haut, et sort bientôt par la vulve, dont les replis se sont effacés ; ces divers phénomènes ne se passent que successivement et durent un certain temps : ils sont accompagnés de douleurs plus ou moins vives, du gonflement et du ramollissement des parties molles du bassin et des parties génitales externes, et d'une sécrétion muqueuse abondante dans la cavité du vagin. Toutes ces circonstances, chacune à sa manière, favorisent le passage du fœtus.

Pour faciliter l'étude de cet acte compliqué, il faut le partager en plusieurs temps ou périodes.

Première période de l'accouchement. Elle se compose de signes précurseurs. Deux ou trois jours avant l'accouchement il se fait un écoulement muqueux par le vagin ; les parties génitales externes se gonflent et deviennent plus molles ; il en est de même des ligaments qui réunissent les os du bassin ; le col de l'utérus s'aplatit, son ouverture s'agrandit, ses bords deviennent plus minces ; de légères douleurs, connues sous le nom de *mouches,* se font sentir dans les lombes et dans l'abdomen.

1re période de l'accouchement.

Deuxième période. Des douleurs d'un genre particulier se développent : elles commencent dans la région lombaire, et semblent se propager vers le col de l'utérus ou vers le fondement ; elles ne se renouvellent qu'à des intervalles assez longs, tels qu'un quart d'heure ou une demi-heure. Chacune d'elles est accompagnée d'une contraction évidente du corps de l'utérus, et d'une tension manifeste

2e période de l'accouchement.

de son col, avec dilatation de l'ouverture ; le doigt, porté dans le vagin, fait reconnaître que les enveloppes du fœtus font une saillie qui devient de plus en plus considérable et se nomme *poche des eaux* : bientôt les douleurs deviennent plus fortes et les contractions de l'utérus plus énergiques ; cette poche se rompt et une partie du liquide s'écoule ; l'utérus revient sur lui-même et s'applique à la surface du fœtus.

3ᵉ période de l'accouchement.

Troisième période. Les douleurs et les contractions de l'utérus prennent un accroissement considérable : elles sont instinctivement accompagnées de la contraction des muscles abdominaux. D'ailleurs la femme, qui reconnaît leur efficacité, est portée à les favoriser en faisant tous les efforts musculaires dont elle est capable : son pouls devient alors plus élevé, plus fréquent ; sa figure s'anime ; ses yeux brillent ; son corps tout entier est dans une agitation extrême ; la sueur coule en abondance. La tête s'engage alors dans le bassin ; l'occiput, placé d'abord au-dessus de la cavité cotyloïde gauche, est porté en dedans et en bas, et vient se placer au-dessous et derrière l'arcade du pubis.

4ᵉ période de l'accouchement.

Quatrième période. Après quelques instants de repos, les douleurs et les contractions expulsives reprennent toute leur activité ; la tête se présente à la vulve, fait effort pour passer, et y parvient quand il arrive une contraction assez forte pour amener cet effet. Une fois la tête dégagée, le reste du corps suit facilement, à raison de son volume moindre. On pratique alors la section du cordon ombilical, et on en fait la ligature à peu de distance de l'ombilic.

Cinquième période. Si l'accoucheur n'a pas procédé à l'extraction du placenta immédiatement après la sortie du fœtus, au bout de quelque temps de petites douleurs se font sentir, l'utérus se contracte faiblement, mais avec assez de force pour se débarrasser du placenta et des membranes de l'œuf : cette expulsion porte le nom de *délivrance*. Pendant les douze ou quinze jours qui suivent l'accouchement, l'utérus revient peu à peu sur lui-même ; la femme éprouve des sueurs abondantes, ses mamelles sont distendues par le lait qu'elles sécrètent ; un écoulement d'abord sanguinolent, puis blanchâtre, nommé *lochies*, qui se fait par le vagin, est l'indice que les organes de la femme reprennent peu à peu la disposition qu'ils avaient avant la conception.

5ᵉ période de l'accouchement.

Aussitôt qu'il est séparé de sa mère, et quelquefois même auparavant, l'enfant dilate sa poitrine, attire l'air dans ses poumons, qui se laissent graduellement distendre à mesure que les mouvements d'inspiration se répètent : dès ce moment la respiration est établie et durera toute la vie. La distension du poumon par l'air permet au sang de l'artère pulmonaire de s'y diriger, et il en passe d'autant moins par le canal artériel, qu'il se rétrécit peu à peu, ainsi que le trou Botal, et finit par s'oblitérer. Le même phénomène a lieu à la partie abdominale de la veine et des artères ombilicales, qui se transforment en une espèce de ligament fibreux.

L'enfant naissant a de dix-huit à vingt pouces de longueur, et pèse de cinq à six livres. En général, le nombre des naissances des garçons est supérieur à celui des filles. La quantité d'enfants qui peuvent naître de la même mère n'excède point le nombre des vésicules contenues dans l'ovaire, c'est-à-dire environ quarante.

De l'allaitement.

L'acte douloureux que nous venons d'étudier ne termine point le rôle que la nature a confié à la femme dans la génération ; d'autres soins doivent être donnés par elle au nouveau-né : il faut qu'elle le garantisse contre les intempéries de l'air et des saisons ; qu'elle veille à sa conservation et à son éducation physique et morale ; enfin, elle doit lui fournir son premier aliment, le seul qui soit en rapport avec la faiblesse de ses organes.

Des mamelles.

Cet aliment est le *lait* ; il est sécrété par les mamelles, dont le nombre, la forme et la situation sont des caractères distinctifs de l'espèce humaine. Leur parenchyme est tout-à-fait distinct de celui des autres organes sécréteurs. Chaque mamelle a douze ou quinze canaux excréteurs qui s'ouvrent au sommet et sur les côtés du *mamelon*. Les artères qui se rendent aux mamelles sont peu volumineuses, mais très multipliées ; les vaisseaux lymphatiques y abondent, ainsi que les nerfs : aussi jouissent-elles d'une vive sensibilité ; le mamelon en particulier est très sensible et susceptible d'un état analogue à l'érection.

Jusqu'à l'époque de la fécondation, les mamelles sont inactives, ou du moins n'exercent aucune sécrétion apparente ; mais dès les premiers temps de la grossesse la femme y ressent des picotements, des élancements particuliers, ces organes se gonflent. Au bout d'un certain temps, surtout quand la fin de la gestation approche, le mamelon laisse écouler un fluide séreux, quelquefois très abondant, et qui est appelé *colostrum*. La sécrétion a souvent les mêmes caractères pendant les deux ou trois jours qui suivent l'accouchement, mais le lait proprement dit ne tarde pas à paraître, et c'est le liquide que fournissent les mamelles jusqu'à la fin de l'allaitement.

Le lait est une des liqueurs glanduleuses les plus azotées ; sa couleur, son odeur et sa saveur sont connues de tout le monde : d'après M. Berzelius, il est composé de crème et de lait proprement dit. Ce dernier contient : eau, 928,75 ; fromage avec une trace de sucre, 28,00 ; sucre de lait, 35,00 ; muriate de potasse, 1,70 ; phosphate, 0,25 ; acide lactique, acétate de potasse et lactate de fer, 6,00 ; phosphate de chaux, 0,30. La crème contient : beurre, 4,5 ; fromage, 3,5 ; petit-lait, 92,0, où l'on trouve 4,4 de sucre de lait et de sel.

Depuis long-temps on a observé que la quantité et la nature du lait changent avec la quantité et la nature des aliments, et c'est ce qui a donné lieu à l'opinion bizarre que les lymphatiques étaient les vaisseaux destinés à apporter aux mamelles les matériaux de leur sécrétion ; mais il en est du lait comme de l'urine, qui varie de propriété suivant les substances solides ou liquides introduites dans l'estomac. Par exemple, le lait est plus abondant, plus épais, moins acide, si la femme est nourrie avec des matières animales ; il est moins abondant, moins épais et plus acide, si elle a fait usage de végétaux. Le lait prend aussi des qualités particulières si la femme a pris des substances médicamenteuses ; il devient purgatif, par exemple, si elle a fait usage de rhubarbe ou de jalap, etc.

Sécrétions du lait.

La sécrétion du lait se prolonge jusqu'à l'époque où les organes de la mastication de l'enfant auront acquis le développement nécessaire à la digestion des aliments ordinaires; elle ne cesse que dans le courant de la seconde année.

Quoique la sécrétion du lait semble propre à la femme accouchée, elle a été vue quelquefois sur de jeunes vierges, et même chez l'homme (1).

DU SOMMEIL.

En terminant l'histoire des fonctions de relation, nous avons dit que ces fonctions étaient périodiquement suspendues ; nous avons ajouté que, durant cette suspension, les fonctions nutritives et génératrices étaient modifiées : le moment est venu d'examiner ces phénomènes.

Lorsque l'état de veille s'est prolongé seize ou dix-huit heures nous éprouvons un sentiment général de fatigue et de faiblesse; nos mouvements deviennent plus difficiles, nos sens perdent leur activité, l'intelligence elle-même se trouble, reçoit avec inexactitude les sensations, et commande avec difficulté à la contraction muscu-

(1) Je n'ai pas cru convenable d'introduire dans cet ouvrage, simple abrégé de la science, une description spéciale des âges, des sexes, des tempéraments, des caractères zoologiques de l'homme, des variétés de l'espèce humaine, etc. ; ces considérations sont du ressort de l'hygiène et de l'histoire naturelle. — Voyez les articles HYGIÈNE de l'*Encyclopédie méthodique*, et le nouvel ouvrage de M. Cuvier sur le *Règne animal.*

laire. A ces signes nous reconnaissons la nécessité de nous livrer au *sommeil ;* nous choisissons une position telle . qu'il faille peu ou point d'efforts pour la conserver ; nous recherchons l'obscurité et le silence , et nous nous abandonnons à l'*assoupissement.*

L'homme qui s'assoupit perd successivement l'usage de ses sens ; c'est d'abord la vue qui cesse d'agir par le rapprochement des paupières , l'odorat ne s'endort qu'après le goût , l'ouïe qu'après l'odorat , et le tact qu'après l'ouïe ; les muscles des membres se relâchent , et cessent d'agir avant ceux qui soutiennent la tête , et ceux-ci avant ceux de l'épine. A mesure que ces phénomènes se passent, la respiration devient plus lente et plus profonde , la circulation se ralentit , plus de sang se porte à la tête , la chaleur animale baisse , les diverses sécrétions deviennent moins abondantes. Cependant l'homme plongé dans cet état n'a point encore perdu le sentiment de son existence ; il a la conscience de la plupart des changements qui se passent en lui , et qui ne sont pas sans charmes ; des idées plus ou moins incohérentes se succèdent dans son esprit ; enfin il cesse entièrement de sentir qu'il existe : il est *endormi.*

Pendant le sommeil la circulation et la respiration restent ralenties , ainsi que les diverses sécrétions ; par suite la digestion se fait avec moins de promptitude. J'ignore sur quel fondement plausible la plupart des auteurs disent que l'absorption seule acquiert plus d'énergie. Puisque les fonctions nutritives continuent dans le sommeil, il est évident que le cerveau n'a cessé d'agir que comme organe de l'intelligence et de la contraction musculaire, et qu'il continue d'influencer les muscles de la respiration, le cœur, les artères, les sécrétions et la nutrition.

Le sommeil est *profond* quand il faut employer des excitants un peu forts pour le faire cesser; il est *léger* quand il cesse facilement.

Tel qu'il vient d'être décrit, le sommeil est complet, c'est-à-dire qu'il résulte de la suspension d'action des organes de la vie de relation, et de la diminution d'action des fonctions nutritives; mais il n'est pas rare que plusieurs organes de la vie de relation conservent leur activité pendant le sommeil, comme il arrive quand on dort debout; il est fréquent aussi qu'un ou plusieurs sens restent éveillés, et transmettent au cerveau des impressions que celui-ci perçoit; il est encore plus fréquent que le cerveau prenne connaissance des diverses sensations internes qui se développent pendant le sommeil, tels que besoins, désirs, douleur, gêne, etc. L'intelligence elle-même peut s'exercer chez l'homme endormi, soit d'une manière irrégulière et incohérente, comme dans la plupart des rêves ; soit d'une manière conséquente et régulière, comme cela se rencontre chez quelques individus heureusement organisés.

La direction que prennent les idées dans le sommeil, ou la nature des rêves, dépend beaucoup de l'état des organes : l'estomac est-il surchargé d'aliments indigestes, la respiration est-elle difficile par la position ou d'autres causes, les rêves sont pénibles, fatigants ; la faim se fait-elle sentir, on rêve qu'on se repaît d'aliments agréables ; est-ce l'appétit vénérien, les rêves sont érotiques, etc. Les occupations habituelles de l'esprit n'ont pas moins d'influence sur le caractère des songes ; l'ambitieux rêve ses succès ou ses disgrâces, le poëte fait des vers, l'amant voit sa maîtresse, etc. C'est parceque le jugement s'exerce quelquefois dans toute sa rectitude durant les rêves relativement aux événements futurs, que dans des temps d'ignorance on a accordé à ceux-ci le don de la divination.

Rien de plus curieux dans l'étude du sommeil que l'histoire des *somnambules*. Ces individus, d'abord profondément endormis, se lèvent tout-à-coup, s'habillent, entendent, voient, parlent, se servent de leurs mains avec adresse, se livrent à différents exercices, écrivent, composent, puis se remettent au lit, et ne conservent à leur réveil aucun souvenir de ce qui leur est arrivé. Quelle différence y a-t-il donc entre un somnambule de cette espèce et un homme éveillé ? une seule bien évidente, l'un a la conscience de son existence, l'autre en est privé.

Nous n'irons point, à l'exemple de certains auteurs, rechercher la cause prochaine du sommeil, et la trouver dans l'affaissement des lames du cervelet, l'afflux du sang au cerveau, etc. Le sommeil, effet immédiat des lois de l'organisation, ne peut dépendre d'aucune cause physique de ce genre. Son retour régulier est une des circonstances qui contribuent le plus à la conservation de la santé ; sa suppression, pour peu qu'elle se prolonge, a souvent des inconvénients graves, et dans tous les cas ne peut être portée au-delà de certaines limites.

La durée ordinaire du sommeil est variable ; en général elle est de six à huit heures : les fatigues du système musculaire, les fortes contentions d'esprit, les sensations vives et multipliées le prolongent, ainsi que l'habitude de la paresse, l'usage immodéré du vin et des aliments trop substantiels. L'enfance et la jeunesse, dont la vie de relation est très active, ont besoin d'un repos plus long ; l'âge mûr, plus avare du temps et plus tourmenté de soucis, s'y abandonne moins ; les vieillards présentent deux modifications opposées, ou bien ils sont dans une somnolence presque continuelle, ou bien ils dorment peu et d'un sommeil très léger, sans qu'il faille en trouver la raison dans la prévoyance qu'ils ont de leur fin prochaine.

Par un sommeil paisible, non interrompu, et restreint dans les limites convenables, les forces se réparent et les organes récupèrent l'aptitude à agir avec facilité ; mais si des songes pénibles, des impressions douloureuses troublent le sommeil, ou simplement s'il est prolongé outre mesure, bien loin d'être réparateur, il épuise les forces, fatigue les organes, et devient quelquefois l'occasion de maladies graves, telles que l'idiotisme et la folie.

DE LA MORT.

L'existence individuelle de tous les corps organisés est temporaire ; aucun n'échappe à la dure nécessité de cesser d'être ou de mourir ; l'homme subit le même sort. L'histoire particulière des fonctions nous a fait voir que dès les premiers temps de la vieillesse, et quelquefois auparavant, les organes se détériorent, que plusieurs cessent complètement d'agir, que d'autres sont absorbés et disparaissent ; qu'enfin, dans la décrépitude, la vie est réduite à quelques restes des trois fonctions vitales, et à quelques fonctions nutritives détériorées : dans cet état, la moindre cause extérieure, le plus petit coup, la chute la plus légère, De la mort. suffisent pour arrêter l'une des trois fonctions indispensables à la vie, et la mort arrive immédiatement, comme le dernier degré de la destruction des organes et des fonctions.

Mais un très petit nombre d'hommes arrivent à cette fin, qu'amènent les seuls progrès de l'âge. Sur un million d'individus, à peine quelques uns y parviennent : le reste meurt, à toutes les époques de la vie, d'accidents ou de maladies, et cette grande destruction d'individus par des causes en apparence éventuelles paraît entrer aussi bien dans les vues de la nature que les précautions prises par elle pour assurer la reproduction de l'espèce.

FIN.

TABLE
DES MATIÈRES

DU SECOND VOLUME.

FIN DE LA TABLE.

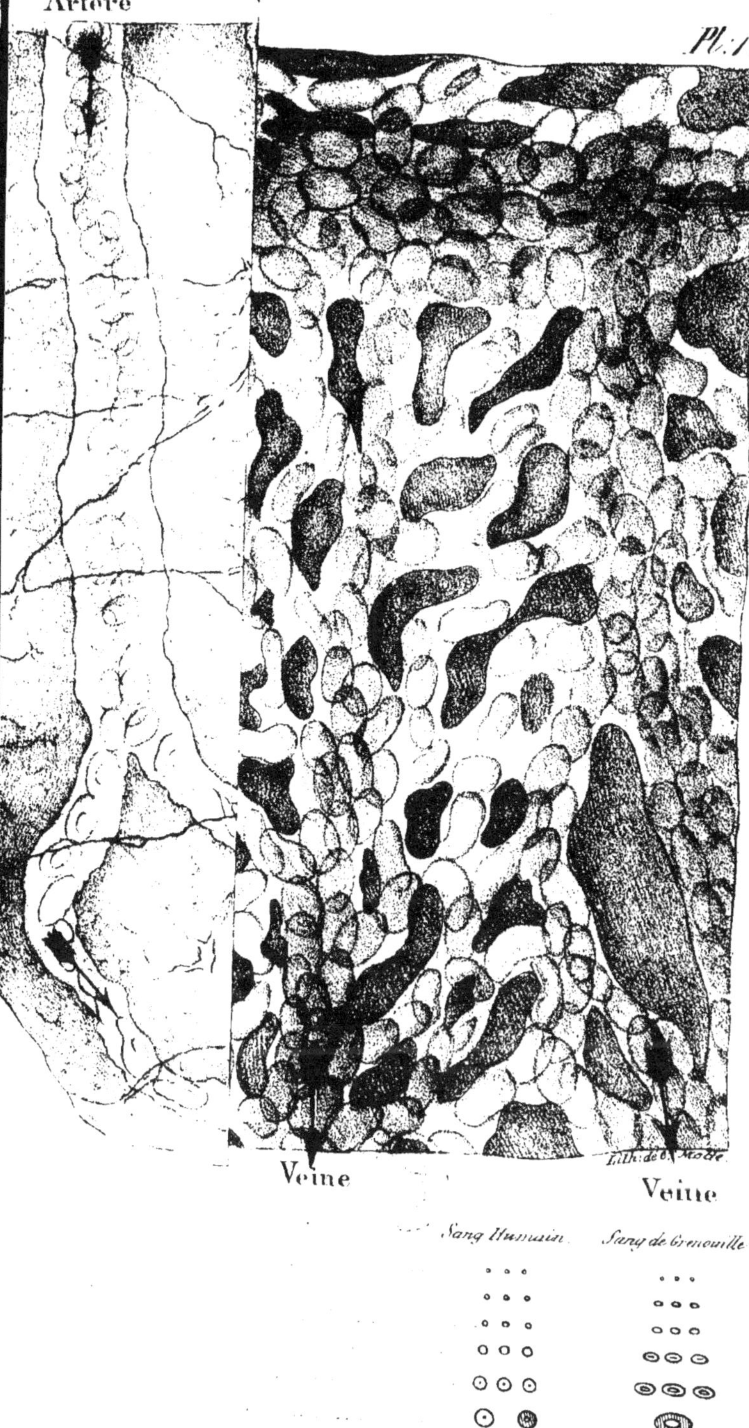

Artère
Pl. 1.
Veine
Veine
Lith: de C. Motte
Sang Humain
Sang de Grenouille

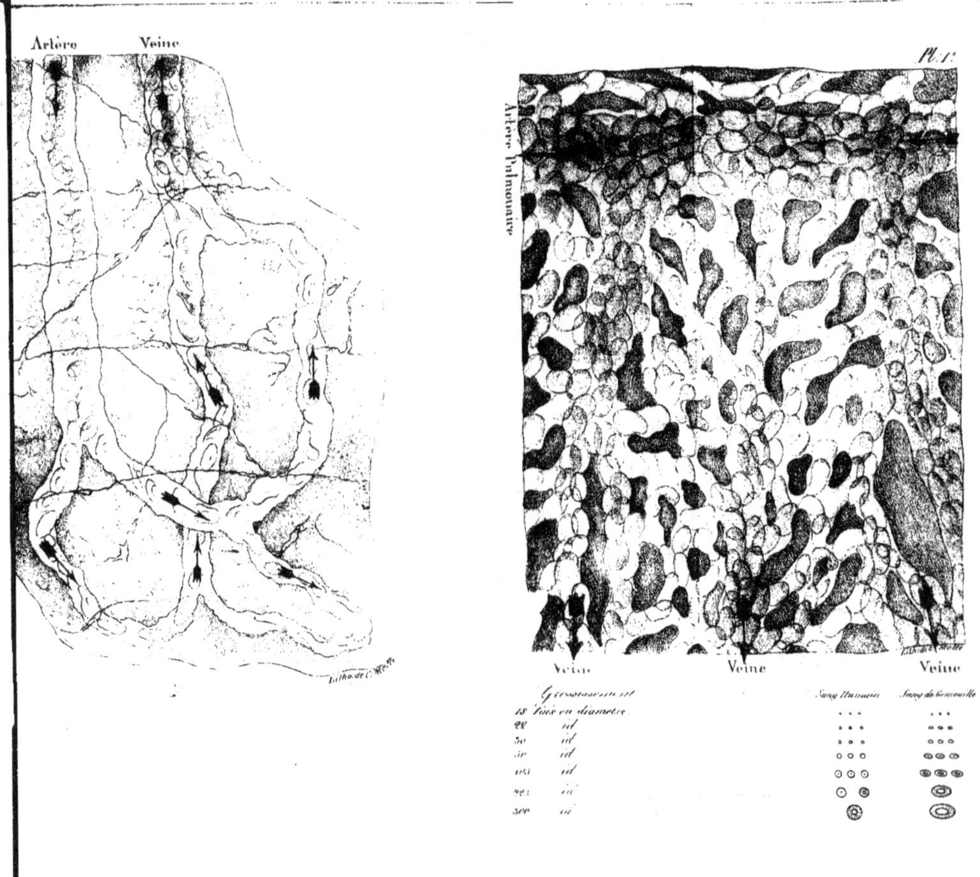

Artère
Veine
Pl. 1.
Artère Pulmonaire
Veine
Veine
Veine
Grossissement de
18 fois en diamètre
28 id
30 id
50 id
105 id
425 id
500 id
Sang Humain
Sang de Grenouille
Litho. de C. Motte